W0261094

Ludwig Prokop

Die Verhütung vorzeitiger Alterserscheinungen

Springer-Verlag Wien GmbH

em. o. Univ.-Prof. Dr. med., Dr. phil., Dr. rer. nat. Ludwig Prokop
Institut der Sportwissenschaften der Universität Wien, Österreich

Satz: H. Meszarics · A-1200 Wien

Graphisches Konzept: Ecke Bonk

Gedruckt auf säurefreiem, chlorfrei gebleichtem Papier-TCF

Mit 56 zum Teil färbigen Abbildungen

ISBN 978-3-211-82842-7 ISBN 978-3-7091-7479-1 (eBook)
DOI 10.1007/978-3-7091-7479-1

Vorwort

Die nachfolgenden Ausführungen beinhalten in gedrängter Form eine Problematik, mit der ich mich in einzelnen Abschnitten über Jahrzehnte in Theorie und Praxis auseinandergesetzt habe. Dies wird auch durch die Mitverwendung zahlreicher eigener Publikationen bei den betreffenden Kapiteln dokumentiert. Es ist naheliegend, daß diese weitgestreute und vielschichtige Problematik sich durch viele Details beliebig erweitern ließe. Außerdem sind wesentliche ätiologische und prophylaktische Aspekte im Zusammenhang mit den vielseitigen Problemen des Alterns noch nicht ganz eindeutig abgeklärt und daher in der sehr umfangreichen Literatur oft recht unterschiedlichen kritischen Beurteilungen unterworfen. Das gilt zum Teil auch für den Stellenwert der verschiedenen prophylaktischen Möglichkeiten einer Umsetzung theoretischer Erkenntnisse in die Praxis.

Mir ging es im besonderen um den Versuch der wissenschaftlichen Darstellung einer Zusammenschau, in der einige für die heutige Zeit lebenswichtige und gleichzeitig praxisrelevante prophylaktische Aspekte aufgezeigt werden. Ich nehme dabei in Kauf, daß der mit dieser Arbeit auch beabsichtigte Versuch, das heutige Defizitmodell des älteren Menschen etwas zu korrigieren, um den Begriff beschönigen zu vermeiden, als persönliches Alibi gewertet wird, mit dem das eigene Altwerden subjektiv erträglicher gestaltet werden kann. Andererseits sollen die nachfolgenden Ausführungen keineswegs als eine Idealisierung des Alters verstanden werden, denn die Zunahme von Krankheiten im Alter ist eine Realität, durch die das Altwerden vor allem subjektiv belastet wird. Dieser Umstand macht zwar die Urangst des Menschen vor dem Alter verständlich, berechtigt allein jedoch noch keineswegs zu einer allgemeinen Diskriminierung des Alters, die dann viele Menschen oft resignieren läßt.

Mein besonderes Anliegen ist es, ältere Menschen zu ermutigen, das Altwerden nicht als völlig unbeeinflußbares negatives Schicksal hinzunehmen, sondern sie zu motivieren, alle jene positiven Möglichkeiten voll auszuschöpfen, die ihnen genetisch mitgegeben sind. Damit sollte aber auch erreicht werden, die keineswegs ganz unbegründete, aber oft überbewertete Sorge vor dem Altwerden etwas abbauen zu können und dem älteren Menschen eine Hilfe zur Selbstwertfindung zu geben. Erst dadurch kann die Lebensqualität im Alter verbessert und so ein erfolgreiches Altern erreicht werden. Alternsprophylaxe als Kampf gegen vorzeitige und vermeidbare Alterserscheinungen verlangt aber konsequente eigene und rechtzeitig einsetzende Aktivitäten sowie adäquate prophylaktische Strategien aller Verantwortlichen, die im Folgenden darzustellen versucht werden.

Dem Springer-Verlag Wien bin ich zu besonderem Dank verpflichtet, daß er sich dieses Buches angenommen und wie immer auch in gefälliger Form herausgebracht hat.

Ludwig Prokop

Inhaltsverzeichnis

1. Prophylaxe als Lebensprinzip

Das Leben ist zu kurz, um es nicht optimal gestaltet und in psychosomatischem Wohlbefinden zu leben. Das bedeutet, daß die Gesundheit im weitesten Sinn, so sie bei der Geburt dem Menschen normalerweise mitgegeben wurde, als biologische Existenzgrundlage erhalten bleiben muß. Da es keine Selbstverständlichkeit ist, daß sie bis zum Lebensende von selbst weiterbesteht, bedarf Gesundheit einer ständigen Betreuung und eines ausreichenden Schutzes. Die notwendige Obsorge dafür liegt ab dem Alter, in dem selbständig gedacht und entschieden werden kann, im Prinzip in der Eigenverantwortlichkeit jedes Menschen. Das bedeutet aber auch, daß der Mensch seinem Schicksal nicht völlig hilflos ausgeliefert ist. Ist er zu diesem notwendigen Bemühen aus mangelnder eigener Einsicht oder Intelligenz selbst nicht in der Lage, dann muß er, das gilt nicht nur für Kinder, dazu erzogen, ihm Hilfestellung gegeben oder, wenn nötig, sogar ein gewisser annehmbarer Zwang ausgeübt werden. Dazu ist letztlich die gesamte Gesellschaft in ihrem eigenen Interesse verpflichtet.

Es geht dabei immer darum, negativen Einflüssen, wie sie vielfach aus der Umwelt den Menschen bedrohen, rechtzeitig im präklinischen Stadium vorbeugend entgegen zu wirken und das Altern nicht dem Zufall zu überlassen. Damit soll das menschliche Leben in verschiedener Hinsicht abgesichert werden. Einer solchen Prophylaxe, die ein vorzeitiges Altern, unnötiges Leiden und frühzeitiges Sterben verhindern soll, sind allerdings auch Grenzen gesetzt. So ist eine Primärprophylaxe bei genetisch bedingten pathologischen Syndromen (Witkowski et al. 1995), so sie nicht von vornherein zu erwarten sind, unmöglich. Das gleiche gilt weitgehend für viele exogen ausgelöste Embryopathien. Eine wirkungsvolle Prophylaxe kann sich daher nur gegen die Ursachen postnataler exogener pathogener Einflüsse richten, von denen erfahrungsgemäß zu erwarten ist, daß sie den Lebensverlauf durch Krankheiten oder degenerative Veränderungen beeinflussen. Ihre Auswirkungen können dabei nicht nur die Lebensqualität reduzieren, sondern auch, was nicht unbedingt identisch ist, zu einem vorzeitigen Altern und frühen Lebensende führen. Ist aber durch Fremd- oder Eigenverschulden irgendein pathologisches oder pathogenes Ereignis eingetreten, dann kommt der Sekundärprophylaxe eine große Bedeutung für das weitere Leben zu. Sie kann eine weitere zusätzliche Störung oder Verschlechterung der Gesundheit verhindern oder verzögern. Damit kann das Leben aber nicht nur noch lebenswert erhalten bleiben, sondern es können auch manche typische Altersleiden und vorzeitige Alterserscheinungen ebenso hinausgeschoben werden wie ein für das programmierte Alter zu früher Tod. Das Problem liegt nur darin, die für den Einzelfall richtige Strategie prophylaktischer Maßnahmen zu finden und diese auch konsequent durchzuführen.

Prophylaxe ist mit ganz wenigen Ausnahmen, vor allem was die pathogenen Lebensgewohnheiten betrifft, keine einmalige Maßnahme, sondern eine permanente Aufgabe und Verpflichtung.

Die Sekundärprophylaxe nach Krankheiten ist dabei grundsätzlich nicht abgedeckt mit der notwendigen spezifischen Nachbehandlung, deren Wert von der mehr oder weniger guten Compliance zwischen Arzt und Erkranktem abhängt. Sie verlangt auch einen persönlichen Einsatz zur Beseitigung oder Reduzierung pathogener Risikofaktoren, die nicht selten in der Persönlichkeit des Betroffenen selbst liegen. Das bedeutet manchmal Verzicht auf liebe, aber problematische Gewohnheiten und Tätigung von Investitionen im weitesten Sinn, die manchmal auch mit finanziellen Opfern verbunden sind. Dazu sind in unserer übersozialisierten Gesellschaft, in der man nur zu gerne die Verantwortung dem Staat und der Gesellschaft zuschiebt, aber nur noch sehr wenige bereit. Die Verpflichtung zur Prophylaxe besteht aber nicht nur sich selbst gegenüber, sondern auch anderen gegenüber, ganz besonders dann, wenn man für sie verantwortlich ist oder zu sorgen hat. Sie kann, wozu manche in einem übersozialisierten System leicht zu neigen verleitet werden, auf niemand anderen übertragen werden. Diese unbedingt notwendige Selbstverantwortung für das eigene Lebensschicksal schon Kindern einzupflanzen, ist aber primär Aufgabe verantwortungsbewußter Eltern und erst sekundär das der Schule und der Gesundheitsbehörden. Das entlastet aber die Schule, die aus verschiedenen Gründen immer mehr zum schwächsten Glied in unserer persönlichkeitsbildenden Hierarchie zu werden droht, nicht völlig. Eine Schule, die es nicht versteht, Kindern die Grundlagen eines prophylaktisch orientierten Gesundheitsdenkens im Rahmen einer gezielten Gesundheitslehre zu vermitteln, erfüllt daher ihre pädagogische Aufgabe nicht. Das Wissen um die Entwicklungsphasen des bei uns im Aussterben begriffenen Maikäfers hat leider immer noch Vorrang gegenüber jenem um die Grundlagen einer gesunden Lebensführung zur Verhinderung lebensbedrohender und lebensbeeinträchtigender Einflüsse.

Prophylaxe als Lebensaufgabe und Verpflichtung darf man aber nicht zu eng sehen. Sie muß über den Rahmen der Präventivmedizin deswegen hinausgehen, weil aus dem beruflichen, sozialen und familiären Vorfeld dem Menschen noch zahlreiche andere nichtmedizinische Risikofaktoren erwachsen. Diese können über primär psychologische und soziale Belastungen ebenso wie gesundheitliche Störungen seine Leistungsfähigkeit und Lebensqualität vermindern, ihn biologisch vorzeitig altern oder sterben lassen. Das heißt, daß jede Art von Prophylaxe gegen Fehlentwicklungen, Fehlbelastungen, Umweltschäden, Infekte und Ernährungsfehler vorzeitiges Altern verzögert und damit fast immer die Lebenserwartung verbessert. Eine auf diesem Sektor wirksame Primärprophylaxe kann darum auch nicht früh genug einsetzen und muß mit der Geburt beginnen. Einer Sekundärprophylaxe, die oft mit spezifischen Rehabilitationsmaßnahmen identisch ist, sind allerdings Grenzen gesetzt. Sie sollte, zumindestens theoretisch, aber jederzeit möglich sein. Sie ist ein zentrales Anliegen der Geriatrie und hat nicht nur medizinische, sondern auch wesentliche allgemein menschliche Aspekte. Da fast alle Krankheiten vorzeitig altern lassen, hilft im Prinzip letztlich auch jede erfolgreiche Therapie Alterungsvorgänge hinauszuschieben.

Jede Prophylaxe entspringt dem verständlichen Bedürfnis des Menschen nach Sicherheit, die gleichzeitig auch ein langes und gefahrloses Leben gewährleisten soll. Es ist daher verständlich, wenn die Wissenschaft sich dieser allgemein menschlichen Problematik angenommen hat und auch für Teilbereiche unseres Lebens die Gefahrenmomente zu reduzieren versucht. Allerdings bedeutet wissenschaftlicher Fortschritt nicht unbedingt auch Sicherheit, genauso wie das Sicherheitsdenken ohne Mut zu einem möglicherweise etwas unsicheren Experiment keinen echten wissenschaftlichen Fortschritt in den Naturwissenschaften ermöglicht. Vitale Sicherheit im weitesten Sinn, so sie durch eine Prophylaxe überhaupt möglich ist, hat aber nicht nur ihren Preis, sondern auch ihr Risiko, wenn man darunter die Wahrscheinlichkeit für das Auftreten unerwünschter Ereignisse versteht (Überla 1980). Da dieses Sicherheitsrisiko sehr oft nicht kalkulierbar ist, muß es zwangsläufig in Kauf genommen werden. Die Akzeptanz eines Risikos bestimmt aber letztlich die Überlegung, ob das Risiko im Verhältnis zum möglichen Nutzen klein genug ist. Dieses Risiko der Sicherheit reicht im medizinischen Bereich von bedrohlichen Komplikationen bei Impfung und Operationen über Unverträglichkeitsfolgen prophylaktisch oder therapeutisch notwendiger Medikamente (Dukes und Kimbel 1985) bis zu Zwischenfällen im therapeutischen Sport. Manche prophylaktische Maßnahmen verlagern oft nur das Risiko, ohne es selbst in seinen letzten Auswirkungen wirklich zu minimieren. Dieses dann unvorhersehbare Risiko für die psychosomatische Gesundheit wird heute sehr gerne, aber zu Unrecht, nur dem Arzt angelastet. Dies vor allem dann, wenn der

Patient auf dem Beipackzettel der Medikamente die zahlreichen Nebenwirkungen gelesen hat und damit verständlicherweise verunsichert wird. Viele notwendige und für gewöhnlich auch funktionierende Sicherheitsvorrichtungen im Alltag, Beruf und Verkehr, z. B. auch der Sicherheitsgurt im Auto, können entgegen ihrer Bestimmung tödliche Gefahrenmomente darstellen. Im gutgläubigen Vertrauen auf gesetzte, wissenschaftlich mehr oder weniger fundierte prophylaktische Maßnahmen wird gerade der ältere Mensch verleitet, durch Außerachtlassung ihm sehr wohl bekannter Gefahrenmomente dann ein Risiko einzugehen, das unter Umständen größer ist als das, gegen welches primär die Prophylaxe gesetzt wurde. Wo in Hinblick auf das Risiko einer Prophylaxe die echte Grenze zwischen Nutzen und Risiko zu ziehen ist, kann daher durch die vielen unvorhersehbaren Imponderabilien prognostisch nie mit Sicherheit gesagt werden. Die Problematik Wissenschaft – Sicherheit – Prophylaxe geht weit über das Gebiet der Medizin und Technik hinaus und betrifft ebenso die Bereiche Kultur, Gesellschaft, Ethik, Religion, Erziehung und Recht (Rohrmoser und Lindenlaub 1980). Gerade für die Pädagogik ist Sicherheit im weitesten Sinn eine ganz zentrale Aufgabe. Ohne ein interdisziplinäres Denken sind daher auch die vielschichtigen Probleme des alternden Menschen nicht zufriedenstellend zu lösen. Interdisziplinares Denken ist erfahrungsgemäß aber leider nicht unbedingt immer auch identisch mit guter interdisziplinarer Zusammenarbeit.

2. Altern als Lebensphänomen

Werden, leben, altern und sterben sind untrennbar verbundene zentrale Naturphänomene der menschlichen Existenz. Leben bedeutet damit letztlich auch altern. Die schicksalhafte Tatsache, daß dem Lebenskeim des Menschen der Todeskeim schon eingeprägt ist (Bürger 1965), läßt sich von seiten der Biologie her zufriedenstellend nicht erklären. Damit sind auch der Altersforschung, der Gerontologie, in ganz entscheidenden Fragestellungen Grenzen gesetzt. Daß der Mensch versucht, dieses unabwendbare Schicksal zu seinem Gunsten zu beeinflussen, ist naheliegend. Da er sich letztlich mit dem Tod abgefunden hat, geht es ihm nur noch darum, den Weg dorthin zu verlängern und zu verbessern. Die Beschäftigung mit der Makrobiotik, als der „Wissenschaft" von der Lebensverlängerung (Hufeland 1796; Grober 1958), aus der sich sicher viel Kapital schlagen ließe, ist daher, besonders für den Arzt, naheliegend und durchaus verständlich. Dabei muß der Mensch wohl zur Kenntnis nehmen, daß sein Lebensschicksal primär durch seine genetische Programmierung bestimmt ist, was ganz besonders für die pränatale Entwicklung zutrifft. Erst sekundär beeinflussen die zahlreichen Umweltfaktoren die weitere Entwicklung. Allerdings ist der Einfluß der Umweltfaktoren oft so groß, daß das alternsbestimmende genetische Programm nicht mehr erkennbar ist. Das bedeutet mit anderen Worten, daß der Alternsvorgang zwar programmiert ist, aber auch provoziert werden kann. Die eigenen Möglichkeiten des Menschen hier aktiv regulierend einzugreifen sind im Hinblick auf echte Optimierungsvorgänge jedoch beschränkt. Dies gilt sowohl für den Vorgang des Alterns an sich als auch für die primäre Lebenserwartung. Trotzdem ist, worauf einzugehen ist, das Bemühen um eine Prophylaxe lebensbegrenzender und lebensbeeinträchtigender Faktoren nicht aussichtslos, sondern durchaus sinnvoll. Das gilt besonders für die sekundären Alternsrisken, die wiederum die Lebenserwartung und Lebensqualität sehr entscheidend beeinflussen können. Damit ergibt sich für jeden Menschen eine echte Herausforderung, die anzunehmen sich schon allein deswegen lohnt, weil es letztlich nicht darauf ankommt, wie alt man wird, sondern wie man alt wird. Allerdings sind gewisse feststehende biologische Gesetzmäßigkeiten des Lebensablaufes, den

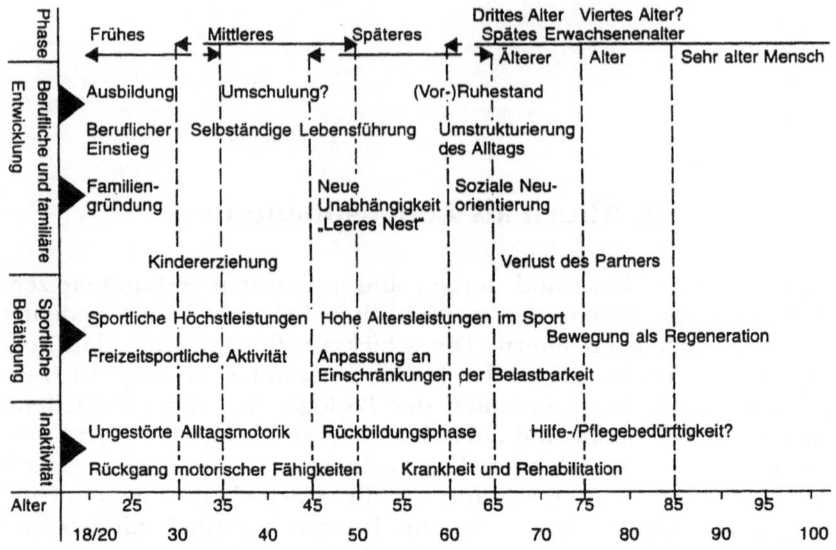

Abb. 1. Lebenslagen und Lebensaufgaben im Alternsgang (nach Meusel 1996)

Ehrenberg (1923) Biorheuse, also Lebensfluß, genannt hat, vorerst zu akzeptieren. Dieser Lebensfluß ist durch sehr unterschiedliche Lebenslagen und Lebensaufgaben charakterisiert, die, je nach genetischen Vorgaben, Sozialmilieu, Beruf, persönlichen Schicksalsfügungen und Gesundheit, individuell ablaufen. Meusel (1996) hat diese sehr unterschiedlichen Faktoren sehr übersichtlich schematisch zusammengefaßt (Abb. 1).

Altern ist ein natürliches biologisches Phänomen, das untrennbar mit dem Leben verbunden ist, wie Geburt und Tod. Damit ist aber Alter kein krankhafter Zustand und Altern trotz der häufigen Koinzidenz mit Krankheiten kein pathologisches Geschehen, sondern ein „normaler" allerdings irreversibler Vorgang auf genetischer und molekularbiologischer Basis. Man muß daher korrekterweise auch von einer Biologie des Alterns (Bürger 1965; Platt 1976; Heine 1993 u. a.) und nicht von einer Pathologie des Alterns sprechen, da das Alter die biologische Erfüllung des Lebens ist.

Strenggenommen ist daher nur die Pathologie des Alters Aufgabengebiet der Geriatrie. Ebenso kann man sich bei der phänotypischen Beurteilung eines älteren Menschen nicht so ohne weiteres mit dem Begriff der „Prägerie" oder „Progerie", als dem abnormen vorzeitigen Altern, zufriedengeben. Mit diesen Begriffen wird dann angesichts der weitgehenden therapeutischen Machtlosigkeit gerne eine schicksalhafte Entwicklung verbunden. Manche Autoren (Lüth 1961) verstehen allerdings unter Progerie eher ein genetisch frühzeitiges Altern, während Proterogerie ein vorzeitiges exogen bedingtes Altern ausdrücken soll.

Durch die im physiologischen Alternsprozeß, der Eugerie, auftretenden gewissen „gesetzmäßigen" Vorgänge in der biologischen Lebenssubstanz werden mehr oder weniger rasch zwangsläufig organische und funktionelle Veränderungen ausgelöst. Die Folge davon ist eine zunehmende Verminderung der allgemeinen Vitalität, eine Abnahme der Anpassungsfähigkeit und verschiedener Repair- und Abwehrmechanismen, woraus sich wieder eine erhöhte Krankheitsanfälligkeit ergibt. Es ist daher nicht ganz abwegig, wenn Galen sagt, daß das Alter auf halbem Weg zwischen Krankheit und Gesundheit liegt. Da aber Altern nicht nur ein somatisches Problem ist, betrifft es auch die psychisch-intellektuelle Seite und damit die Gesamtpersönlichkeit des Menschen. Die im Alter auftretenden zerebralbedingten Charakterveränderungen, die man auch als seelisches Altern (Kehrer 1952) oder, weniger freundlich, als den Ausdruck eines Schrumpfens der Persönlichkeit bezeichnen kann, beeinflussen sekundär wieder die Funktion anderer Organsysteme. Diesen natürlichen Vorgang hat Bürger (1957), der als Vater einer modernen Altersforschung gilt, als Biomorphose bezeichnet. Für ihn ist Biomorphose der biologische Weg in den physiologischen Tod, der im Prinzip, was aber eher selten vorkommt, ein Tod ohne Krankheit ist. Er erfolgt damit theoretisch aus einer Phase der Eugerie (Lüth 1961) heraus, die für den Betroffenen den Abschied jedoch nicht erleichtert. Die oft für den „physiologischen" Tod als Ursache angegebene und gerne akzeptierte sog. Altersschwäche ist nicht selten eine ärztliche Verlegenheitsdiagnose. Weil sie aber allgemein verständlich und mit keiner Schuldzuweisung verbunden ist, wird sie von den meisten Menschen gerne akzeptiert.

Altern, Sterben und Tod gelten allerdings aus dieser Sicht sicher nicht für die Einzeller, worauf schon Weissmann 1892 hingewiesen hat. Diese altern zwar auch (Pflugfelder 1958), leben aber trotz der unbeschränkt möglichen Zellteilung als Einzelindividuum nicht mehr weiter. Damit sterben Protozoen strenggenommen als lebendige Wesen nicht und sind potentiell sogar unsterblich. Ihr individuelles Leben wird damit zur Sicherung des Überlebens der Art begrenzt. Ehrenberg (1923) spricht in diesem Zusammenhang sogar vom „Gesetz von der Notwendigkeit des Todes". Schon 1911 konnte Woodruff im Laufe von eineinhalb Jahrzehnten aus einem Infusorium 8000 bis 9000 Generationen züchten. Ebenso konnte Hartmann 1921 durch agame Zucht von Eudorina elegans 1300 Generationen züchten. Die Sterblichkeit der Zelle als Einzelwesen beginnt erst mit ihrer höheren Differenzierung und der Bildung funktionsspezifischer Gewebe, komplex angelegter Organe und von Zellstaaten, die für sich allein keinen Lebenszweck mehr haben. Dagegen spricht nicht die Tatsache, daß es möglich ist isolierte Organe jahrelang am Leben zu erhalten, was z. B. Carrel an einem isolierten und künstlich durchströmten Hühnerherz durch 28 Jahre hindurch schon 1913 gelang.

Die mit dem Altern verbundenen Veränderungen mit ihren Folgen sind jedoch nicht für alle Menschen gleich, sondern durch die Interferenz zahlreicher unterschiedlicher endo- und exogener Faktoren in ihren Auswirkungen sehr unterschiedlich. Dies gilt nicht zuletzt ebenso für das erreichte und erreichbare Lebensalter. Das bedeutet, daß die Prognose der Lebenserwartung, wenn man grobe exogene traumatische, infektiöse und toxische Einflüsse im weitesten Sinn ausschließt, streng individuumspezifisch ist. Das heißt aber nicht, daß es keine allgemeingültige Vorstellung über den Ablauf des Lebens und die wahrscheinliche Entwicklung von Alterungsprozessen gibt. Daß die mittlere Lebensdauer des Menschen sich durch die Fortschritte der Medizin in den letzten 100 Jahren fast verdoppelt hat, wirft die Frage auf, wie weit die Lebenserwartung überhaupt ausgedehnt werden könnte. Amerikanische Statistiken haben errechnet (Platt 1976), daß bei Wegfall aller cardiovasculären Erkrankungen und bösartigen Tumoren die mittlere Lebenserwartung nur noch um neun Jahre gesteigert werden könnte. Das schließt aber nicht aus, daß einzelne Menschen auf Grund besonderer genetischer Eigenschaften und günstiger Lebensbedingungen 120 Jahre und älter werden können. Dies wird auf Grund von Untersuchungen von 148 über hundertjährigen Personen in der Bundesrepublik Deutschland (Franke et al. 1973) durchaus für möglich gehalten. Die von Mateeff (1966), einem bekannten bulgarischen Wissenschaftler, genannten Fälle extremer Langlebigkeit sind eher unglaubwürdig und wahrscheinlich das Ergebnis von Irrtümern in den Matrikeln. So soll der Engländer Thomas Karne, der nach amtlichen Eintragungen 1588 geboren und 1795 gestorben ist, 207 Jahre gelebt haben. Ein anderer Engländer namens Thomas Parr, der ständig schwer gearbeitet hat, schloß mit 120 Jahren eine zweite Ehe und bekam noch einen Sohn, der mit 123 Jahren starb. Er selbst wurde an den königlichen Hof berufen, wo er allerdings infolge unmäßigen Essens und Trinkens bald im Alter von 152 Jahren verstorben sein soll. Der Ungar Ivan Robin soll 172 Jahre und seine Frau 164 Jahre gelebt haben, wobei ihre Ehe 147 Jahre (!) gedauert hat. Im sowjetischen Aserbeidschan, das durch die Langlebigkeit seiner Bewohner bekannt ist, soll der Kolchosbauer Machmud Ajwasow das Alter von über 150 Jahren erreicht haben.

Woran es liegt, daß Galapagos-Schildkröten 100 bis 150 Jahre und Elefanten 150 bis 200 Jahre alt werden, ist noch nicht abgeklärt (Rosenbauer 1969). Ein recht beeindruckendes, aber nicht geklärtes biologisches Phänomen der Langlebigkeit stellen einige Baumarten dar, denen, wie dem berühmten Drachenbaum von Teneriffa, der Wasserzypresse von Oxaca in Mexico, den Wellingtonien und Mammutbäumen in Kalifornien, ein Alter bis zu 6000 Jahren zugeschrieben wird.

Die Beantwortung der Frage, warum der Mensch altern und sterben muß, bleibt allerdings noch offen. Wie weit die religiösen und philosophischen Deutungen über den Sinn des Lebens zu akzeptieren sind, muß jeder Mensch letztlich für sich selbst entscheiden. Die durch das Verdrängenwollen des Einmal-nicht-mehr-Existieren-Werdens ausgelöste Flucht in transzendente Erwartungen, wie sie fast alle Religionen nicht immer ganz uneigennützig anbieten, ist für viele Menschen in Abhängigkeit von ihren „irdischen" Lebensbedingungen nur zu verständlich. Die besondere „Gläubigkeit" vieler alter Menschen ist neben der in beiden Testamenten versprochenen Lebensverheißung durch den Gottesglauben (Köberle 1964 u. v. a.) nicht zuletzt von der Vorstellung getragen, nach dem physischen Tod dafür im Jenseits belohnt zu werden. Dies sollte aber nicht dazu führen, das individuelle Leben nur als ein pflichtgemäß zu absolvierendes Zwischenstadium zu sehen, dessen positive Gestaltung sich eigentlich nicht lohnt. Findet man jedoch nicht zu einer positiven Jenseitsphilosophie, was vielen Menschen allerdings verwehrt bleibt, dann ist es trotzdem wenig sinnvoll mit dem Schicksal zu hadern und den Sinn des Lebens und seine möglichen positiven Seiten überhaupt in Frage zu stellen. Im Altern, nicht zuletzt durch die Nähe des Todes, dann nur ein negatives Phänomen zu sehen, bedeutet ein den Sinn der menschlichen Existenz abwertendes Mißverstehen des Lebensbegriffes.

Allerdings ist es aber andererseits sicher auch ein Selbstbetrug, wenn man sich einzureden versucht, daß man mit dem Alter reifer im weitesten Sinn des Wortes wird. „Altern" und „Reifen" sind daher im Prinzip leider keine echten Synonyme (Schomburg 1967). Diese Feststellung ist nicht ganz unbestritten (Hoff 1962; Seitelberger 1978; Rosenmayr 1990 u. a.), besonders dann, wenn man damit die Fähigkeit des alten Menschen verbindet, die großen Zusammenhänge des Lebens zu überschauen und zu verstehen. Der letzte Lebensabschnitt ist aber sicher nicht der Höhepunkt und die Krönung des Lebens, und für manchen Menschen, zumindestens rein körperlich, leider gleichbedeutend mit Abstieg und Rückfall in die Hilflosigkeit des Kleinkindes. Trotzdem sollte die sog. „Weisheit des Alters" nicht unbedingt pessimistisch nur als Ausdruck eines eingeschränkten kritischen Anteilnehmens an der Umwelt gesehen werden. Die durch viele Jahrzehnte gesammelten Lebenserfahrungen und gespeicherten essentiellen Erkenntnisse, die die Wirkung eines echten Engramms haben, das Spuren hinterläßt, ermöglichen dem alten Menschen eine Schau der Welt, wie sie einem jungen Menschen durch den Mangel an Erlebnissen und Erfahrungen verborgen bleiben muß. Das bedeutet, daß sich das Altwerden irgendwie auch lohnen kann.

Allerdings zählen heute die oft mühsam erworbenen Erfahrungen älterer Menschen meist nicht mehr sehr viel, weil sie nicht oder noch nicht in das Lebensbild des Jungen passen. Diese im Leben erworbene Reife erleben zu dürfen, ist aber gerade ein Symptom der psychologischen Altersveränderungen und damit das Positive am Alter. Auf diese spezifische Seite des Alters und im besonderen die positiven Zusammenhänge zwischen Altern und Erkenntnismöglichkeiten haben Bürger (1965), Seitelberger (1978, 1982, 1992), Rosenmayr (1978, 1995), Philibert (1978) und viele andere wiederholt hingewiesen. Binswanger (zit. nach Schomburg 1964) sieht den Sinn der letzten Lebensjahre sogar darin, die letzten Reste der Unreife zu überwinden, die wir seit unserer Kindheit mit uns tragen. Die hohe schöpferische Kapazität und geistige Leistungsfähigkeit bekannter Philosophen, Künstler, Wissenschaftler und Staatsmänner, auf die unter anderen Herre (1939), Wandruska (1982) und Rosenmayr (1990) auch näher eingegangen sind, muß jedoch eher als vorwiegend genetisch bedingte Ausnahme angesehen werden. Andererseits kann aber gerade eine gewisse einschränkende Wesensveränderung gnädigerweise subjektiv über die vielen objektiven und manche Menschen oft sehr belastenden Warnzeichen einer psychsomatischen Involution im Alter hinwegtäuschen und so ein „fröhliches Altern" (Schomburg 1964) ermöglichen. Daß in der heutigen Gesellschaft fast nur noch die Nützlichkeit und unmittelbare Brauchbarkeit eines Menschen und seine mehr oder weniger produktive Leistung zählt, die der ältere Mensch aber nicht mehr in dem gewünschten Maß erbringen kann oder will, hat seinen öffentlichen Kurswert und sein Ansehen zu Unrecht sehr reduziert. Dieser innere Verlust des in vielen Kulturen, zum Beispiel in China, auch heute noch vorhandenen großen Ansehens der Alten, die sich in einer echten Gerontokratie ausdrückt, hat leider in unserer modernen Gesellschaft zu einer weitgehenden Löschung von traditionellen und im Prinzip auch verdienten Altersprivilegien geführt. J. H. Schulz (1964) spricht in diesem Zusammenhang sogar von einer Verödung der Tradition. Der Rat der Alten zählt nicht mehr, weil er nach Ansicht der Jungen für die Gegenwart nicht mehr zutrifft. Dieser zunehmende Autoritätsschwund der Alten ist – zusammen mit dem Solidaritätsverlust – mit ein Grund dafür, daß die notwendige Sorge um den alten Menschen heute für viele zu einer lästigen Pflicht geworden ist, so sie überhaupt noch wahrgenommen wird. Die meiner Meinung nach ethisch durchaus anfechtbaren Versprechungen des vierten Gebotes mit langem Leben und Wohlergehen beeindrucken heute, das gleiche gilt auch für andere der biblischen Gebote, nicht mehr sehr viele Kinder und Erwachsene.

Hinsichtlich des Alterungsprozesses und der damit verbundenen substantiellen Veränderungen scheint zwischen dem Unbelebten, der sicher nicht ganz zu Recht genannten „toten" Materie, und der lebendigen organischen Natur kein grundsätzlicher Unterschied zu bestehen. Es ist daher auch nicht ganz unberechtigt, in vielen irreversiblen Veränderungen der anorganischen Welt ebenso eine Art Alterungsprozeß wie in der lebenden Substanz zu sehen. Dies nicht zuletzt deswegen, weil im Prinzip gewisse altersbedingte Materialveränderungen der betroffenen Substanzen unabhängig von ihrer Lokalisation auftreten. Damit ist aber gleichzeitig zu erwarten, daß ein Alterungsprozeß sog. toter Baumaterialien, wie sie als funktionsmittragende Bestandteile menschlicher Organe unentbehrlich sind, diese und in weiterer Sicht auch den Gesamtorganismus des Menschen in Mitleidenschaft ziehen muß. Altern ist damit ein sehr vielschichtiges Phänomen, das man nicht nur von der lebenden Zelle allein her betrachten und verstehen kann.

3. Altern als genetisches Schicksal

Über die Ursachen des Alterns hat sich der Mensch schon immer den Kopf zerbrochen und Theorien aufgestellt, mit denen er sich über das bessere Verständnis seines irreversiblen Schicksals eine für ihn ertragbare Lebensphilosophie zu schaffen versuchte. Die Angst vor dem Altwerden, vor Gebrechlichkeit und Tod wird er, zumindest in seinem Unterbewußtsein, trotzdem nie ganz los. Für die Gerontologie und Geriatrie stellen aber die Alternshypothesen den Schlüssel für ätiologisch sinnvolle prophylaktische und therapeutische Maßnahmen dar. Die naheliegende Vorstellung von unbeeinflußbaren und systematisch fortschreitenden Abnützungsvorgängen, wie sie schon von Darwin (zit. nach Rössle und Roulet 1932) und später von Pearl (1928), Bidder (1952), Medawar (1957) und anderen vertreten wurde, mag mechanistisch gesehen einleuchten, kann aber nur als Hilfshypothese angesehen werden. Sie stützt sich zum Teil auf die Maschinentheorie des Lebens, wie sie erstmalig von Lamettrie (1748) und später vom Berliner Physiologen Emil du Bois-Reymond 1881 präsentiert wurde. Diese mechanistischen Vorstellungen des Menschen passen aber nicht in das Schema der Bürgerschen Biomorphose, die auf dem Prozeß der dauernden Wandlung im Sinne des „panta rhei" von Heraklit von Ephesus (540–48 v. Chr.) fußt. Sie erhalten aber bei oberflächlicher Betrachtung eine gewisse Bestätigung durch die großen technischen Möglichkeiten der modernen Chirurgie – mit den Organverpflanzungen von Zähnen, Knochen, Haut, Leber und Nieren bis zum Herzen und den Endoprothesen aus Kunststoff, die alle bei Bedarf wieder ausgewechselt werden können. Im heutigen „Biozeitalter" würde man wahrscheinlich den Menschen als eine Biomaschine bezeichnen. Gegen eine rein mechanistische Maschinentheorie spricht überzeugend auch die Tatsache, daß es durch die genetisch programmierte laufende Erneuerung der lebenden Substanz keine echte materielle Identität menschlicher Organe im Lebensgang gibt, wie sie aber für alle Maschinenbestandteile gegeben ist. Außerdem beinhaltet alles Lebendige nach Ansicht des Leipziger Philosophen Driesch (1941) einen die Ganzheit formenden und es erst vollendenden Naturfaktor, den Aristoteles mit Entelechie bezeichnet hat. Ein solcher Naturfaktor ist aber schicksalhaft, das heißt letztlich, im genetischen Entwicklungsprogramm des Menschen vorgegeben. Ebenso geben die Theorien von der chronischen Vergiftung des Organismus (Metschnikoff 1908), von einer zunehmenden Verschlackung der Grundsubstanz (Kittlick 1985; Heine 1993 u. a.), von endogenen und exogenen Intoxikationsfolgen (Pearl 1941), der Anhäufung von Freien Radikalen (Harman 1970 u. v. a.), des Verlustes der Autoimmunität (Schwarz 1995) sowie die Annahme der durch langsame Summation von Strahlungseinflüssen (Kunze 1933) zustande kommenden Chromosomenschäden bis zum Erreichen des Letalwertes (Szilard und Smith 1959) für sich allein keine ausreichende Erklärung. Das gilt auch für die etwas einseitige Hypothese von Lorand (1932), daß Altern mit der durch eine Degeneration der Schilddrüse verursachten Verminderung der Stoffwechselvorgänge zusammenhängt, worin er eine echte Krankheit mit fortschreitender Tendenz sieht. Allerdings baut auf dieser Vorstellung stoffwechselmäßig die Theorie von Trinscher (1981) auf, wonach der Alternsprozeß, stoffwechselmäßig und thermodynamisch gesehen, durch einen zunehmenden Ausgleich der Temperatur zwischen den wärmeabgebenden Zellen und dem wärmeaufnehmenden extrazellulären Milieu bis zum Erlöschen der Kräfte im Organismus erfolgt. Ähnlich ist aber auch die Vorstellung, daß Altern und Tod mit einer zunehmenden Erschöpfung der Lebenssubstanz, von der auch Selye (1974) ausgeht, zusammenhängen. Gleichzeitig sieht er aber im Altern das Ergebnis der Summe aller Streßepisoden bzw. schädigenden Einflüsse, denen der Körper im Lauf des Lebens ausgesetzt war.

Alle diese Theorien treffen sicher nicht die eigentliche Ursache des Alterungsvorganges. Mit sehr großer Wahrscheinlichkeit ist der Zellkern, dessen Stoffwechsel enzymatisch gewährleistet ist, der zentrale Angriffspunkt (Comfort 1966, 1974 u. a.) aller Alterserscheinungen. Das bedeutet aber, daß das Altern mit der DNA zusammenhängt. Ist deren Funktion, z. B. durch Störungen der Glykosilierung, gestört, dann resultieren abnorme Informationsübermittlungen an die nächste Zellgeneration und zunehmende Störungen der Biosynthese der Proteine. Dies führt aber dann durch chromosomale Veränderungen mit Abnahme der Reduplikation und Transkription (Cerami et al. 1987) zu Mutationen im fortschreitenden Alter und zu ständig steigenden Chromosomenaberrationen. Daraus ergeben sich wieder im gleichen Ausmaß somatische Mutationen, als welche viele degenerative Alterserscheinungen angesehen werden müssen. Eine Störung der im lebenden Gewebe laufend notwendigen Repairmechanismen (Strehler 1977) durch Abnahme der „Reparaturenzyme“ (Auerswald 1978) und die auch damit zusammenhängende Störung der Proteinbiosynthese und Proliferationsvorgänge, wie sie durch Fehlleistungen in den alternden Zellen auftreten, wird wahrscheinlich den Alterungsvorgängen am besten gerecht. Dazu paßt auch die Vorstellung vom „error-caused senescence“ (Szilard 1959; Orgel 1963, 1970), die auf der Bildung fehlerhafter Proteine fußt. In diese Richtung weist auch die „limitierte Gentheorie des Alterns“ von Walford (1969), die Störungen im HL-A-System für die Alterungsprozesse mitverantwortlich macht. Auch die Annahme, daß durch nomadisierende DNA-Partikel mehr Plasmoide produziert werden und damit das genetische Material älterer Menschen instabiler wird, hat ähnliche Aspekte. Den Zusammenhang zwischen Altern und DNA-Schädigung bzw. verringertem Reparaturpotential, beweist die Zunahme von spontanen Brüchen der Chromosomen, was zu einer Instabilität des Genoms führt (Hirsch-Kauffmann 1994). Dies konnten Weirich-Schwaiger et al. (1989) an Hand des zunehmenden Auftretens von DNA-Schäden in Fibroblasten gesunder jugendlicher und alter Individuen und solcher mit Präsenilitätssyndromen, wie z. B. Down-, Cockayne-, Wernersyndrom und Ataxia teleangiectatica, nachweisen. Gerade das Cockayne-Syndrom (Witkowski-Prokop 1983; Witkowski et al. 1995) stellt mit der Symptomatik: körperliche und geistige Retardierung, Tremor, Ataxie, Hörverlust und „altem Gesicht“ ein gutes Studienmodell für das Altern dar. Diese Ergebnisse lassen annehmen, daß Altern und speziell vorzeitiges Altern von der Integrität und Reparaturkapazität der DNA abhängen und damit vorzeitiges Altern als Erbkrankheit angesehen werden kann (Hirsch-Kauffmann 1994). Damit hängt von der Fähigkeit der DNA-Reparaturkapazität nicht nur die Schnelligkeit des Alterns, sondern auch die Lebenserwartung ab. Das zeigt auch die Darstellung von Hart (1974, Abb. 2), da die Repairkapazität der DNA

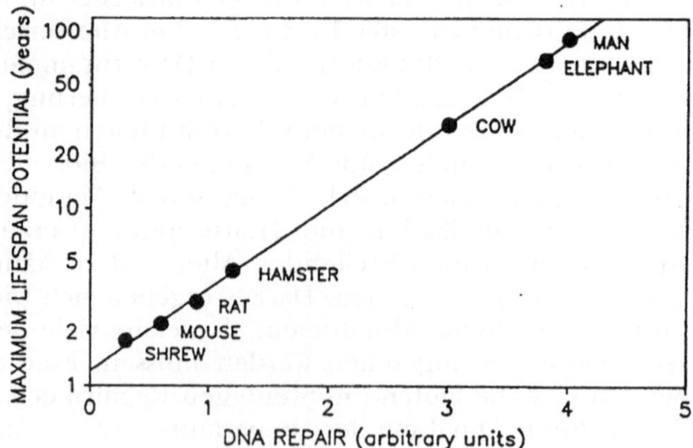

Abb. 2. Beziehung zwischen Lebensdauer und DNA-Reparaturkapazität nach Hart (1974)

beim Menschen die mit Abstand beste ist. Irgendwie könnte man damit auch die Theorie von Hayflick (1961, 1965) in Zusammenhang bringen, daß nach einer bestimmten Anzahl von Teilungen die Zelle abstirbt.

Nach neuen Untersuchungsergebnissen von Harley (1994) wird das Ende der DNA, die Telomere, bei jeder Teilung einer somatischen Zelle dadurch gekürzt, daß einige Telomere nicht mitkopiert werden. Erreicht die Anzahl der Telomeren an jedem DNA-Ende eine kritische Kürze, dann kann entweder die Zelle sterben oder es wird das Enzym Telomerase aktiviert, das neue Telomere produziert. Dadurch kann aber die Zelle verändert werden und bei weiteren Teilungen sogar zur Krebszelle werden. Möglicherweise liegt hierin auch die Ursache für fetale Mißbildungen bei Kindern älterer Eltern. Die sich daraus zwangsläufig ergebenden Funktionsveränderungen führen zu verschiedenen, für das höhere Alter typischen Reduzierungen der Immunmechanismen, die sekundär wiederum zu Erkrankungen disponieren. Allerdings führt das Altern des Immunsystems nur zu einem mäßig immundefizienten Status, der in einer erhöhten Empfindlichkeit für virale und bakterielle Infektionen besteht. Allerdings ist wieder die Inzidenz der Varizellen-Zoster-Erkrankung zwischen dem 45. und 85. Lebensjahr um das Fünffache erhöht (Scharz 1995).

Die Vorstellung, daß Altern und Lebenserwartung genetisch vorbestimmt sind, ist nicht neu. Wenn Hufeland, Professor an der Universität Jena, in seinem Buch über die Makrobiotik (1796), um ein langes Leben zu erreichen, etwas scherzhaft rät, sich die richtigen Eltern auszusuchen, dann kann man die Vererbbarkeit des Lebensschicksals nicht deutlicher ausdrücken. Das Gen oder die Gene, die für altern und Lebenserwartung zuständig sind und nach denen seit vielen Jahren gefahndet wird (Rucicka 1929), konnten trotz des riesigen Erkenntniszuwachses der letzten Jahrzehnte noch nicht mit Sicherheit gefunden werden. Neuere Untersuchungen (Hensler 1995) deuten allerdings darauf hin, daß an der Auslösung der Seneszenz ein Fragment des Chromosoms 4 entscheidend beteiligt ist und in die Zellalterung das Chromosom 1 eingreift. Die Voraussetzungen für die Entwicklung und Funktion der verschiedenen Organsysteme sind außerdem so unterschiedlich, daß eine einfache Vererbung im Sinne der Mendelschen Gesetze nur mit einem einzigen Gen auch schwer vorstellbar ist. Dagegen spricht auch die Tatsache, daß es etwa 1500 negative genetische Syndrome gibt (Witkowski-Prokop 1983, 1995), die Lebensverlauf und Lebenserwartung sehr entscheidend beeinflussen, aber, so es bisher überhaupt möglich war, unterschiedlichen Genen zugeordnet werden. So wird z. B. die präsenile Demenz einem genetischen Defekt des Chromosoms 21 (Meier-Ruge 1993) zugeschrieben. Weiters wird das blutdruckwirksame und damit sowohl leistungsbeeinflussende als auch pathogen wirksame Angiotensinogen an das Chromosom 1 (Thomas 1987) kodiert. Friedmann und Hughes (1994) sowie Hedebrand (1995) glaubten sogar die Struktur eines „Fettgens“ klären zu können, das über ein bestimmtes Protein das „Sättigungszentrum“ im Hypothalamus so stört, daß weitergegessen wird, was schließlich zur Fettleibigkeit führen muß. Daß über eine theoretisch mögliche Genmanipulation der Risikofaktor Übergewicht ausgeschaltet werden kann, ist eher unwahrscheinlich. Diese und noch laufende andere Untersuchungen weisen sehr deutlich darauf hin, daß die seriöse Interpretation genetischer Phänomene ein wesentlicher Schlüssel für Verständnis und Erklärung vieler Alterserscheinungen ist.

Für viele dieser Syndrome ist die Pathogenität der Auswirkungen die entscheidende Ursache für ein vorzeitiges Altern und ein frühes Lebensende. Da sich viele genetische Syndrome phänotypisch unterschiedlich deutlich ausprägen können, werden sie oft nicht erkannt und laufen daher in ihren lebensbestimmenden Auswirkungen unerkannt in das äußere Gesamtbild und Lebensschicksal eines Menschen ein. Dies gilt z. B. für verschiedene Psychosen. Außerdem kann angenommen werden, daß manche vererbte positive und negative Eigenschaften latent und wertmäßig labil sind und erst durch exogene Einflüsse entwickelt oder gehemmt werden. Dafür spricht unter anderem die Tatsache, daß es möglich ist, mit einem DNA-wirksamen Vakzin Antikörper zu entwickeln (Hoffman 1994), die gegen Malaria immunisieren. Damit sind manche erblich disponierte Gegebenheiten hinsichtlich der Lebenserwartung, aber auch der späteren Todesursache, in einem gewissen Rahmen beeinflußbar. Eine gezielte Prophylaxe ungünstiger Auswirkungen genetischer Belastungen der Gesundheit und normalen Entwicklung setzt aber ihre Diagnose voraus, was aber bei alleiniger Kenntnis einer einzigen Generation schwierig ist. Das gilt wahrscheinlich für die angeborene Leseschwäche (Dyslexie), die auf Grund von Zwillingsuntersuchungen auf das Chromosom 6 (Science, Bd. 266, S. 276) festgelegt werden konnte. Einigen dieser vorgegebenen altersbegrenzenden Faktoren wird aber auch manchmal unbewußt, z. B. durch instinktiv richtige Ernährung, richtige Berufswahl und allgemeine Lebensführung, vorgebeugt, sodaß sie nicht oder nicht voll wirksam werden.

Viele Detailerkenntnisse sprechen für die Bedeutung von Erbfaktoren für Altern und Lebenserwartung. Dabei geht es sowohl um positiv als auch negativ sich auswirkende Erbanlagen.

Diese genetischen Vorgaben reichen von vorzeitigen pathologischen Bindegewebsveränderungen, z. B. dem sog. Werner- Syndrom und dem Hutchinson-Gilbert Syndrom (Witkowski-Prokop 1983), der „physiologischen“ Minderbelastbarkeit der bradytrophen Gewebe

(Bernstein 1975 u. v. a.), der Gilfordschen Progeria (Wiedemann 1948), über die essentielle Hypertonieneigung (Thomas et al. 1987), Anlage und Entwicklungsfähigkeit des Herzens (Adams et al. 1985) bis zu erblichen pulmonalen Parametern (Man und Zamel 1976) und dem Diabetes mellitus. Auf die große Bedeutung genetischer Faktoren für Alternsprozesse weisen neuere Untersuchungen (Zechner 1995) hin, die den Einfluß der für das Entstehen der Arteriosklerose ätiologisch wesentlichen Lipoproteinlipase (LPL) einer genetischen Disposition zuordnen.

Die Liste der konstitutionsbiologisch bedingten lebensverkürzenden Krankheiten läßt sich beliebig erweitern, aber auch kritisieren. So sind gerade Pykniker prädestiniert zu Hochdruck (Hanse 1925; Wiedemann 1942; Huttmann 1947; Bürger 1965 u. v. a.), zu postoperativen Komplikationen (Hueck und Emmerich 1927) und neigen zu manisch-depressivem Irresein (Kretschmer 1977). Bei Leptosomen findet man wieder gehäuft Tuberkulose, Gastritis und Ulcus ventriculi (Selberg 1951; Hueck und Emmerich 1927), Hypotonie, vegetative Dystonie (Schubert 1962) und Schizophrenie (Kretschmer 1977). Athletiker nehmen eine gewisse Mittelstellung ein, zeigen aber wiederum eine Häufung von Asthmaleiden (Schubert 1952). Der konstitutionsbiologischen Deutung typischer Krankheitsdispositionen sind jedoch dadurch Grenzen gesetzt, daß die Typenzuordnung, nicht zuletzt auch durch die vielen schwer anzusprechenden Mischtypen, problematisch ist. Da zwischen den einzelnen Rassen oft sehr große Unterschiede bezüglich der Konstitutionstypen bestehen, ergeben sich auch für sie bestimmte konstitutionsspezifische Krankheitsdispositionen, die allerdings wieder durch die besonderen klimatischen und ökologischen Lebensbedingungen mitbestimmt werden. Dadurch ergeben sich aber für die einzelnen Rassen genetisch bedingt andere Lebenserwartungen und Alternsgeschwindigkeiten.

Der Einfluß genetischer Faktoren auf Krankheitsdispositionen und damit auf vorzeitiges Altern und verringerte Lebenserwartung wird auch durch die Blutgruppen bewiesen. So konnten schon Hirszfeld (1928), Stefan (1935) und später sehr ausführlich Prokop und Uhlenbruck (1963) deutliche Zusammenhänge zwischen Blutgruppen und bestimmten Erkrankungen nachweisen, z. B. zwischen Blutgruppe A und Magenkarzinom. Die im Zusammenhang mit den Blutgruppen stehenden Titer von Agglutinin A, Agglutinin B sowie der Isoagglutinine zeigen im Alter einen sehr deutlichen Abfall (Abb. 3), was man auch als serologische Involution bezeichnet. Die Tatsache, daß diese Antikörper nicht nur gegen Erythrocyten, sondern auch gegen andere Stoffe gerichtet sind und damit Immuncharakter haben, ist mit eine Erklärung für die höhere Anfälligkeit älterer Menschen für Infekte.

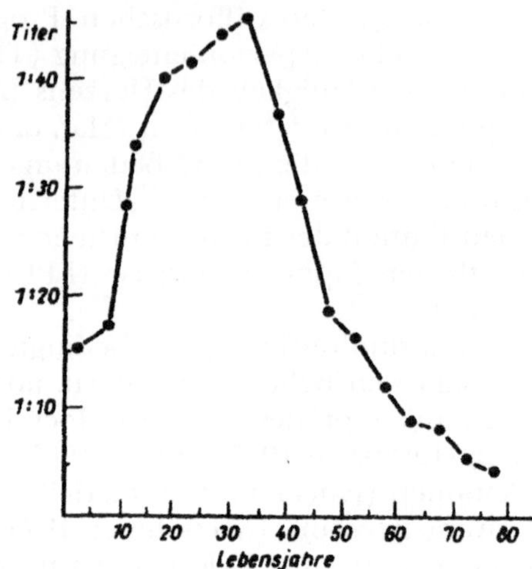

Abb. 3. Durchschnittliche Anti-A-Titer bei B-Personen verschiedener Altersgruppen (nach Prokop und Uhlenbruck 1963)

Aber auch viele andere Erscheinungen sprechen für den großen Einfluß genetischer Vorgaben. So gibt es ausgesprochen langlebige und kurzlebige Familien (Jalavisto 1951 u. v. a.), womit jedoch noch nichts über deren äußere Alterserscheinungen oder über spezielle Fähigkeiten ausgesagt wird.

Die Vererblichkeit der Langlebigkeit kann durch viele Untersuchungen als bewiesen angesehen werden, obwohl es keine ganz eindeutige typische Symptomatologie dafür gibt. Die Untersuchungen von Jalavisto (1951) an finnischen und schwedischen Familien durch fünf Jahrhunderte bestätigen diese Annahme eindrucksvoll. Dabei ist die Wirkung der mütterlichen Langlebigkeit wichtiger als die der Väter.

Der Einfluß von väterlicher Seite ist aber größer auf die Söhne als auf die Töchter. Zu ähnlichen Ergebnissen kommt auch Amon (1958), der die Familienanamnese von 5000 über 85jähriger Menschen in der ehemaligen DDR untersucht hat. Mit den Untersuchungen von Vogt (1938) an eineiigen Zwillingen im Alter von 55 bis 81 Jahren konnte die Vererbung von Alterungszeichen, wie Alopezie, Weißhaarigkeit, Gesichtsrunzelung, Alterung der Bindehaut und Cornea, des Pupillarpigmentsaumes und der verschiedenen Typen des Altersstars, nachgewiesen werden. Zu ähnlichen Schlüssen kam auch Hanhart (1939). Alle diese schon lang bekannten Tatsachen sprechen dafür, daß Altern, sieht man von groben gesundheitlichen Störeinflüssen ab, primär von der Erbmasse abhängt. Eine interessante Zusammenstellung über beschleunigende und verlangsa-

Faktoren	Beschleunigend	Verlangsamend
1. Erbfaktoren	Progerie, genetisch bedingte Proterogerie, Senium präcox	Genetisch bedingte Diatrigerie; Langlebigkeit als dominantes Erbmerkmal (R. Rössle)
2. Konstitutionen	Hyper-Konstitution, athletischer Typ (soweit genetisch bedingt); „negative Konstitution" (H. Zwicky), Sympathicotonus	Hypo-Konstitution, teilweise Dys-Konstitution (soweit genetisch bedingt), Vagotonus
3. Rasse (sehr unsicher)	Südeuropäer, Griechen	Juden, Skandinavier, Franzosen, Balkanvölker, Kaukasier
4. Habitus	Habitus strictus	Habitus laxus
5. Geschlecht	männlich, Dominanz des Bewußtseins, frühzeitige „vegetative Ermüdung"	weiblich, keine Dominanz des Bewußtseins, vegetative Ermüdung später (?)

Abb. 4. Einfluß endogener Faktoren auf den Alterungsprozeß (nach Lüth 1961)

mende endogene Faktoren für den Alterungsprozeß (Abb. 4) gibt Lüth (1961).

Ein besonderes Beispiel geben auch sog. Sportfamilien, für die die genetische Grundlage sowohl im Hinblick auf ihre primäre und spezifische Leistungsfähigkeit als auch ihre Trainierbarkeit vielfach nachgewiesen wurde (Grebe 1955; Ecklund 1969; Gedda 1967; Klissouras 1971, 1972, 1973, Koni 1973; Bouchard und Malina 1983 u. v. a.). Zur Frage der genetischen Determinanten der Ausdauerleistungsfähigkeit hat Bouchard 1993 eine ausführliche Dokumentation geliefert.

Damit ist allerdings wiederum nicht gesagt, daß solche Sportfamilien mit sehr hoher Leistungsfähigkeit trotz ihrer höheren Lebensqualität auch unbedingt eine höhere Lebenserwartung haben müssen.

Frühe unerwartete und autoptisch nicht erklärbare Todesfälle von Sportlern (Schmid et al. 1962 u. a.) scheinen dies zu bestätigen. Umfangreiche Untersuchungen an der Harvard Universität bescheinigen Leistungssportlern sogar eine kürzere Lebensdauer (Polednak 1972). Die naheliegende Vermutung, daß Hochleistungssport mit Schwerstarbeit identisch ist und unabhängig vom überdurchschnittlichen Verletzungsrisiko die mitgegebene Lebenssubstanz unphysiologisch beansprucht und verbraucht (Prokop 1983, 1992, 1993; Prokop et al. 1980 u. a. m.), erklärt nicht alles. Die genetische Substanz in Hinblick auf die nächste Generation wird durch schwere körperliche

Belastungen zumindestens über mehrere Generationen sicher nicht in Mitleidenschaft gezogen. Daß unsportliche Eltern sportlich leistungsfähige Kinder haben, ist kein Beweis dafür, daß solche Fähigkeiten, das gleiche gilt für künstlerische, handwerkliche und sonstige Fähigkeiten, allein durch Umwelteinflüsse erwerbbar sind. Wie auch eigene Untersuchungen zeigen, haben unsportliche Eltern hochleistungsfähiger Kinder aus den verschiedensten Gründen nie die notwendigen Möglichkeiten gehabt, ihre besonderen sportlichen Anlagen zu entwickeln.

Schließlich wird die Bedeutung genetischer Eigenschaften nicht zuletzt durch die vielen sexualspezifischen Unterschiede im Lebensgang der Geschlechter dokumentiert, die nicht nur auf den Menschen beschränkt sind. Die deutlich geringere Lebenserwartung und der raschere biologische Abbau vor allem in Hinblick auf Herz-Kreislauf-Parameter und Persönlichkeitsmerkmale beim männlichen Geschlecht sind sicher geschlechtsspezifisch. Der mögliche Einwand, daß die geringere Lebenserwartung und die ungleich größere Neigung zu bestimmten lebensverkürzenden Krankheiten (Kretschmer 1977 u. a.) durch das größere Lebensrisiko des Mannes, z. B. die höheren Streßbelastungen im Beruf, verursacht werden, hält einer kritischen Nachprüfung nicht stand. Die durchschnittlichen psychosomatischen Belastungen der Frau hinsichtlich Intensität und Dauer, von Schwangerschaft und Geburtsvorgang ganz abgesehen, stehen

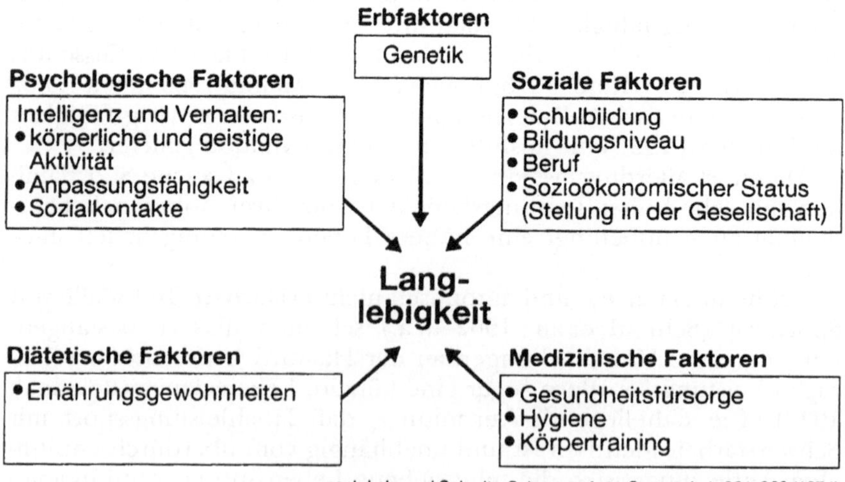

Abb. 5. Faktoren, welche die individuelle Lebenserwartung beeinflussen (Lehr und Schmitz-Scherzer 1974)

denen des Mannes sicher nicht wesentlich nach. Ob diese und auch andere biologische Nachteile des Mannes wirklich einzig und allein vom Y-Chromosom abhängen, ist noch nicht bewiesen, aber eher unwahrscheinlich. Ebenso ist z. B. die in bezug auf die verminderte ADH-Aktivität der weiblichen Leber gegebene, deutlich reduzierte Alkoholtoleranz (Thaler 1977 u. a.), durch die die Gesundheitsgefährdung bereits bei einem täglichen Alkoholkonsum von 40 Gramm beginnt, sicher nicht allein dem zweiten X-Chromosom zuzuordnen.

Die Langlebigkeit und der Alterungsvorgang sind zwar primär durch die Erbfaktoren vorgegeben, die letzte Entscheidung für das Individuum fällt aber durch die psychologischen, diätetischen, sozialen und medizinischen Faktoren der Umwelt. Diese können sich aber in ihren Auswirkungen allerdings sehr unterschiedlich subsummieren. Lehr und Schmitz-Scherzer (1974) haben dies in einem Schema (Abb. 5) dargestellt. Daraus lassen sich aber auch schon gewisse mögliche Ansatzpunkte einer Prophylaxe vorzeitiger Alterserscheinungen ableiten. Faktoren, welche die Lebenserwartung beeinflussen, müssen aber nicht unbedingt auch gleichzeitig mit gewissen, vor allem phänotypischen Alterungsvorgängen, z. B. weißen Haaren, korrelieren.

4. Das biologische Alter

Mit einem bestimmten Alter ist normalerweise immer ein gewisser und meist auch typischer Alterungsprozeß verbunden. Wie die Erfahrung aber zeigt, verläuft diese Entwicklung nicht immer synchron, und das kalendarische oder chronologische Alter ist bei verschiedenen Personen mit einem oft sehr unterschiedlichen Grad von Alterungsvorgängen verbunden, worin manche Menschen eine biologische Ungerechtigkeit sehen. Dazu kommt, daß die allgemeine Leistungsfähigkeit letztlich eine Funktion des biologischen Alters ist. Dieses biologische oder auch funktionale Alter, das ganz entscheidend die Lebensqualität mitbestimmt, kann dem kalendarischen Alter sowohl voreilen als auch nachhinken. Letzteres zu erreichen müßte das Ziel eines jeden Menschen sein. Beim Jugendlichen ist die Bestimmung des biologischen Alters und damit seine Klassifizierung als normal, akzeleriert oder retardiert relativ einfach. Der Entwicklungszustand des Skeletts, das Skelettalter, der hormonelle Reifungszustand und das Perzentilenschema ermöglichen eine gute biologische Alterseingliederung. Nach Greulich und Pyle (1959) läßt sich das biologische Alter des Jugendlichen bis zu einer Streubreite von einem Monat genau bestimmen, was aber im Zusammenhang mit der Akzeleration sehr bezweifelt werden kann. Untersuchungen über die Beziehungen zwischen biologischem und chronologischem Alter hinsichtlich Leistungsentwicklung und Belastbarkeit Jugendlicher (Hollmann und Bouchard 1970, 1971) zeigten, daß die größten Differenzen zwischen biologischem und chronologischem Alter bei den Mädchen im 11. Lebensjahr mit 3 Jahren und bei den Knaben im 13. Lebensjahr mit 3, 4 Jahren bestanden. Dabei zeigte sich auch, daß sowohl bei den akzelerierten als auch retardierten Jugendlichen hinsichtlich organischer Leistungsfähigkeit und Organentwicklung ein harmonisches Wachstum bestand. Beim älteren Menschen wird eine exakte altersmäßige Beurteilung schon deswegen nicht einfach, weil auf Grund der großen genetischen Unterschiede die exakte Beurteilung sehr erschwert wird. Dies vor allem dann, wenn der reine Phänotyp ein bestimmtes durch Lebensform, Beruf und Erkrankungen gegebenes biologisches Alter vortäuscht, das objektiv nicht vorhanden ist. Daß nicht alle Organfunktionen für das Verhältnis biologisches

Meßgröße	r
Aerobe Kapazität	−0,72
Sekundenkapazität der Lungen	−0,69
Maximale Herzfrequenz	−0,67
Obere Grenze des Gehörsinns (4000 kHz)	−0,66
Vitalkapazität/m^2 Körperoberfläche	−0,60
Hautelastizität	−0,60
Gehörverlust (4000 kHz)	0,60
Schwelle der Schwingungswahrnehmung am Handgelenk	−0,59
Digit-Symbol-Test	−0,58
Systolischer Blutdruck	0,52
Handdruckkraft	−0,49
Sehschärfe	−0,42
Einfache Reaktionszeit	0,33

Abb. 6. Variabeln, die beim Messen des biologischen Alters benutzt werden, und ihre Korrelationen zum chronologischen Alter (Karvonen und Rutenfranz 1981)

und chronologisches Alter die gleiche diagnostische und prognostische Bedeutung haben, zeigt Abb. 6 (Karvonen und Rutenfranz 1981). Ähnliche Wertungstabellen haben Heikkinen et al. (1977) erstellt.

Allerdings spielt auch hier letztlich die genetisch vorgebene individuelle Veranlagung eine entscheidende Rolle.

Ein weiteres Problem liegt darin, daß das physische biologische Alter und das psychisch-intellektuelle biologische Alter deutlich differieren können. So steht nicht selten einer durch exogene Faktoren bedingten körperlichen Funktionseinschränkung eine deutlich jüngere psychisch-intellektuelle Leistungsfähigkeit gegenüber und umgekehrt. Dieses im höheren Alter oft noch deutlicher werdende Mißverhältnis, das sich aus der asynchronen Differenz ergibt, erschwert aber die Einschätzung und Behandlung älterer Menschen im Alltag. Diese Asynchronität zugunsten des psychischen Alters bestätigt, so sie genetisch vorgegeben ist, wiederum die optimistische Schau des Alterns, wie sie Seitelberger (1978 u. a. O.), Bürger (1965), Rosenmayr (1995) und Meusel (1996) geben. Die Asynchronität kann allerdings dann zu einem Risikofaktor werden, wenn ein Organsystem zu Leistungen befähigt, die ein anderes gefährden. Bewegungsapparat, kardiopulmonales System und gehirnleistungsbedingtes Wollen können sich dabei bis zu einem gewissen Grad konkurrenzieren und sogar gefährden.

Neben den primär entscheidenden genetischen Faktoren sind es zahlreiche exogene Faktoren, die über vielseitige bzw. einseitige Belastungen das biologische Alter und damit auch die Lebenskapazität beeinflussen können. Sie sind aber vom Menschen selbst nur zu einem relativ geringen Teil positiv zu gestalten oder prophylaktisch in ihrer negativen Wirkung zu verringern. Entscheidend für die Beeinflussung des biologischen Alters aller Organe gerade nach dem 50. Lebensjahr ist der adäquate Reiz, der den Organismus zur Leistung und Anpassung zwingt, worauf später noch näher eingegangen wird.

Großen Einfluß auf Alterungsvorgänge, im besonderen auf das biologische Alter, haben ungünstige exogene Faktoren.

Manche dieser negativen Faktoren, die man auch als Noxen des Lebens bezeichnen könnte, sind, nur soweit sie im Eigenbereich liegen, bis zu einem gewissen Grade prophylaktisch beeinflußbar, siehe Abb. 7.

Viele Umstände sind aber schicksalhaft an die individuelle Lebenssituation gebunden, wie die unmittelbare Umwelt mit ihren geographischen, klimatischen und spezifisch regionalen Lebensbedingungen. Auch die soziale Situation, die dem Menschen weitgehend vorgegeben ist, formt den Menschen und sein Schicksal. So leben z. B. Verheiratete durchwegs länger als Geschiedene und Unverheiratete (Seidler 1985), Reiche und sozial Höherstehende länger als Arme (Bracczewski und Rogucka 1993), Nordländer länger als Südländer und mäßig Untergewichtige länger als Übergewichtige.

Auch wenn rein theoretisch die Möglichkeit besteht, aus einem bestimmten gefährlichen und potentiell lebensverkürzenden Milieu auszubrechen, scheitert dies meist an der regional gegebenen, oft schwer zu durchbrechenden, inneren Verbundenheit eines Menschen mit seiner Umwelt, in die er hineingeboren wurde. Voraussetzung ist in jedem Fall das Erkennen, die richtige Beurteilung und die subjektive kritische Einsicht in die Problematik der eigenen Lebenssituation.

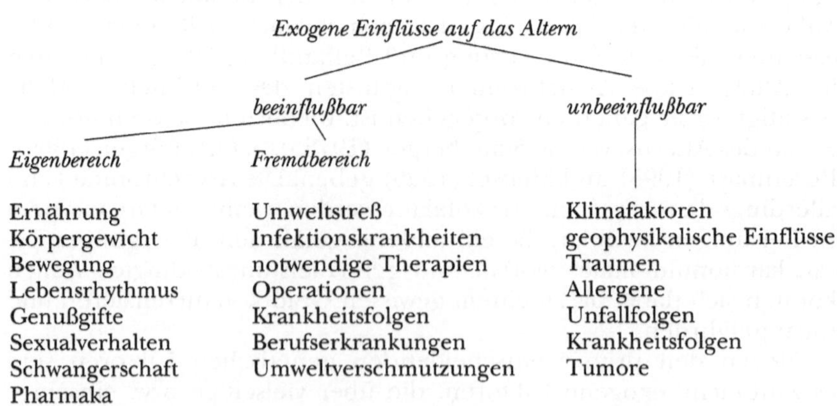

Abb. 7. Exogene Einflüsse auf das Altern (Prokop 1987)

Viele Alterungsvorgänge, die das biologische Altern entscheidend mitbestimmen und auch die Lebenserwartung verringern, werden durch zahlreiche, nur zum Teil beeinflußbare Faktoren, verursacht. Dies gilt in zunehmendem Maß für Umweltschäden, die über funktionelle Störungen zu organischen Veränderungen führen, die nicht nur die Lebensqualität, sondern auch die Lebenserwartung reduzieren. Dazu gehören viele einseitige Belastungen bzw. Überlastungen, subjektiv nicht zur Kenntnis genommene oder nicht erkannte Halbkrankheiten oder prämorbide Zustände. Dazu zählen eine stärkere vegetative Dystonie, gerade noch tolerierbare Blutdruck- und Blutzuckerwerte, Schlafmangel, chronische Ermüdungszustände, wie die Managerkrankheit und das Übertraining, lange bestehende Herderkrankungen, unvernünftige Ernährungsgewohnheiten, Abusus von Alkohol, Nikotin, Medikamenten, speziell Stimulantien. Außerdem können finanzielle und familiäre Sorgen besonders bei depressiv veranlagten Menschen psychosomatische Risikosituationen bis zur Infarktdisposition herbeiführen. Schon aus diesen Risikofaktoren lassen sich verschiedene Strategien zur Vermeidung alternsbeeinflussender Faktoren und damit Möglichkeiten zur Verlängerung der Lebenserwartung ableiten.

Im Zusammenhang mit negativen Umwelteinflüssen auf Alterungsvorgänge sollte aber der Streßbegriff nicht zu sehr verteufelt werden. Denn ohne Streß gibt es weder eine psychophysische Anpassung – und damit Leistungsverbesserung – noch eine gerade für den älteren Menschen so entscheidende Erhaltung seiner lebensbestimmenden Organfunktionen. Erst der Streßzustand, als die normale und notwendige Antwort auf einen physischen oder psychischen Reiz, ermöglicht es, daß der Reiz selbst und eine unter Umständen für den Organismus bedrohliche Situation bewältigt werden können. In seiner Pathogenese wird der Streß an sich als Einzelfaktor oft enorm überschätzt. Dies gilt ganz besonders für den soziogenen Streß, der in manchen ideologischen Argumentationen nicht selten eine Alibifunktion zu erfüllen hat und dem dann oft die Hauptschuld an einem Herzinfarkt gegeben wird. Dafür spricht nicht zuletzt auch die Tatsache, daß gerade im vergangenen Krieg und der Nachkriegszeit die Infarktrate trotz der großen psychischen Belastung und existenziellen Bedrohung wesentlich geringer war als heute. Außerdem erscheint es unwahrscheinlich, daß Streß allein zu Krebs führt (Schmähl 1980). Das Problem liegt im Prinzip nur in der subjektiv richtigen Einschätzung und Streßtoleranz, die aber bis zu einem gewissen Grad erwerbbar ist. Der geistige und körperliche Verfall des Pensionisten nach Wegfall der ihn täglich immer fordernden beruflichen Verpflichtungen, das sog. Entlastungssyndrom, ist nur ein Beispiel dafür, daß gerade der ältere Mensch in Hinblick auf sein biologisches Alter weitgehend das Produkt der an ihn gestellten Anforderungen ist. Das bedeutet, daß im Alter ein gewisser „Arbeitsstreß" die psychophysische Leistungsfähigkeit erhalten läßt, während der Streßverlust durch die Vorstellung, endlich die verdiente Ruhe genießen zu können, zum typischen Entlastungssyndrom mit seinem dann oft sehr rasch eintretenden Funktionsverfall führt. Absoluter Streßmangel bedeutet daher nach Selye (1974) den Tod. Nicht zu Unrecht spricht man daher von der sog. Pensionärskrankheit (Stauder 1955), die dann zum vorzeitigen Pensionierungstod (Jores 1959) führt. Das bedeutet aber, daß adäquater Streß gleichzeitig eine Prophylaxe gegen vorzeitiges biologisches Altern sowohl in körperlicher als auch seelisch-intellektueller Hinsicht darstellt. Ein geringeres biologisches Alter und eine weit überdurchschnittliche psychosomatische Leistungsfähigkeit sind aber nicht unbedingt auch die Gewähr für ein langes Leben.

Diesem adäquaten positiven Streß, dem Eustreß, steht allerdings der vom Hypophysen-Nebennierenrinden-System nicht mehr zu bewältigende Disstreß gegenüber. Er ist mit ein Grund dafür, daß Menschen vorzeitig verbraucht werden und nicht nur vorzeitige Alterserscheinungen zeigen, sondern auch oft mit einer geringeren Lebenserwartung rechnen müssen. Es ist naheliegend, daß hier ein entscheidender Ansatzpunkt für eine mögliche Prophylaxe vorzeitigen Alterns liegt. Die sich im Einzelfall oft anbietende Hypothese vom vorzeitig verbrauchten Menschen (Heiß und Franke 1964) und den sog. Aufbrauchkrankheiten (Gober 1958) darf aber nicht dazu führen, normale genetisch programmierte phänotypische Altersveränderungen zu übersehen oder in Mißdeutung derselben diese nur dem Streß zuzuschreiben.

Für die Lebensqualität, Leistungsfähigkeit, Beurteilung des Alterungsprozesses und die allgemeine soziale Einstufung ist letztlich nur das durch den Organzustand gegebene biologische Alter entscheidend. Diese Überlegung sollte auch irgendwie mitbestimmend sein für die allgemeine Beurteilung von Altersgruppen des letzten Lebensdrittels. Dies besonders dann, wenn es um die biologisch und sozialpolitisch wichtige Frage geht, wann man als alt gilt. Die nach den Vorschlägen der Weltgesundheitsorganisation empfohlene Klassifizierung der 60- bis 75jährigen als Ältere, die 75- bis 90jährigen als Alte und die über 90jährigen als sehr Alte, gefolgt von den Langlebigen, hat daher nur eine sehr bedingte Aussagekraft. Außerdem erschweren mögliche Sexualdifferenzen eine schematische Einstufung. Damit kann eine korrekte biologische Altersdiagnose nur im Einzelfall gestellt werden.

Intelligenz, Aktivität, Kreativität und das menschlich sehr entscheidende subjektive Erleben der Umwelt stehen aber oft nicht im Einklang mit dem rein körperlichen Zustand. Durch eine solche

Asynchronität oder Disharmonie wird die Festlegung des biologischen Alters mit zunehmenden Jahren immer schwieriger. Allerdings ist ein gewisses altersmäßiges Voreilen des rein körperlichen Zustandes, das Voraltern, so es durch den individuellen Lebensstil und nicht durch Krankheiten verursacht ist, prophylaktisch meist leichter aufzuhalten als umgekehrt. Ebenso ist beim Voreilen des körperlichen Alterns eine Resynchronisierung eher leichter zu bewerkstelligen als beim Voreilen des psychisch-intellektuellen Alterns, das gehirngebunden ist.

5. Alterungsvorgänge und deren mögliche Beeinflußbarkeit

5.1 Gehirn

5.1.1 Normale Alterungsvorgänge

Das Gehirn als unersetzliches „Organ über den Organen“ (Seitelberger 1978) ist bei der Geburt ein noch unreifes Organ und macht im Lauf des gesamten Lebens Veränderungen durch, die echte Entwicklungsvorgänge sind. Diese weisen gegenüber den andern Organen gewisse Besonderheiten auf, deren Auswirkungen das Alter zu einem biologisch eigenwertigen Lebensabschnitt machen. Die altersmäßige Entwicklung des Gehirns unterscheidet sich grundsätzlich dabei nicht von den für alle anderen Organe gültigen allgemeinen Involutionsvorgängen, z. B. hinsichtlich der Altersatrophie. Das Besondere am Gehirn ist aber, daß es durch eine ausreichende Reserve von funktionstüchtigen Nervenzellen trotz laufender großer Zellverluste als eigenes Organ gegen einen Funktionsausfall weitgehend geschützt ist. Dies ist deswegen von Bedeutung, weil die Nervenzelle als postmitotische Zelle nach Abschluß ihrer Entwicklung sich nicht mehr teilen kann. Daher ist zum Unterschied von anderen Geweben ein Nachwachsen im Sinne eines Repairmechanismus oder Hyperplasie nicht mehr möglich. Die bei der Geburt vorhandenen etwa 15 bis 16,5 Milliarden Nervenzellen (Haugh 1974) sind damit ein einmaliges und nicht mehr vermehrbares Kapital, von dem täglich bis zu 10.000 Zellen abgebucht werden. Somit gehen bis zum 8. Lebensjahrzehnt etwa 300 Millionen Ganglienzellen verloren (Plattig 1975). Das macht aber nur 2 Prozent der Gesamtmenge an Nervenzellen aus, sodaß es rein rechnerisch über 450 bis 500 Jahre brauchen würde bis alle Zellen zugrunde gegangen sind. Diese Angaben über die Reduzierung der Ganglienzellen im Alter sind auf Grund neuerer Untersuchungen aber nicht unbestritten (Egers et al. 1984, 1991; Haug 1984, 1991). Der mögliche Fehler bei Erstellung dieser Zahlen liegt nach Haug (1984) darin, daß der Vergleich heutiger Gehirne junger und alter

Menschen deswegen nicht berechtigt ist, da durch die säkulare Akzeleration nicht nur die Körpergröße, sondern auch die Gehirngröße zugenommen hat. Dadurch ergeben sich auch zahlenmäßige Unterschiede in den Nervenzellen. Es kommt zwar im Alter zu einer Abnahme des Volumens mancher Hirnteile und der Dichte der Synapsen, die Gesamtzahl der Nervenzellen bleibt jedoch nahezu konstant. Auch die relative Größe der Gehirnoberfläche mit Ausnahme des Stirnhirns ändert sich nicht (Eggers et al. 1984). Während in den anderen Organen nach dem Prinzip „Wear and tear" durch die energiereichen Freien Radikale der Alterungsprozeß gefördert wird (Halliwell und Gudderigde 1989; Elstner 1990; Sies 1991 u. a.) nimmt das Gehirn hier eine gewisse Sonderstellung ein (Swaab 1992), durch die eine gute Funktion das ganze Leben hindurch gewährleistet werden kann. Durch die Riesenzahl der bei der Geburt mitgegebenen Ganglienzellen ist damit in jedem Fall das Gehirn für ein langes Leben programmiert und befähigt alle anderen Organe, allerdings nicht immer in gleichbleibender guter Funktion, zu überleben. Daher scheidet auch, zumindestens rein theoretisch, das Hirnaltern als alleinige Todesursache nach Seitelberger (1978) weitgehend aus. Damit gibt es wahrscheinlich keinen reinen „unerzwungenen" Gehirntod. Es ist bisher in der Literatur – pathologische Einflüsse ausgenommen – auch noch kein Fall bekannt geworden, für den nicht ein extracerebrales Geschehen für den Tod verantwortlich gemacht werden konnte.

Das Gehirn als ganzes macht allerdings im Rahmen der allgemeinen altersgemäßen Involution aller Organe auch eine Atrophie mit, die sich besonders deutlich in der Gewichtsreduktion zeigt. Die Abnahme des maximalen Gehirngewichtes, das um das 20. Lebensjahr erreicht wird, von rund 250 g im Alter, ist bei den Frauen etwas geringer, sodaß im 9. Lebensjahrzehnt die ursprüngliche Gewichtsdifferenz von etwa 150 g nur mehr 85 g beträgt. Von dieser Gewichtsabnahme, dem „physiologischen Gehirnschwund" (Lüth 1961), ist schwerpunktmäßig das Kleinhirn betroffen (Reichardt 1948; Peters 1951). Am senilen Gehirn fällt besonders die Verschmälerung der Windungen auf und das daraus resultierende Klaffen der Windungstäler. Während die Ganglienzellen nach Ansicht mancher Untersucher abnehmen, kommt es zu einer Proliferation der interstitiellen Gliazellen. Dazu kommen typische Veränderungen der chemischen Zusammensetzung des alten Gehirns mit Verschiebungen des Gehalts an Wasser, Mineralstoffen, Eiweißen und lipoiden Substanzen, die Bürger (1965) und andere ausführlich beschrieben haben. Die mit dem Alter zunehmende Ablagerung des Abnutzungspigments Lipofuscin an der Oberfläche und speziell in den motorischen Ganglienzellen (Hoff und Seitelberger 1957) zeigen gewisse Schädigungsmomente an, welche die Vitalitätsabnahme des Gehirns mit erklären (Wünscher 1957). Viele dieser Veränderungen führen zu neuen Strukturen und stellen damit echte produktive Geschehnisse dar, die man aber nicht nur negativ sehen darf.

Bei der Atrophie des Gehirns sind die verschiedenen Nervenzellen und Gehirnregionen sowohl hinsichtlich der Stärke als auch der Gleichzeitigkeit (Gellerstedt 1933; Vogt und Vogt 1942) unterschiedlich betroffen. Das erklärt auch bis zu einem gewissen Grad die recht unterschiedliche Ausprägung verschiedener Funktionsausfälle beim gealterten Gehirn. Diese können außerdem noch individuumspezifisch, genetisch bedingt (Haug und Eggers 1991) variieren. Diese physiologische Altersatrophie ist im Prinzip stoffwechselmäßig verursacht und sollte daher besser als Dystrophie verstanden werden. Sie betrifft meist drei miteinander funktionell verbundene und histologisch eng vernetzte Gebiete, die für das typische motorische und psychische Verhalten im Greisenalter verantwortlich sind. Nach Seitelberger (1978) sind dies die Zentren für Lebhaftigkeit der Bewegung, für psychische Aktivierung und Gedächtnisfunktion und für die Koordination motorischer Funktionen im Kleinhirn. Als Folge davon treten im Hinblick auf die Motorik Bewegungsarmut, Verlangsamung der Bewegung und mangelhafte Koordination auf. Die psychisch-intellektuellen Auswirkungen sind Verlust der geistigen Frische, Verringerung der Merkfähigkeit, verlangsamtes Denken, Vergröberung der Charaktereigenschaften, Verminderung des Antriebes und geringere emotionelle Ansprechbarkeit. Letztere stellt, positiv gesehen, möglicherweise einen gewissen psychischen Schutzmechanismus für den alten Menschen dar. Die generelle Ansicht, daß mit fortschreitendem Alter immer ein mehr oder weniger rascher Abbau der Intelligenzleistung erfolgt, ist nicht unbestritten. So haben Längsschnittuntersuchungen (Owens 1966; Terman und Oden 1959; Lehr 1976) gezeigt, daß nur geringe Unterschiede der intellektuellen Leistungsfähigkeit in den einzelnen Altersklassen bestanden. Ebenso fanden Jones-Conrad (nach Lehr 1976) bei amerikanischen Intelligenztests für 60jährige sogar bessere Werte als für 30jährige. Es ist sicher keine Frage, daß ein mit zunehmendem Alter auftretendes Intelligenzdefizit sehr lange deswegen nicht auffällt, weil speziell im Beruf und Alltag die zunehmende spezifische Erfahrung und gewisse noch perfekt ablaufende Automatismen über die Tatsache langsam einschleichender psychischer Abbauprozesse hinwegtäuschen. Außerdem ist es – eine entsprechende Begabung vorausgesetzt – durchaus möglich, daß auf einem oft relativ schmalen Sektor eine selektive Intelligenz nicht nur lange erhalten bleiben kann, sondern auch bei entsprechenden Anforderungen, im Sinne eines spezifisch wirksamen Trainings, sogar relativ zunimmt. Das bedeutet gleichzeitig, daß bei vorzeitiger Pensionierung echte und wertvolle Schaffenspotentiale verlorengehen.

Da der Begriff der Intelligenz ein multifaktorieller Komplex ist, findet man andererseits nicht so selten, daß die Entfaltung einer spezifisch intellektuellen Leistungsfähigkeit mit mehr oder weniger deutlichen Ausfällen auf anderen Sektoren verbunden ist. Damit kann aber ein allgemeines positives oder negatives Intelligenzniveau vorgetäuscht werden, das nicht mehr vorhanden ist. Besonders bei künstlerischen Leistungen ist der Gewinn an Erfahrung, Technik und allgemeiner menschlicher Reife im Alter für das Endprodukt oft weit ausschlaggebender als der absolute IQ-Wert. Damit ist dem alten Menschen, so die genetische Voraussetzung zutrifft, eine Chance gegeben, sein psychisch-intellektuelles biologisches Alter hinauszuschieben. Andererseits erhebt sich allerdings die provokante Frage, wie weit spezifische Genialität mit Intelligenz, als der strukturierten Fähigkeit, die das Niveau und die Qualität der Denkprozesse charakterisiert, überhaupt korrelierbar ist.

Einen wesentlichen Funktionsbereich des Gehirns, der im Alter unterschiedlich beurteilt wird, ist die Verarbeitung von Informationen. Mit dieser Fähigkeit ist das Gedächtnis eng verknüpft, wobei der Kurzspeicherkapazität nicht nur in der Alltagspraxis, sondern auch bei der heute meist üblichen Intelligenzbeurteilung eine besondere Bedeutung zukommt. Das Nachlassen des Kurzzeitgedächtnisses gilt allgemein als wesentliches Symptom des Altersstereotyps. Untersuchungen an psychiatrisch unauffälligen Personen zeigen aber (Lehrl 1982; Harwood und Naylor 1969), daß für das Kurzzeitgedächtnis bis ins 7. Lebensjahrzehnt für viele Menschen keine Korrelationen zum Lebensalter bestehen. Zu ähnlichen Ergebnissen kamen auf Grund unterschiedlicher Meßverfahren auch Hulicka (1966) und Bromley (1966). Nach Lehrl und Jarmark (1983) ergeben sich Unterschiede zwischen jüngeren und älteren Erwachsenen nicht in der reinen Speicherungskapazität, sondern erst dann, wenn das Gedächtnismaterial strukturiert und akut präsentiert werden muß. Allerdings können nichtkognitive Größen wie spezifische Hemmungen, mangelndes Selbstvertrauen, depressive Zustände oder Angst (Costa et al. 1976), gröbere vegetative Dystonien, aber auch Aggressivität diesen Prozeß massiv stören. Veränderungswissen, das sich den schnell veränderlichen Umweltaspekten anpassen muß, zeigt im Gegensatz zum stabilen und meist langjährig erworbenen Wissen allerdings einen unterschiedlichen Verlauf im Alternsgang (Schuster und Barkowski 1980, 1982). Daß mentale Inaktivität und vor allem sensorische Deprivation durch pathologische Störungen der Sinnesorgane im Alter viele Gehirnleistungen deutlich beeinträchtigen, ist naheliegend. Gleichzeitig ergibt sich aber hier ein ganz wesentlicher Ansatzpunkt für mögliche prophylaktische Maßnahmen vorzeitiger Alterserscheinungen und den subjektiv schwer zu verkraftenden Verlust der allgemeinen Lebensqualität.

Die mit den organischen Veränderungen des Gehirns einhergehenden psychologischen Veränderungen prägen das Bild des alten Menschen oft wesentlich deutlicher als die rein somatischen. Die psychisch-intellektuelle Situation im Alter ist dabei nicht nur die Folge der somatischen Involution des Gehirns, sondern wird oft noch mehr durch die körperliche Entwicklung, das allgemeine Schicksal, die ökologische Situation und die soziale Entwicklung bestimmt. Der psychische Alterungsprozeß zeigt dabei meist eine wesentlich größere Schwankungsbreite, nicht zuletzt auch in Hinblick auf sein vorzeitiges Auftreten. Damit ist das biologische Alter von seiten der Psyche her, ohne Berücksichtigung der körperlichen Situation, ungleich schwerer einzuschätzen. Dazu kommt, daß rein symptomatologisch die Objektivierung psychisch-charakterlicher Merkmale große Probleme bereiten kann. Gerade von dieser Seite her ist es daher differential-diagnostisch oft sehr schwer zu beurteilen, was ursächlich am geistig-seelischen Abbau eines Menschen, vor allem wenn dieser vorzeitig erfolgt, beteiligt ist. Eine einwandfreie Diagnose wäre aber eine Voraussetzung, um prophylaktisch gegen vorzeitiges Altern eingreifen zu können. In diesem Zusammenhang spricht man auch gerne von Gerontodiagnostik (Böhlau 1990), bei der einer ausführlichen Anamnese, die einen Einblick in die individuelle psychosomatische Entwicklung gibt, eine besondere Bedeutung zukommt. Die komplexe Mitwirkung normaler somatischer Veränderungen auf das psychische Altern und deren Folgen sind in Abb. 8 dargestellt. So kann primär ausschlaggebend vorwiegend die genetische Substanz sein, ein bekanntes oder unbekanntes pathologisches Geschehen, aber auch die sozio-ökologische Situation in der Familie und nicht zuletzt die überdurchschnittliche oder unterdurchschnittliche tägliche Streßbelastung. Damit werden aber auch gleichzeitig mögliche Angriffspunkte einer Prophylaxe vorzeitiger Alterserscheinungen gezeigt, sofern von seiten des kardiopulmonalen Systems, des Bewegungsapparates, der Sinnesorgane und des endokrinen Systems keine störenden oder schädigenden Rückwirkungen auf das Gehirn vorliegen oder zu erwarten sind.

Allerdings ist hier die unbedingt immer zu stellende Frage von Korrelation und Kausalität bzw. nach dem „post hoc, ergo propter hoc", gerade in bezug auf die Auswirkungen des Bewegungsmangels noch offen. Je nachdem, ob dieser in der Persönlichkeitsstruktur eines Menschen oder in seiner durch Eltern oder Schule erziehungsbedingten Einstellung zur Bewegung liegt, ergeben sich dann verschiedene Strategien einer Prophylaxe.

Die Veränderungen am Rückenmark und an den peripheren

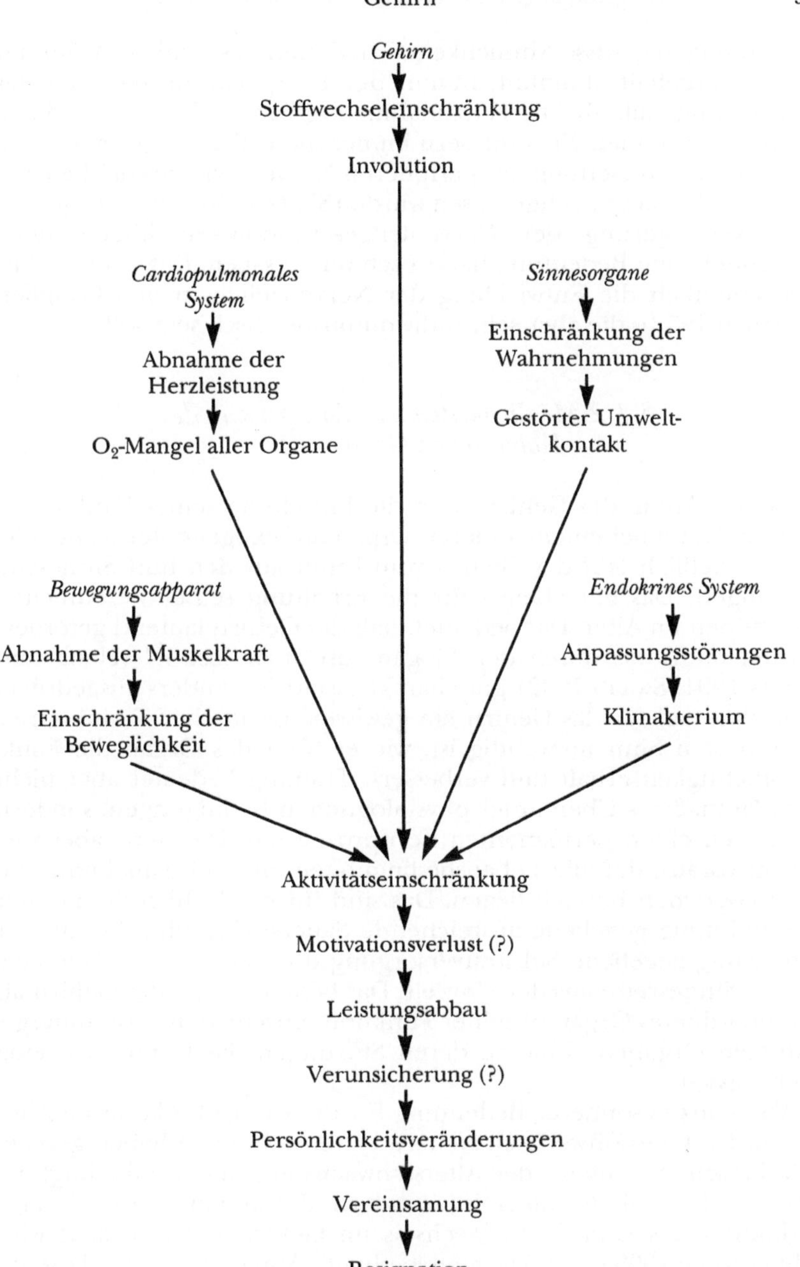

Abb. 8. Möglicher Einfluß normaler somatischer Altersveränderungen auf das psychische Altern (Prokop-Bachl 1984)

Nerven zeigen gewisse Ähnlichkeiten zu denen des Gehirns. Während der Wassergehalt abnimmt, nimmt der Fettgehalt zu, dagegen der Cholesteringehalt ab. Die Fettzunahme ergibt sich dadurch, daß zwischen die einzelnen Nervenfasern immer mehr Fett eingelagert wird. Wieweit diese Verfettung der peripheren Nerven, wie sie vor allem am Nervus Ischiadicus nachgewiesen wurde (Siede 1940), über die gefundene Verringerung der Nervenleitgeschwindigkeit hinaus noch funktionell eine Bedeutung hat, ist schwer zu sagen. Entscheidend ist wahrscheinlich die Entwicklung der Nervenzellen in den Ganglien (Herman 1952), die aber sehr individuumspezifisch sein soll.

5.1.2 Möglichkeiten zur Verzögerung des biologischen Gehirnalterns

Die Entwicklung des Gehirns und die Entfaltung seiner Funktionen sind wie kaum bei einem anderen Organ auf exogene Reize angewiesen. Schließlich lebt das Gehirn vom Input aus den fünf Sinneseinrichtungen. Das gilt ebenso für die Erhaltung seiner wesentlichen Funktionen im Alter. Das bedeutet, daß das Gehirn laufend gefordert werden muß, was durch den Slogan „use it or lose it“ (Haug und Eggers 1991; Swaab 1992) gut charakterisiert ist. Anders ausgedrückt heißt das, daß für das Gehirn ein gewisser spezifischer Trainingsreiz im weitesten Sinn notwendig ist, wie er für jedes Organ die Funktionstüchtigkeit erhält und verbessert. Training bedeutet aber nicht nur planmäßiges Üben unter physiologischen Bedingungen, sondern stellt auch einen permanenten Lernprozeß dar. Dies setzt aber wiederum voraus, daß die Lebensbedingungen eines Organs immer im physiologischen Bereich liegen. Das sind für das Gehirn die mit der Durchblutung gegebene ausreichende Sauerstoffzufuhr, die mit der Ernährung gegebene Substratversorgung und die permanenten adäquaten Sinnesreize aus der Umwelt. Das bedeutet, daß das Gehirn als übergeordnetes Organ in seiner Funktion entscheidend von untergeordneten Organen abhängt, deren Störungen das Gehirn vorzeitig altern lassen.

Von ganz besonderer Bedeutung für die Gehirnfunktion im Alter ist sein Glukosestoffwechsel. Neuere Untersuchungen haben gezeigt, daß die senile Demenz, der Altersschwachsinn, nicht unbedingt ein Attribut des hohen Alters ist, sondern durch eine rund 70%ige Reduktion des Glukosestoffwechsels im Gehirn mitverursacht wird (Meier-Ruge 1993 u. a.). Die altersbedingte Abnahme der Glukoseverwertung des Gehirns ist auch die Ursache der Veränderungen in der elektrischen Aktivität des Gehirns. Da die Glukoseverwertung im Gehirn die Syntheserate der energiereichen Phosphate bestimmt, kommt es zu einer zunehmenden Erschöpfbarkeit von Stoffwechselvorgängen der Nervenzellen. Der Glukosestoffwechsel ist aber für die Bildung von Acetylcoenzym A im Gehirn zuständig, das die Acetylcholinsynthese ermöglicht. Ein wahrscheinlich genetisch bedingtes Acetylcholindefizit (Riekkinen 1995), das man auch beim Morbus Alzheimer als Symptom findet, stellt aber den entscheidenden Mechanismus eines kognitiven Defizitsyndroms des alten Menschen dar, wie es besonders bei der Altersdemenz (Meier-Ruge 1990; Meier-Ruge et al. 1991) auftritt. Allerdings wird eine solche manchmal auch durch depressive Zustände vorgetäuscht (Greger 1995). Wie sehr diese Faktoren ineinandergreifen zeigt unter anderem die Tatsache, daß bei einem reduzierten Glukosestoffwechsel nicht nur die Muskelarbeit negativ beeinflußt wird, sondern auch die Durchblutung des Gehirns (Platt 1976) abnimmt. Damit können bei der bekannten Abhängigkeit des Gehirnstoffwechsels von der Glukose Ernährungsstörungen, z. B. Hungerzustände, über längere Zeit das Gehirn schwer schädigen. Ähnliches gilt für den Mangel an körperlichen Belastungen, nicht zuletzt deswegen, weil bei muskulärer Anstrengung die bekannte Arbeitshyperglykämie (Christensen 1931; Prokop 1948 u. a.) auftritt. Bewegungsbelastungen, die intensitätsmäßig zumindest um den steady-state-Bereich herum liegen sollten, fördern nicht nur die Durchblutung der Skelett- und Herzmuskulatur, sondern auch die des Gehirns. So beträgt die Gehirndurchblutung bei einem normalen Ruheherzminutenvolumen von 5 Litern etwa 0,75 Liter. Bei einem Minutenvolumen von 25 Litern, das allerdings mit einer Grenzbelastung verbunden ist, ist es trotz des großen Mehrbedarfs der Muskulatur 1 Liter (Astrand und Rodahl 1978). Das bedeutet, daß körperliche Arbeit und Sport ebenso wie für das unmittelbar betroffene kardiovaskuläre System auch für das Gehirn einen funktionsverbessernden und funktionserhaltenden Prophylaxewert haben. Dies setzt aber für einen bleibenden Effekt die gleiche Belastungshäufigkeit und Intensität voraus, wie sie für das Herz und die Skelettmuskulatur notwendig sind.

Die Zielgruppe für sog. geroprophylaktische Maßnahmen sind primär Personen, die ein Defizit an positiven Reizen aus ihrer Berufs- und Privatsphäre, z. B. auch durch längere Arbeitslosigkeit oder Auszug der erwachsenen Kinder aus dem Elternhaus, haben. Rollenverlust bedeutet für alle Altersgruppen immer auch einen Funktionsverlust. Dies besonders dann, wenn den aus verschiedenen Gründen isolierten Alten zuwenig soziales Verständnis, Zuwendung und Anerkennung entgegengebracht werden. Die Gefahr der Resignation und der Selbstaufgabe mit all ihren psychosomatischen Folgen von der Hilflosigkeit durch den Realitätsverlust bis zur Suicidneigung ist gerade bei diesen Menschen besonders groß. Wie die Selbstmordstatistik 1992 von Deutschland (Scherer 1994) zeigt, ist ein Drittel aller Suicidopfer, das sind pro Jahr etwa 3000 bis 4000, über 60 Jahre alt. Diese Zahl steigt sprunghaft ab dem 70. Lebensjahr. Männer sind dabei viermal so häufig betroffen wie Frauen. Daß mit der völligen Resignation dann auch die subjektive Angst vor dem Tod verschwindet, ist kein positives Äquivalent.

Es ist naheliegend, daß ein funktionserhaltendes cerebrales Leistungstraining vor allem an den praxisrelevanten und relativ leicht zugänglichen Gehirnfunktionen ansetzen muß. Der ältere Mensch verfügt allerdings trotz bester Lernbereitschaft oft nicht mehr über die gute Lernfähigkeit der Jugendjahre, besonders dann nicht, wenn er in jüngeren Jahren nie gezwungen war, eine solche zu erlernen. Er lernt anders (Lehr 1977), und sein Lernen dauert länger. Erfahrungsgemäß tut er sich auch schwer, wenn ein neuer und unbekannter Lernstoff zu rasch angeboten wird (Cannestrari 1963). Er erreicht aber gute Ergebnisse, wenn er auf die richtige Lerntechnik geschult wird (Hulicka und Grossmann 1967; Rowe und Schnore 1971; Labouvie-Vief und Gonda 1976). Dies setzt aber für einen Therapeuten großes Fingerspitzengefühl und Erfahrung voraus. Meist beginnt der ältere Mensch mit einem geringeren Ausgangsniveau, wodurch der Übungswert bei den einzelnen Aufgabenwiederholungen geringer ist. Außerdem reagiert er empfindlicher auf Störungen und Unterbrechungen (Roth 1961; Hulicka 1967; Lehrl und Jarmark 1983). Dies ist häufig dann der Fall, wenn es sich um schwierigere komplexe Probleme handelt (Welford 1959; Weinert 1970). Ist er aber gewohnt zu lernen, so ist das Ergebnis vor allem dann wesentlich besser, wenn er noch motiviert und positiv zum Lernstoff eingestellt ist. Das bedeutet aber, daß es entscheidend auf die Einsicht in die eigenen Probleme und die unerzwungene freiwillige Mitarbeit ankommt. Der ältere Mensch muß überzeugt werden, daß seine Lernfähigkeit im Alter nur relativ wenig abnimmt und als solche bis ins ganz hohe Alter erhalten bleibt. Erst dadurch kann er zu der notwendigen Selbstverantwortung gebracht werden, die jedoch wieder eine gewisse Intelligenz voraussetzt. Allerdings nimmt die Lerngeschwindigkeit im Alter ab. Sie ist am größten um das 20. Lebensjahr und entspricht z. B. im Normalfall bei einem 60jährigen aber immer noch etwa der eines 15jährigen (Riedel 1967). Das spricht auch gegen die allgemein verbreitete Vorstellung eines altersabhängigen generellen Abbaus der intellektuellen Leistungsfähigkeit.

Die Vorstellung eines Defizitmodells des alten Menschen wird durch verschiedene – methodisch eher problematische – Querschnittsuntersuchungen gestützt, die sich nur am Konzept der allgemeinen Intelligenz orientieren. Das bedeutet gleichzeitig, daß dem erworbenen Wissen und damit gerade der Schulbildung, dem Beruf, den oft sehr unterschiedlichen Anforderungen der Umwelt, speziell der Familie, und der Gesundheit im weitesten Sinn eine größere Bedeutung für die Erhaltung oder den Verlust des Intelligenzniveaus zukommt als der Anzahl der hinter sich gebrachten Lebensjahre. In diese Richtung weist auch die an sich durchaus nicht neue „disuse"-Hypothese von Berkowitz (zit. nach B. Fischer und U. Fischer 1983), nach der Fähigkeiten und Funktionen, die nicht gebraucht werden, verkümmern. Im Prinzip ist diese Vorstellung identisch mit dem 100 Jahre alten Gesetz der funktionellen Anpassung von Roux und Lange und der altbekannten Inaktivitätsatrophie. Darin liegt wahrscheinlich letzten Endes auch der heute zuungunsten der Alten manchmal hochgespielte Generationsunterschied, der über die durch die audiovisuell gegebene wesentlich frühere Konfrontation mit geänderten und neuen Umweltanforderungen der nachfolgenden Generation immer einen kleinen Vorteil in der „praktischen" Intelligenz gibt. Dazu kommt, daß der alte Mensch mit seinen vielen im Laufe von Jahrzehnten gesammelten Erfahrungen und Kenntnissen bei den gerade durch die heutige Zeit veränderten Lebensbedingungen nichts mehr anzufangen weiß. Das bedeutet, daß der ältere Mensch, um verhaltens- und leistungsangepaßt zu sein, bis zu einem gewissen Grad umlernen muß. Dies ist nicht immer einfach und wird von manchen Alten, denen es bereits an Selbstwertgefühl mangelt, mit dem Hinweis abgelehnt, daß es sich für sie nicht mehr lohne. Eine diesbezügliche positive Einstellung setzt damit eine psychosomatische Gesundheit und ebenso ein gewisses Intelligenzniveau voraus. Die Umsetzung der praktischen Intelligenz gewinnt zusätzlich noch an besonderer Bedeutung, wenn, wie Palmore und Luikhart (1987) glaubten feststellen zu können, Intelligenz eine längere Lebensdauer begünstigt. Wahrscheinlich ist dies aber durch bewußtes oder unbewußtes Minimieren von Risikofaktoren ein Sekundäreffekt. Dafür könnten einige Berufsgruppen mit höheren Intelligenzanforderungen und gleichzeitiger längerer Lebenserwartung, wie z. B. Universitätsprofessoren, Pfarrer, höhere Beamte, Musiker, Schauspieler und Dichter, einen Beweis liefern.

Üben und lernen erfordert immer eine gewisse pädagogische und psychologische Strategie. Motivierung ohne Zwang, individuell dosierte sinnvolle Anforderungen mit erkennbarer Praxisrelevanz, in den Tagesablauf passend und auf Regelmäßigkeit bedachte Wiederholungen, ausreichende Pausen zur Regeneration, das Prinzip vom Leichten zum Schwereren, bewältigbare Vielseitigkeit, Vermeidung von Monotonie, Vermittlung von Erfolgserlebnissen und Anerkennung sind gerade für den älteren Menschen Voraussetzungen für ein erfolgreiches Lernen. Für selbstständiges Denken- und Sprechenmüssen, wodurch auch gleichzeitig die Durchblutung beider Gehirnhälften gesteigert wird (Schwandt 1977), gilt es sinnvolle Anlässe zu finden. Dies gelingt am besten in einer kongenialen Gesellschaft und Umgebung, in der die Alten sich gut und zwanglos präsentieren können, wohl fühlen, spielen können und gezwungen werden, sich anzupassen und durchzusetzen. Als besonderer psychologischer Vorteil solcher Begegnungen muß dabei die Tatsache gewertet werden, daß das gemeinsame Schicksal nicht nur verbindet, sondern auch die eigenen schicksalhaften Probleme an Hand positiver aber auch negativer Vorbilder subjektiv leichter ertragen läßt. Dies ist aber in Altersheimen, wie die Erfahrung zeigt, eher nur beschränkt oder nicht gegeben, da oft durch mangelnde psychologische Betreuung die echte Stimulierung fehlt.

Für das zur Steigerung der Gehirnleistung notwendige Gedächtnistraining gibt es viele Ansätze (Zielke 1969, 1982; Raphael 1971; Jüchter 1973; Kern und Luhr 1983; Schlösser 1983; Deusinger 1983 u. v. a.). In Anlehnung an den aus dem Sport kommenden Begriff des Joggings hat das sog. Brainjogging (Eisenhauer 1983) und das mentale oder cerebrale Jogging (Jeske und Ehmke 1983) eine gewisse Bedeutung bekommen. Dies nicht zuletzt deswegen, weil der Begriff des Joggings und sein gesundheitlicher Wert durch Werbung für ein prophylaktisches Lauftraining allgemein bekannt geworden sind. Im Prinzip handelt es sich bei diesen Methoden um Varianten des Gedächtnistrainings, die in ihrer praktischen Anwendung aber auf anderen Systemen aufbaut. Es geht dabei darum, mit Hilfe von einfachen Aufmerksamkeits- und Konzentrationsübungen, unkomplizierten Hilfsvorstellungen, emotionalen Assoziationen und sog. Eselsbrücken Namen, Begriffe und Daten im Gedächtnis zu behalten. Da das Nachlassen der Hirnleistung im Alter quantitativ und qualitativ individuumspezifisch ist, sollte vorerst der aktuelle Status erhoben werden, um dann die notwendigen Trainingsschwerpunkte setzen zu können. Es geht dabei unter anderem um die individuelle Apperzeptionsgeschwindigkeit in das Kurzzeitgedächtnis, die im Zusammenhang mit der relativen Lerngeschwindigkeit (Abb. 9) Bedeutung hat.

Nach Riedel (1967) liegt das Optimum der Lerngeschwindigkeit um das 20. Lebensjahr, und die Gedächtnisleistungen eines 70jährigen entsprechen etwa denen eines 10jährigen. Sexualdifferenzen sind diesbezüglich nicht bekannt.

Lernen hängt aber immer auch mit Vergessen zusammen. Deutet man Vergessen mit Ersetztwerden von Wissen durch Neues, dann kennzeichnet der Quotient aus Aufnahmegeschwindigkeit und Fassungsvermögen die prozentuale Vergessensgeschwindigkeit der jeweiligen Gedächtnisstufe (Frank 1983). Hierin liegt durch die beginnende Einschränkung des Kurzzeitgedächtnisses, ein Hauptproblem des älteren Menschen.

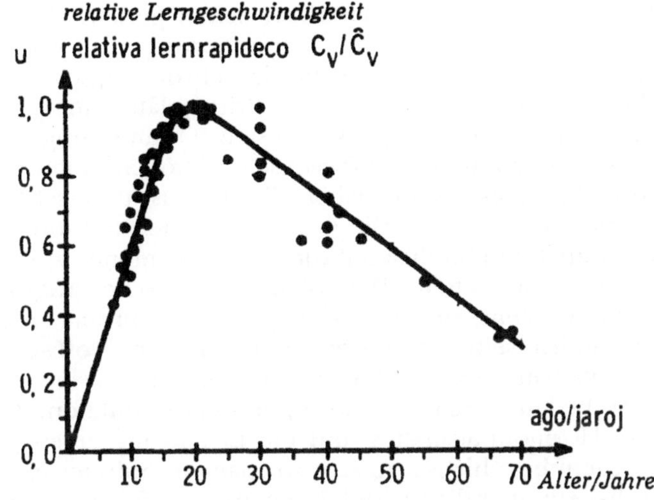

Abb. 9. Altersabhängigkeit von Gedächtnisleistungen normiert auf im 20. Lebensjahr erreichte Bestleistungen (nach Riedel 1967)

Damit ein solches Hirnleistungstraining auch angenommen wird, muß es mit praxisrelevanten Anforderungen verbunden sein. Es muß daher vom alten Menschen als sinnvoll empfunden werden. Nach Frank (1983) sind drei methodische Ansätze ineffektiv: auf sinnlose Reize mit sinnlosem Tastendrücken möglichst schnell reagieren zu lernen, das Lernen sinnloser Silben zur Gedächtnisschulung und Übungen zur Steigerung der Gegenwartsausdauer. Eine ganz wesentliche Hilfe für den älteren Menschen, der durch seine intellektuelle und soziale Verunsicherung und Ängstlichkeit im Alltag Probleme bekommt und dadurch zu Unrecht altersmäßig fehlbeurteilt wird, besteht darin, ihm Mut für Entscheidungen zu machen. Ein solches Entscheidungstraining (B. Fischer und U. Fischer 1983) ermöglicht es ihm, Informationen ihrer Bedeutung nach besser zu verarbeiten und damit bewußt entsprechende Handlungsabläufe zu setzen. So kann er verhindern, daß mangels eindeutiger eigener Entscheidungen sein Lebensablauf von anderen sogar gegen seinen Willen gestaltet wird. Der Gefahr einer möglichen Manipulation willenschwacher und gutgläubiger alter Menschen, wie sie im Zusammenhang mit Erbproblemen, Abschiebungen in Altersheime, aber auch Entmündigungsverfahren häufig besteht, gilt es rechtzeitig vorzubeugen.

Ein durch die sprunghaften Fortschritte der Pharmakologie aktuell gewordenes Problem ist die Frage der prophylaktischen medikamentösen Beeinflußung vorzeitiger Alterserscheinungen. Im Zusammenhang mit solchen prophylaktischen Aspekten geht es grundsätzlich nicht um die Behandlung echter geriatrischer Erkrankungen, obwohl auch diese durch Verminderung oder Verzögerung bestimmter Symptomabläufe sowohl das chronologische als auch biologische Alter beeinflussen kann. Im Prinzip läuft eine pharmakologische Prophylaxe auf die physiologische Optimierung normaler oder bereits eingeschränkter Stoffwechselfunktionen hinaus. Für den Einsatz von Pharmaka sind dabei die jeweils unterschiedlichen Zielsymptome entscheidend. Die Grenze zwischen Substitution und Therapie, speziell im Hinblick auf die Sexualhormone, ist im Einzelfall oft schwer zu ziehen. Der pharmakologische Angriffspunkt betrifft, zumindestens in den Anfangsstadien, primär meist gar nicht das Gehirn selbst, sondern seine engeren Stoffwechselprobleme, z. B. die Sauerstoff- und Substratversorgung, sowie die Enzymaktivität. Das bedeutet, daß die kardiopulmonale Funktion, die Regulierung des Hormonhaushaltes und die Ernährung einen gewissen Vorrang gegenüber hirnspezifisch wirksamen Substanzen haben. Allerdings hat ein über die physiologischen Bedürfnisse hinausgehendes Ernährungsregime, z. B. eine besondere Diät mit hohen Vitamingaben, Mineralstoffen und Spurenelementen, ebenso wie die Gabe von Antioxydantien, nach Ansicht von Comfort (1974) und anderen, keinen sicheren Einfluß auf die Erhöhung der absoluten Lebensdauer bei sonst gesunden und nicht geriatrischen alten Menschen. Allerdings darf nicht außer acht gelassen werden, daß zum Teil durch Resorptionsverluste im Darm durch verschiedene subklinische Verdauungsstörungen gerade der ältere Mensch einen erhöhten Bedarf vor allem an den Vitaminen A, C und E hat (Lüth 1961). Mit höheren Vitamindosen können daher über die verbesserte allgemeine Befindlichkeit auch seine Motivation und vor allem sein Bewegungsbedürfnis gesteigert werden. Dies gilt besonders für geriatrische Patienten, die, was schon lange bekannt ist, oft nur sehr geringe Vitaminreserven haben (Winfield 1952; Lüth 1961; Nöcker und Schulz 1961; Stransky und Schär 1975; Schlettwein-Gsell 1975 et al.).

Die Versprechungen in Hinblick auf Verjüngung und sexuelle Potenzsteigerung, für die vor allem ältere Männer sehr anfällig sind, haben meist einen harten kommerziellen und wenig seriösen Hintergrund. Außerdem haben viele Untersuchungen, wie sie von Platt (1976), Stacher (1993) und Barolin (1993) zusammengefaßt wurden, aus folgenden Gründen nur eine bedingte Bedeutung. So fußen sie in ihren Ergebnissen zum größten Teil auf nicht so ohne weiteres auf den Menschen übertragbaren Tierversuchen. Zum Teil wurden sie an echten geriatrischen Patienten durchgeführt, für welche Gruppe ein überzeugender Doppelblindversuch aus methodischen Gründen schwer durchführbar ist oder überhaupt fehlt. Dazu steht, wie ich aus eigener Erfahrung weiß, der Untersucher unter dem moralischen und finanziellen Druck der auftraggebenden Pharmafirma, die bei nicht günstigem Ergebnis manchmal dazu neigt, einen aus dem Zusammenhang gerissenen Satz dann in der Werbung trotzdem positiv zu interpretieren. Dies ist bei den hohen Entwicklungskosten neuer Substanzen zwar verständlich, aber gegenüber dem Behandelten unkorrekt. Daß über den Placeboeffekt (L. Prokop 1956; O. Prokop und L. Prokop 1957 u. v. a.) subjektiv merkbare und sogar objektiv nachweisbare Verbesserungen auch mit spezifisch unwirksamen Substanzen erzielt werden können, ist ein Phänomen, von dem die Medizin im Alltag lebt. Solche Effekte lassen sich besonders dort erzielen, wo ein krankhaftes Geschehen psychovegetative Ursachen hat. Gerade dem älteren Menschen kann, wenn er noch dazu wissenschaftsgläubig, weniger kritisch und von der Persönlichkeit seines Arztes besonders überzeugt ist, sehr leicht etwas suggeriert werden. Dadurch wird er aber auch oft das Opfer unseriöser Geschäftemacher, die ihm mit allen möglichen Wundermitteln Gesundheit und langes Leben versprechen. Das läßt er sich dann meist auch etwas kosten.

Damit soll aber nicht gesagt sein, daß es nicht tatsächlich prophylaktisch wirksame Stoffe gibt, die bei beginnenden Leistungsverlusten des Gehirns das biologische Alter etwas hinausschieben können. Als Kriterium des erreichten Behandlungserfolges und damit des pharmakologischen Wertes einer Substanz werden dabei hauptsächlich Veränderungen der allgemeinen psychosomatischen Leistungsfähigkeit herangezogen. Dies ist allerdings nur sinnvoll und ärztlich berechtigt, solange Langzeiterfolge erzielt werden können. Kurzfristige Stimulationseffekte vermitteln dem älteren Menschen zwar trügerische Erfolgserlebnisse, können ihn aber auch überfordern und sein Altern eher noch beschleunigen. Hier besteht ein Zusammenhang mit den Auswirkungen von Dopingmaßnahmen im Leistungssport und evtl. sogar mit dem Drogenproblem. Bei vielen in der Gerontologie und Geriatrie verwendeten Substanzen, mit denen „Verjüngungen" erzielt werden sollen, ist der Wirkungsmechanismus nicht voll geklärt oder umstritten. Die Hypothesen reichen von einer unspezifischen Reizkörpertherapie bis zur hormonoiden Stimulation. Dies gilt im besonderen für Procain (Aslan 1956, 1960, 1965, 1974/75). Aslan und Mitarbeiter fanden bei Langzeitanwendungen von Procain zahlreiche Verbesserungen betreffend Gedächtnis, Seh- und Hörvermögen, Arteriosklerose, endokrine Funktionen und im besonderen Potenz, Haarverlust, Arthrosen und vieles andere mehr. Viele Nachuntersuchungen, wie sie Platt (1976) anführt, konnten diese Erfolge nicht bestätigen. Selbst eine durch 12 Wochen laufende Doppelblindstudie mit Gerovital H3 an geriatrischen Patienten (Zwerling 1975) brachte keinerlei günstige Effekte auf physiologische und psychologische Funktionen. Verschiedene weitere Versuche an Ratten, die über günstige Wirkungen auf das Gehirn (Mac Farlane) und auf den Fettstoffwechsel (Gusic et al. 1974/75) berichten, sind wenig überzeugend. Ähnliches gilt im Prinzip auch für das Bogomoletz-Serum, die Frischzellentherapie und das in letzter Zeit hochgespielte Ginseng, für das ebenso wie für Procain viele (bezahlte?) laudationes vorliegen. Ob und wie weit ein möglicher Angriffspunkt dieser Substanzen dabei überhaupt das Gehirn ist, bleibt ungeklärt.

Die Anwendung dieser und anderer wirkungsmäßig schwer zu objektivierenden Methoden, wie sie heute in zunehmendem Maß und teuer angeboten werden, ist aus ärztlicher und allgemein menschlicher Sicht selbst bei umstrittener Wirkung aber dann durchaus berechtigt, wenn das subjektive Befinden echt verbessert werden kann. Denn über die mentale Situation eines Menschen laufen viele organspezifische und vegetative Regulationen, die wiederum die Leistungsfähigkeit und damit das biologische Alter günstig beeinflussen können.

Neuroleptica und Antidepressiva können im höheren Lebensalter bei verschiedenen Hirnleistungsstörungen entscheidend mithelfen, Krisen zu überwinden (Reisecker 1995). Ihr Einsatz sollte aber limitiert sein (Barolin und Jancik 1993). Psychopharmaka außerhalb der Psychiatrie ohne spezifische Indikation an sonst gesunde ältere Menschen nur aus prophylaktischen Gründen zu verabreichen, ist im Hinblick auf die bekannten Nebenwirkungen nicht unproblematisch. Zudem wirken sie bei längerem Gebrauch möglicherweise persönlichkeitsverändernd. Ein manchmal schwierig zu lösendes Problem, unter dem ältere Menschen subjektiv schwer leiden können, stellt die Schlaflosigkeit dar, das man aber nicht nur über Pharmaka angehen sollte.

Sinnvoll dagegen sind alle Maßnahmen, die Schmerzen, besonders Kopfschmerzen, ganz gleich welcher Genese, reduzieren oder ausschalten. Schmerzen vermindern nicht nur die Lebensqualität allgemein, sondern, so sie den Bewegungsapparat betreffen, auch über die damit erzwungene Bewegungsarmut die Muskel- und Herz-Kreislauf-Funktion. Damit beschleunigen sie aber viele Alterserscheinungen. Schmerzbekämpfung muß nicht unbedingt zentral ansetzen und über analgetische Substanzen gehen. Abgesehen davon, daß durch einen Gewöhnungseffekt die Dosen erhöht werden müssen, besteht die Gefahr von Leber- und Nierenschäden. Eine Analgesie kann auch je nach Ätiologie peripher bzw. lokal durch physikotherapeutische und balneologische Maßnahmen, z. B. im Rahmen von Kuren, erreicht werden. Der prophylaktische und vitalitätsfördernde Effekt von Kuren, der bekanntlich weit über die unmittelbar betroffene Organfunktion hinausgeht, hat seit jeher im Rahmen der Geriatrie seinen fixen therapeutischen Platz. Orts- und Klimawechsel, die notwendige Anpassung an den neuen Bekanntenkreis, die erzwungene Rhythmisierung des Tagesablaufs, Physiko- und Bewegungstherapien, auch wenn sie nicht unbedingt indiziert sind, und die Umstellung auf eine meist sinnvollere Ernährung stellen entscheidende psychovegetative Impulse für den alternden und älteren Menschen dar. Für den Kurerfolg gerade älterer Menschen ist die richtige psychologische Betreuung, für die neben behandelndem Arzt geschulte Psychologen eingesetzt werden sollten, von größter Bedeutung. Dabei spielt auch die Möglichkeit im Dialog mit Gleichaltrigen, die das gleiche Schicksal haben, ihre Probleme diskutieren zu können eine große Rolle. Als therapeutischer und prophylaktischer Erfolg einer Kur muß in sehr vielen Fällen schon das Erhalten des status quo ante gewertet werden, wenn dadurch ein weiterer Funktionsverlust verhindert werden kann. Ursachen und Möglichkeiten betreffend das Altern des Gehirns zeigt die Übersicht (Abb. 10). Die Alternsprobleme und prophylaktischen Möglichkeiten betreffend das vegetative System, das als das eigentliche Schaltwerk des Lebens angesehen werden muß, zeigt Abb. 11.

Daß Gehirn und vegetatives System gerade bei älteren Menschen entscheidend vom Funktionszustand des Gesamtorganismus abhängen, beweisen auch Untersuchungen, die Zusammenhänge zwischen allgemeiner Aktivität und Stimmungslage zeigen. Maddox und Eisdorfer (1968) konnten vier Typen älterer Menschen unterscheiden, die die Aktivitätstheorie eines erfolgreichen Alters (Havinghurst 1951, 1968; Singer 1981) bestätigen:

Typ I: Personen mit hoher Aktivität und positiver Stimmung, die im Gesamtkollektiv mit 38% vertreten waren

Typ II: Personen mit hoher Aktivität und negativer Stimmung (14%)

Typ III: Personen nit geringer Aktivität und positiver Stimmung (13%)

Typ IV: Personen mit geringer Aktivität und negativer Stimmung (35%)

Damit bestand bei 73% ein Zusammenhang zwischen allgemeiner Aktivität und Stimmungslage. Die Stimmungslage ist wiederum zusammen mit Gesundheit und verschiedenen sozio-ökonomischen Faktoren (Edwards und Klemmack 1973; Spreitzer und Schneider 1974) eine Voraussetzung für die menschliche Lebenszufriedenheit. Das spricht gleichzeitig aber auch für die Bedeutung der Bewegung als entscheidendem Faktor der allgemeinen Aktivität. Adäquater Sport verbessert daher bei älteren Menschen nicht nur seine rein organische Leistungsfähigkeit, sondern erhöht auch Wohlbefinden,

Risikofaktoren	schlechte Durchblutung
	Hypotonie – Hypertonie
	Bewegungsarmut
	Übergewicht
	Unterbelastung
	Menopause – Midlifecrisis
	Entlastungssyndrom – Pensionsschock
	Interesselosigkeit
	Partnerverlust
	Mangel an kongenialen Partnern
	soziale Isolierung

Erste Symptome	leichte Ermüdbarkeit
	motorische Unruhe
	Fehlkoordinationen
	verzögerte Reaktionen
	Funktionsstörungen der Sinnesorgane
	Vergeßlichkeit (Namen)
	gestörtes Kurzzeitgedächtnis
	Unsicherheit im Alltag
	mangelnde Kontaktfreudigkeit
	Interesselosigkeit
	Stimmungsschwankungen

Maßnahmen	Ausschluß von Krankheiten
	durchblutungsfördernde Maßnahmen
	adäquates Ausdauertraining
	Gedächtnistraining – Brainjogging
	Vermeidung von Übergewicht
	Bemühung um kongeniale Partner
	oziale Einbindung – Vereinstätigkeit
	familiäres Engagement
	Hobbys
	medikamentöse Behandlung?
	Verhaltensanweisungen

Prophylaktischer Wert	subjektives Wohlbefinden
	verbessertes Selbstvertrauen
	verbesserte allgemeine Leistungsfähigkeit
	verbesserte berufliche Leistung
	höhere Sicherheit im Alltag
	höhere Frustrationstoleranz
	bessere Kontaktfreudigkeit
	bessere soziale Eingebundenheit

Abb. 10. Gehirn und vorzeitiges Altern
Ursachen, Symptome, Maßnahmen, prophylaktischer Wert

Risikofaktoren	Krankheitsanamnese hormonelle Störungen abnormaler Sympathicustonus streßpsychische Belastungen – Sorgen Schlafmangel chronische Übermüdung Unregelmäßigkeit in Lebensgewohnheiten Nikotinabusus Pharmakamißbrauch Pharmakanebenwirkungen
Erste Anzeichen	vegetative Labilität Neigung zu Schweißausbrüchen hoher Ruhepuls labiler Blutdruck Darmträgheit Schlafstörungen Leistungsabfall verringerte Erholungsfähigkeit Neigung zu Kopfschmerzen Nervosität sexuelle Störungen
Maßnahmen	Ausschluß von Erkrankungen erholungsfördernde Maßnahmen ausreichender Schlaf Normalisierung des Tagesrhythmus adäquates Ausdauertraining Normalisierung des Sexuallebens Reduktion von Genußmitteln hydrotherapeutische Maßnahmen Sauna autogenes Training medikamentöse Behandlung?
Prophylaktischer Wert	vegetative Stabilität verbesserte Immunsituation psychische Stabilität verbesserte Leistungsfähigkeit ökonomischere Berufsarbeit bessere Erholungsfähigkeit subjektives Wohlbefinden

Abb. 11. Altern und vegetatives System
Ursachen, Symptome, Maßnahmen, prophylaktischer Wert

Zufriedenheit und Selbstbewußtsein (Shepard 1987; Brehm und Abele 1982; Meusel 1996).

Passivität, Schonung, Sichzurückziehen im Sinne der Disengagementtheorie (Lehr und Niederfranke 1991) und mangelnde adaptive Lernbereitschaft bedeuten damit für Gehirn und vegetatives Nervensystem vorzeitiges Altern und damit früheren Persönlichkeitsabbau. Die daraus resultierenden menschlichen Kontaktverluste beschleunigen wiederum die Desintegrität, womit ein circulus vitiosus in Gang kommt, der die letzte Lebensfreude nimmt. In diesem Zustand sind, wie Erfahrungen in Altersheimen zeigen, sehr viele alte Menschen, die sich selbst schon aufgegeben haben, dann einer Psychotherapie nicht mehr zugängig.

5.2 Cardiopulmonales System

5.2.1 Normale Alterungsvorgänge von Herz und Gefäßen

Das Herz als das eigentlich lebenserhaltende Organ macht im Alternsgang strukturelle und funktionelle Veränderungen mit, die durch die relativ einfachen Untersuchungsmöglichkeiten wesentlich genauer erfaßbar sind als beim Gehirn. Auch beim Herzen wird im Alter die Leistungfähigkeit in zunehmendem Maß eingeschränkt. Dies hat durch die Verminderung der Blutversorgung sekundär Auswirkungen auf die Trophik und damit auf Altersveränderungen aller anderen Organe. Unter den Altersveränderungen des Herzens auf supramolekularer Ebene, wie sie im Sammelwerk von Weisfeldt (1980) dargestellt wurden, kommt den anatomischen und funktionellen Veränderungen nicht immer die gleiche Bedeutung zu. Das bedeutet, daß, was ein echtes Risiko für den älteren Menschen darstellen kann, trotz deutlicher pathologischer Veränderungen im Herzmuskel noch eine sehr gute Herzleistung vorhanden sein kann. Dies vor allem dann, wenn, wie bei manchen Herzmuskelveränderungen, keinerlei subjektive Beschwerden vorhanden sind, die vor vollem Einsatz warnen.

Unter physiologischen Bedingungen sind für ein primär gesundes Herz die Ursachen für Altersveränderungen, ähnlich wie bei anderen Organen, in den sich langsam einschleichenden Gefäßveränderungen zu suchen. Diese Veränderungen, die Bürger (1965) als Physiosklerose bezeichnet hat, sind das Ergebnis eines schicksalhaften Prozesses, dessen morphologische und histologische Befunde ganz eindeutig sind. Diese „physiologische" Arteriosklerose von echten pathologischen Gefäßveränderungen abzutrennen, wie sie durch das Zusammenwirken bestimmter Risikofaktoren auf die Physiosklerose zustande kommen, ist allerdings im Einzelfall kaum möglich. Die für den Alterungsprozeß in den Gefäßen, vor allem den größeren Arterien, typischen Veränderungen spielen sich hauptsächlich in der Media und Intima ab. Die Ablagerung von mukoiden Substanzen, später noch von Cholesterin und bestimmten Mineralsalzen, führt über den Elastizitätsverlust zu einer Rigidität. Die mechanische Beanspruchung über den wechselnden Füllungsdruck verursacht aber Mikrotraumen, wobei durch Reparaturmechanismen in der Media Kollagen abgelagert wird. Die dadurch gegebene alterskonform sich entwickelnde Verdickung der arteriellen Gefäßwände mit dem durch die zunehmende Verhärtung gegebenen Elastizitätsverlust hat verschiedene Ursachen. Wenn man von echt pathogenen Einflüssen absieht, die schließlich zum Krankheitsbild der Arteriosklerose führen, sind es wahrscheinlich die bradytrophen Schichten der Arterie, z. B. die elastischen Bindegewebe, die sich verändern. Mit der sich daraus ergebenden Dickenzunahme der Arterien und dem schicksalhaften Volumszuwachs wird aber die Ernährungssituation weiter verschlechtert. Diese Dickenzunahme läßt sich auch im vermehrten Gewicht der Arterien (Hevelke 1955, 1956) nachweisen. Der Volumszuwachs der Gefäßwand wurde auch sehr eindrucksvoll von Linzbach (1943) schon nachgewiesen. Besonders die mittlere Schicht der Arterienwand ist wegen der schlechten Kapillarversorgung besonders anfällig für Degenerationsprozesse (Steyer 1957). Die dadurch notwendig gewordene Versorgung per diffusionem wird aber durch die wasserundurchlässigen lipoiden Einlagerungen weitgehend verhindert. Solche fortschreitenden degenerativen Veränderungen, wie sie dann bei der Arteriosklerose besonders deutlich sind, lassen sich sehr eindrucksvoll durch den alternsparallel ansteigenden Kalzium- und Cholesteringehalt der menschlichen Aorta belegen (Bürger und Plöttner 1939). Während der Kalziumgehalt sich im Lauf des Lebens sogar verdreißigfachen kann, bleibt der Proteingehalt der Aorta bis zum 60. Lebensjahr gleich (Platt et al. 1976). Obwohl diese Veränderungen zur Peripherie hin abnehmen, bleiben die Kapillaren von diesen Altersveränderungen doch nicht ganz verschont. So kommt es in den Kapillarwänden zu fibrösen Veränderungen, die das Lumen verkleinern (Crepet 1938; Bastai 1955), wodurch die Diffusion und damit der Flüssigkeitsaustausch verlangsamt und verringert werden. Die Reduzierung der Kapillarpermeabilität (Wendt 1949, 1951; Sarre 1954; Ries 1966) im Alter ist besonders deutlich für Glukose (Dogliotti und Taglioni 1934). Die veränderte Barrierefunktion der Intima hat besonders für das Gehirn negative Auswirkungen. Außerdem sinkt die Zahl der funktionstüchtigen Kapillaren pro Flächeneinheit, was durch den die Alternsvorgänge charakterisierenden Begriff der „Wipfeldürre" des Gefäßbaumes (Bürger 1965) deutlich gemacht wird. Daraus ergibt sich wieder, zusammen mit der Verschlechterung der Herzleistung und der Atemökonomie, die sog. Altershypoxie (Cebotarev 1978).

Die funktionelle Folge des Elastizitätsverlustes ist nicht nur das Ansteigen des systolischen Blutdrucks, sondern auch ein schnelleres Ausbreiten der Pulswelle (Herzog und Meurer 1939) und ein Verlust der strömungswirksamen Windkesselfunktion, besonders im Körperkreislauf. Eine gewisse Kompensation des Elastizitätsverlustes wird dadurch erreicht, daß sich das Fassungsvolumen der großen Gefäße, vor allem der Aorta, vergrößert. Da auch die Elastizität der Venenwand nachläßt und das venöse Stromgebiet sich ausweitet, sinkt der Venendruck und damit die Rückflußgeschwindigkeit. Die Folge davon ist wieder eine Neigung zu venösen Stauungen, was die Varizendisposition der älteren Menschen erklärt. Das bedeutet aber auch, daß sich durch die geänderte Hämodynamik eine Vermehrung des Zirkulationsvolumens ergeben muß. Dadurch, daß im Alter der höhere Abflußwiderstand durch einen vermehrten Aortendruck überwunden werden muß, wird der linke Ventrikel stärker druckbelastet als in der Jugendzeit, wodurch die Herzarbeit aber im höheren Alter zunehmend unökonomischer wird. Damit nimmt aber auch die Trainierbarkeit des Herzens ab. Darin liegt eine ganz wesentliche Ursache für die allgemeine Leistungsminderung der älteren Menschen. Das Schlagwort, daß der Mensch so alt ist wie seine Gefäße, erhält damit von dieser Seite her eine eindrucksvolle Bestätigung.

Die Abnahme der kardialen Leistungsfähigkeit im Alter, die man sehr oft mit dem Begriff des Altersherzens zu erklären versucht, hat viele Ursachen, die noch nicht alle abgeklärt werden konnten. Die meisten von ihnen sind im Prinzip nicht alternsspezifisch, sondern lediglich alternstypisch (Platt 1976). Das bedeutet aber, daß man, ähnlich wie beim Gehirn, von einer physiologischen Alterung des Herzens sprechen kann, sowohl was die für das zunehmende Alter typischen rein anatomischen als auch die hämodynamischen Wandlungen betrifft (Raven und Mitchell 1980). Zweifellos sind viele Veränderungen die Folge der sich heute bei vielen Menschen schon ab dem 30. Lebensjahr einschleichenden arteriosklerotischen Prozesse der Koronararterien (Enos et al. 1953; Bürger 1965; Tomanek 1980 u. v. a.) und damit der gestörten Trophik. Vollkommen intakte Koronararterien sind ab dem 40. Lebensjahr vor allem bei Rauchern nicht sehr häufig.

Der alternsbedingte Verlust der Weichheit der Herzklappen (Hutchins 1980) läßt sich jedoch nicht mit einer Ernährungsstörung erklären. Ihr liegt eine ursächlich noch nicht ganz geklärte Vermehrung kollagener Fasern zu Grunde, die mit einer Hyalinisierung und Elastose einhergeht (Bürger 1961; Beneke und Schmitt 1967; Walton 1970). Die naheliegende Vorstellung, daß für die kardiale Funktionsminderung eine Altersatrophie des Herzens durch eine für das ältere Herz typische vermehrte Einlagerung des Alterspigments Lipofuscin die Ursache sein könnte, hat sich als nicht zutreffend erwiesen.

Das Herz vergrößert sich systematisch im Lauf des Lebens. Schon 1904 hat Greenwood zwischen dem 30. und 80. Lebensjahr eine lineare Gewichtszunahme des Herzens von jährlich einem Gramm beim Mann und 1,4 Gramm bei der Frau nachgewiesen. Diese Untersuchungen haben unter anderen auch Linzbach und Akuamo (1973) bestätigt, die für den 30jährigen Mann ein mittleres Herzgewicht von 372 Gramm und für den 80jährigen ein solches von 422 Gramm fanden. Die analogen Mittelwerte bei der Frau liegen bei 300 Gramm und 376 Gramm. Daß es sich hier um eine echte Arbeitshypertrophie handeln muß, läßt sich durch die vermehrte Kraftanstrengung des Herzens infolge des erhöhten Widerstandes der Peripherie erklären. Daher verschiebt sich das Gewichtsverhältnis des rechten Ventrikels zum linken Ventrikel langsam zugunsten des linken. Das Herzgewicht nimmt erst im höheren Alter, etwa ab dem 80. Lebensjahr, wieder gering ab. Dafür spricht auch die dem Herzgewicht parallel laufende Steigerung des Blutdrucks. Diese beträgt bei den Männern 0,26% des Ausgangswertes bei einer jährlichen Zunahme des Herzgewichtes von 0,27%, und bei der Frau 0,49 % bei einer Zunahme des Herzgewichtes von 0,50% pro Jahr. Das Problem dieser Hypertrophie liegt darin, daß die Relation zwischen wirksamer Kapillaroberfläche und zu versorgender Muskulatur nicht adäquat ist. Das sog. kritische Herzgewicht, bei dem schon bei jüngeren Menschen eine ausreichende Sauerstoffversorgung nicht mehr gewährleistet ist, liegt nach Linzbach (1958) bei 500 Gramm. Durch dieses Mißverhältnis ergeben sich aber trophische Störungen, die vor allem die Regenerationsmöglichkeiten des Herzmuskels, speziell nach Herzinfarkten, ungünstig beeinflussen. Die Folge davon ist eine vakuolige Degeneration der Myofibrillen mit Verringerung der Kernzahl, teilweise sogar die Entstehung atrophischer Muskelfasern und ihr Ersatz durch Bindegewebe (Linzbach 1952). So entwickelt sich eine fibrosis cordis. Schließlich konnte mit zunehmendem Alter Amyloid im Herzen nachgewiesen werden (Schwartz und Kuruc 1965; Benecke u. a. 1970), das sonst nur als Symptom spezieller Erkrankungen parenchymatoser Organe gefunden wurde. Männer sind davon nach Schwartz zwei- bis dreimal häufiger befallen als Frauen. Ebenso nimmt der Kollagengehalt des Herzmuskels und der Herzklappen, ähnlich wie in der Gefäßwand, systematisch zu (Lindner 1972). Wahrscheinlich handelt es sich dabei nicht um spezifische Altersveränderungen, sondern um die Folge trophischer Störungen. Damit läßt aber die Kontraktionsfähigkeit des Herzens nach und es reduziert sich allmählich die Fähigkeit, Energie in mechanische Arbeit umzusetzen. So verliert das

Herz immer mehr die Fähigkeit, freie Fettsäuren zu oxydieren, womit aber wiederum der Kohlenhydratbedarf steigt. Hombach (1982) hat die „normalen" pathologisch-anatomischen Veränderungen am Herzen zusammengefaßt (Abb. 12). Bei den engen Zusammenhängen und Wechselbeziehungen zwischen Struktur und Funktion führen die morphologisch-histologischen Veränderungen am Herzen und Gefäßsystem auch zu funktionellen Veränderungen in der Herzarbeit und Hämodynamik, wie Abb. 13 zeigt (Harries 1970). Daraus ergeben sich wieder Einflüsse auf die allgemeine Leistungsfähigkeit, nicht nur im Hinblick auf die Muskelarbeit, sondern auch auf die Funktion anderer Organe, speziell aber des Gehirns.

Das Verhalten der Herzfrequenz bei Belastung ist wahrscheinlich der wesentlichste Parameter für die Beurteilung der Herzfunktion. Da die Sauerstoffversorgung des Myocards seine Funktion bestimmt, ergibt sich mit der altersbedingten relativen Sauerstoffunterversorgung auch eine Abnahme der maximalen Herzfrequenz. Sie wird ab dem 20. Lebensjahr durch die Formel 200 (210) minus Lebensalter charakterisiert.

Das bedeutet, daß die maximale Herzfrequenz unter physiologischen Bedingungen bei einem 60jährigen im Durchschnitt zwischen 140 und 150 Schlägen liegt. Sie sinkt bei den Männern rascher ab als bei den Frauen (Merriman 1971). Daß sich hier entsprechend den Lebensbedingungen, z. B. dem Trainingszustand wie bei Seniorenradrennfahrern (Bachl 1983), zum Teil enorme Verschiebungen nach oben ergeben können, ist mit ein wichtiges Kriterium für die Beurteilung des biologischen Alters.

---

1. Herzmuskelfasern:
   a) Vermehrter Lipofuszingehalt (braune Atrophie).
2. Vorhöfe:
   a) Vermehrter Gehalt an elastischen und kollagenen Fasern sowie Fettgewebe im Interstitium.
   b) Abnahme der Muskelmasse.
3. Herzskelett:
   a) Verstärkte Dichte und Sklerose des Kollagens.
   b) Feine Verkalkungsherde.
4. Endokard, Herzklappen:
   a) Progressive Verdickung (vermehrt kollagene und elastische Fasern).
   b) Noduläre Klappenverdickungen (mechanische Beanspruchung).
   c) Auftreten von Lipiden in der Kollagenschicht der Aorten- und Mitralklappe (mechanische Beanspruchung).

Abb. 12. „Normale" pathologisch-anatomische Veränderungen am Herzen im Alter (nach Hombach 1982)

1.	Herzminutenvolumen	Abfall um 1%/Jahr (SV und HF)
2.	Linksventrikuläre Arbeit in Ruhe	Abfall
3.	Koronardurchblutung (maximal)	ca. 35% niedriger mit 65 Jahren
4.	Irritabilität Kontraktilität (Erholbarkeit)	verzögert
5.	Kardiale Reserve (plötzlicher Streß)	nimmt ab
6.	Vasomotorentonus	sinkt
	Vagotonus	überwiegt
7.	Peripherer Widerstand	1%/Jahr Anstieg
8.	Reaktion des Herzens auf Atropin	vermindert
	auf Carotissinusstimulation	verstärkt
9.	Sauerstoffutilisation des Herzens	vermindert
10.	Pulswellengeschwindigkeit	erhöht
11.	Cold Pressure Response	verstärkt

Abb. 13. Physiologische Beeinträchtigung des Herz-Kreislaufsystems im höheren Lebensalter (nach Harries 1970)

Der Blutdruck gilt mit Recht als ein das Alter charakterisierender Parameter. Sein Anstieg in Ruhe und bei Belastung ergibt sich aus dem durch den Elastizitätsverlust gestiegenen peripheren Widerstand und der damit notwendig gewordenen größeren Kraftanstrengung des Herzens. Die systolischen Werte steigen im allgemeinen gegenüber dem Ausgangswert zu Beginn des dritten Lebensjahrzehnts geringfügig an, was sich in den letzten 20 Jahren etwas deutlicher abzeichnet. In den höheren Alterstufen liegen bei den Frauen die Werte zwischen 10 mm Hg und 15 mm Hg höher als bei den Männern. Die absoluten systolischen Werte differieren je nach dem untersuchten Kollektiv bis zu 10 und 20 mm Hg, wobei aber die Faustregel, daß ein Wert 100 plus Lebensalter nicht überschritten werden dürfte, grundsätzlich noch bis zum 60. Lebensjahr Gültigkeit hat. Ab dem 65. bis 70. Lebensjahr ändert sich der Blutdruck systolisch wie diastolisch nicht mehr oder zeigt sogar eine Abnahme (Abb. 14). Dies bestätigen auch Untersuchungen von Franke (1982) an über 100jährigen Personen in der BRD. Der sich damit ergebende Anstieg der Blutdruckamplitude ist zweifellos auf die Vergrößerung des Gesamtwiderstandes im arteriellen Gefäßsystem zurückzuführen, der mit der Sklerosierung der Gefäßwände zusammenhängt, die sich auch in der zunehmenden Kapillarresistenz im Alter (Brüschke et al. 1966) zeigt. Daß der Blutdruck entscheidend von den Lebens- und Ernährungsgewohnheiten abhängig ist, zeigen die Unterschiede zwischen starken Fleischessern und Vegetariern, Rauchern und Nichtrauchern, Großstadt- und Landbewohnern sowie zwischen mehr oder weniger stark streßbelasteten Personen. Außerdem spielt ein genetischer Faktor mit eine Rolle, was durch sog. Hochdruckfamilien bestätigt wird.

Das Resultat aller dieser strukturellen und hämodynamischen Veränderungen ist eine Abnahme des Schlag- und Minutenvolumens und damit des O_2-Pulses. Der O_2-Puls bei Belastung, der bis ins 4. Lebensjahrzehnt nach Hollmann (1980) 16,8 beträgt, sinkt bis zum 8. Lebensjahrzehnt auf 11,0. Zusammen mit den pulmonalen Funktionseinschränkungen ergibt sich so eine Verringerung der maximalen Sauerstoffaufnahme. Die Reduktion des Schlagvolumens führt bei submaximaler Belastung zu einer verstärkten Frequenzregulation anstelle der Schlagvolumsvergrößerung. Der maximale O_2-Puls wird damit, etwa ab dem 40. Lebensjahr, kleiner. Dadurch, daß die Abnahme der kardialen Leistungsfähigkeit bei der Frau im höheren Alter geringer als beim Mann ist, nähert sie sich in ihren Funktionsgrößen immer mehr dem Mann.

Es ist naheliegend, daß sich die organischen Altersveränderungen im EKG widerspiegeln. Diese sind allerdings nicht sehr stark ausgeprägt, beim Mann aber deutlicher als bei der Frau (Mihalik und Fisch 1974). Entsprechend der muskulären Linksverschiebung kommt es auch im EKG zur Ausbildung eines linkstypischen Kurvenbildes. Allgemein anzutreffen ist auch die Zunahme sämtlicher Zeitwerte, wie PQ, PR, QRS und QT. Die Ursache dieser mehrfach beschriebenen Veränderungen (Bürger 1957; Gerstenblith 1980; Schlomka 1938; Simonson 1972 u. v. a.) liegt in einer trägeren Reizausbreitung, die

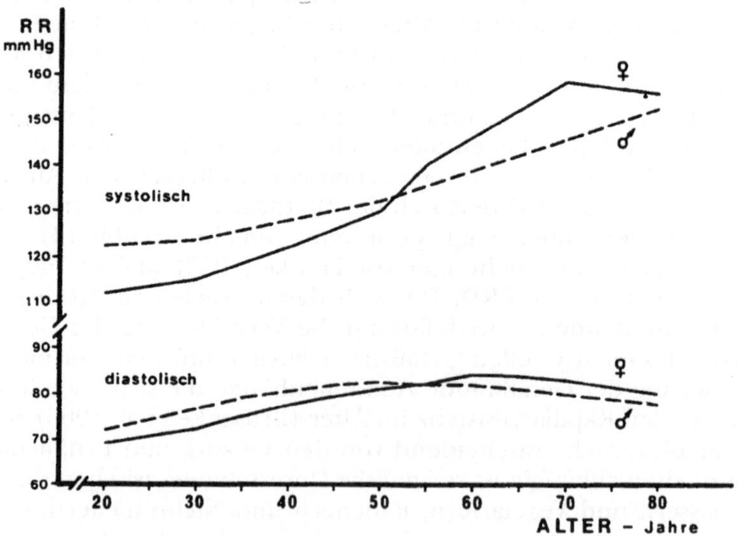

Abb. 14. Verhalten des systolischen und diastolischen Blutdrucks im Altersverlauf (Jahnecke 1974)

Risikofaktoren	Familiäre Disposition (Infarkt, Hypertonie)
	vegetative Labilität
	körperliche Überforderung
	chronische Übermüdung
	Bewegungsmangel
	Übergewicht
	Streß – Ärger – Sorgen
	negative Umwelteinflüsse
	Klimabelastungen
	Nikotinabusus

Erste Symptome	unklare Herzbeschwerden
	Kollapsneigung
	Leistungsabfall
	leichte Ermüdbarkeit
	erhöhte Pulsfrequenz
	erhöhter Blutdruck
	Atemnot
	Ödemneigung
	Durchblutungsstörungen
	funktionelle EKG-Veränderungen

Maßnahmen	Klinische Abklärung – Ergometrie
	adäquates Ausdauertraining
	Gewichtsreduktion – Ernährungsumstellung
	Gesundheitserziehung
	Selbstkontrolle
	Hydrotherapie – Sauna
	autogenes Training
	medikamentöse Behandlung?

Prophylaktischer Wert	Infarktprophylaxe
	Hypertonieprophylaxe
	bessere Leistungsfähigkeit im Beruf
	Leistungsreserve
	kardiale Reserve bei Erkrankungen
	Beschwerdefreiheit
	höhere Lebensqualität
	höhere Lebenserwartung

Abb 15. Herz-Kreislauf-System und vorzeitiges Altern: Ursachen, Symptome, Maßnahmen, prophylaktischer Wert

für die Arbeitsform des alternden Myocards typisch ist und eine gewisse Anpassung an die ungünstigeren inneren Arbeitsbedingungen des Herzens darstellt. Die Systolendauer zeigt dabei eine auffallende Übereinstimmung mit dem systolischen Blutdruck (Schlomka 1938). Sehr häufig findet sich auch eine Erniedrigung der Vorhofzacke, während ST-Senkungen beim älteren Menschen ebenso gedeutet werden müssen wie beim jüngeren. Typisch für das Alters-EKG ist die Abflachung und nicht selten das Isoelektrischwerden von T_1 und T_2, auf die schon 1911 Linetzky hingewiesen hat und das seither vielfach bestätigt wurde. Jenseits des 70. Lebensjahr findet es sich nach Wenger (1952) bereits auch bei 36% aller klinisch Herzgesunden. Damit ist man wahrscheinlich nicht berechtigt, hierbei von echten pathologischen Veränderungen zu sprechen. Entscheidend ist letzten Endes aber das EKG-Verhalten bei Belastung, auf die leider oft verzichtet wird.

Eine Zusammenfassung der wichtigsten Ursachen, Symptome und Möglichkeiten der Beeinflussung von Alterungsvorgängen im Herz-Kreislauf-System zeigt Abb. 15.

5.2.2 Normale Alterungsvorgänge im pulmonalen System

Das gesamte Atemsystem unterliegt ebenso wie das Herz-Kreislauf-System im Alternsgang mehr oder weniger typischen anatomischen und funktionellen Veränderungen. Durch die enge funktionelle Verknüpfung ergibt sich eine gegenseitige Abhängigkeit, durch die das biologische Alter, gemessen an der Leistungsfähigkeit des Gesamtorganismus, entscheidend beeinflußt wird. Die Lunge, die über den Atemmechanismus den Gasaustausch zu ermöglichen hat, ist beim gesunden Menschen kein leistungslimitierendes Organ wie das Herz. Sie wird es erst dann, wenn wie im Alter sich gewisse intra- und extrapulmonale Faktoren verändern. Erstere betreffen die Erweiterungsmöglichkeiten des Brustkorbs und die Funktion der Atemmuskeln. Durch die mit zunehmendem Alter vermehrt auftretende Verknöcherung der Rippenknorpel und geringe Atrophie der Atemmuskulatur, speziell des Zwerchfells, werden die Atembewegungen eingeschränkt, was schließlich zu einer inspiratorischen Starre (Fischer 1954) führt. Dadurch, daß die elastischen Fasern der Lunge an Dehnbarkeit und Reaktionsvermögen verlieren, wird die Anpassungsfähigkeit der Lungen an den Thorax, die Compliance, reduziert. Diese statische Compliance nimmt bis zum 60. Lebensjahr bereits um 10% (Worth und Muysers 1967), die dynamische dagegen schon um 20% ab. Entscheidend für die im Alter typische Einschränkung der Vitalkapazität und des Atemvolumens, die durch zahlreiche Untersuchungen belegt sind, ist jedoch die Abnahme der Zahl der ursprünglich vorhandenen 300 Millionen Alveolen im Sinne eines Emphysems. Damit nimmt die Vitalkapazität, die gewöhnlich bis zum 25. Lebensjahr zunimmt, mit dem 3. Lebensjahrzehnt fast linear ab und sinkt im 7. Lebensjahrzehnt etwa auf die Hälfte ihres Höchstwertes. Die Reduzierung der Vitalkapazität (Abb. 16) ergibt sich durch eine deutliche Abnahme der Reserveluft (exspiratorisches Reservevolumen) und der Komplementärluft (inspiratorisches Reservevolumen).

Zwischen dem 25. und 60. Lebensjahr vergrößert sich der Anteil des Residualvolumens durch die zunehmende Versteifung des Thorax bis auf 30 und 35% des Gesamtvolumens der Lunge.

Auch die Werte des Tiffeneau-Testes, des exspiratorischen Maximalvolumens in einer Sekunde, nehmen im Alter als Folge der Resistenzzunahme (Ulmer et al. 1970) um etwa 10 bis 15% ab. Die Verringerung der atmenden Oberfläche führt auch dazu, daß das Atemäqivalent, als das Verhältnis vom Atemminutenvolumen zur Sauerstoffaufnahme pro Minute, in Ruhe und besonders bei Belastung beim älteren Menschen kontinuierlich ansteigt. Obwohl die Respirationsluft, das Atemzugvolumen, nur unwesentlich abnimmt, wächst die Zahl der Atemzüge mit zunehmendem Alter durch die geringere Sauerstoffaufnahme. Die Frequenzzunahme liegt etwa bei 5 pro Minute, wobei die einzelnen Atemzüge oberflächlicher und ungleichmäßiger werden. Trotzdem nimmt die maximale Atemfrequenz mit zunehmendem Alter deutlich ab (Robinson 1938). Die Reflexempfindlichkeit auf Hustenreize nimmt ebenso ab, wie der Blut- und Lymphstrom durch die Lunge. Dadurch wird über das Entstehen von katarrhalischen Veränderungen und Entzündungen das Lungenparenchym gefährdet. Weiters nimmt die Anpassungsfähigkeit auf Belastungen

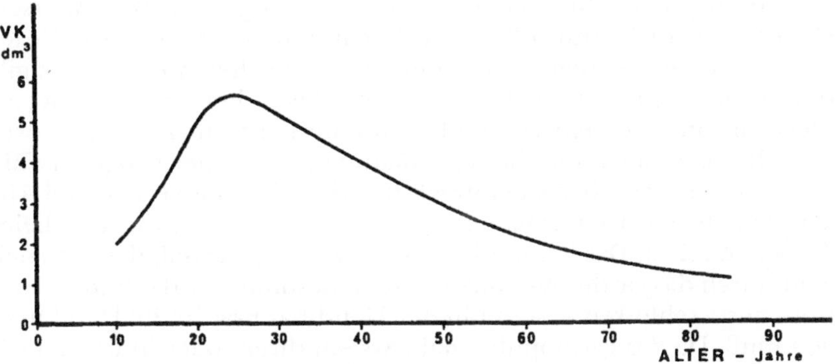

Abb. 16. Vitalkapazität im Alter (nach Worringen und Heiner 1926)

im Lauf des Lebens ab, die Lungenventilation erreicht im späten Alter kaum mehr als die Hälfte des Höchstwertes, und damit ändert sich im gleichen Ausmaß die Sauerstoffaufnahme bei submaximaler und maximaler Arbeit. Die durch die Veränderung des Alveolarepithels verminderte Permeabilität (Mac Grath und Thomsen 1958) und die schlechtere Ventilation machen es verständlich, daß das arterielle Blut beim älteren Menschen eine geringere Sauerstoffspannung und verminderte Sauerstoffsättigung (Robinson 1938) hat. Das bedeutet, daß ältere Menschen sozusagen schon dauernd in einer Höhe von 1500 bis 2000 Metern leben (Dill 1940). Dadurch, daß auch der arterielle Kohlensäuredruck mit zunehmendem Alter abnimmt, wird über das im Alter wahrscheinlich weniger ansprechbare Atemzentrum (Hirsch 1926) die Atemregulation gestört (Ries 1972). Zusammen mit den Herz-Kreislauf-Veränderungen ergeben sich im Alter durch die verminderte Sauerstoffaufnahme Einschränkungen der aeroben Stoffwechselvorgänge, deren Auswirkungen die Lebensintensität reduzieren und damit den Phänotyp des alten Menschen mitbestimmen.

Eine Zusammenfassung der Ursachen und ersten Symptome vorzeitiger Alterserscheinungen im pulmonalen System und mögliche prophylaktische Maßnahmen zeigt Abb. 17.

5.2.3 Möglichkeiten zur Verzögerung des cardiopulmonalen Alterns

Das cardiopulmonale System ist der wichtigste und auch praxisnaheste Angriffspunkt prophylaktischer Maßnahmen zur Verhinderung vorzeitiger Alterserscheinungen. Durch die enge funktionelle Verknüpfung von Herz- und Atemfunktion ist eine Trennung möglicher Ansatzpunkte für Maßnahmen zur Verzögerung von Alterserscheinungen nicht sinnvoll. Beide Organsysteme reagieren auf exogene Reize mit wenigen Ausnahmen in gleicher Weise. Dies gilt sowohl für positive als auch negative Einflüsse. Bei einer möglichen Alternsprophylaxe geht es sowohl um eine Förderung positiver exogener Reize als auch um die Ausschaltung pathogener exogener Faktoren, die immer lebensbeeinträchtigend und lebensverkürzend wirken. Für beide Faktorenkomplexe liegt die Verantwortung beim Menschen selbst. Das heißt, daß er sein Lebensschicksal, das entscheidend durch das cardiopulmonale System bestimmt wird – Imponderabilien ausgeschlossen –, selbst in der Hand hat bzw. in die Hand nehmen muß. Da das cardiopulmonale System direkt oder indirekt auch die Funktion aller anderen Organsysteme ganz entscheidend mitbestimmt, hat seine Beeinflussung Vorrang.

Risikofaktoren	Lungenanamnese
	asthenischer Habitus
	chronische Bronchitis
	Thoraxdeformitäten
	geringe Vitalkapazität
	Zwerchfellhochstand
	Übergewicht
	Trainingsmangel
	Allergiedisposition
	besondere berufliche Belastungen
	Rauchen
	pathogene Umweltbelastungen
	ungesunde Wohnverhältnisse
Erste Symptome	Atemnot
	Abnahme der Vitalkapazität
	reduzierter Atemstoßwert
	hohe Atemfrequenz
	asthmatische Zustände
	Neigung zu Airtrepping
	Leistungsschwäche
Maßnahmen	Ausschluß von Erkrankungen
	Überprüfung der Herzfunktion
	Desensibilisierung
	eventuell Berufswechsel
	adäquates Ausdauertraining
	Atemgymnastik
	Gewichtsnormalisierung
	Einschränkung des Zigarettenkonsums
	Sauna
	Verhaltensanweisungen
Prophylaktischer Wert	freies Atmen
	höhere Vitalkapazität
	Emphysemprophylaxe
	Vermeidung von Rechtshypertrophie
	verbesserte Leistungsfähigkeit
	höhere Belastbarkeit
	Prophylaxe von Lungenerkrankungen
	höhere Lebensqualität und Lebenserwartung

Abb. 17. Möglichkeiten einer Alternsprophylaxe für das pulmonale System

Durch die Tatsache, daß das Leben durch Bewegung, Stoffwechsel und Wachstum bzw. Fortpflanzung charakterisiert ist, sind Leben und Bewegung untrennbar miteinander verbunden. Damit ist aber Bewegung gleichzeitig eine Voraussetzung für das Leben selbst und Bewegungseinschränkung ein Risikofaktor (Abb. 18). Dazu trägt heute die immer perfekter werdende Technologie bei, durch die notwendige und nützliche körperliche und geistige Arbeit in zunehmendem Maß überflüssig wird. Dies kommt nirgendwo so deutlich zum Ausdruck wie beim Herz-Kreislauf-System. Für kein anderes Organ ist daher Bewegung zur Erhaltung seiner Funktion – und damit quoad vitam – so entscheidend wie für das cardiopulmonale System.

Die Wechselbeziehungen zwischen Leben, Anpassung und Entwicklung als Ausdruck des Alterns werden durch drei biologische Gesetze bzw. Regeln bestimmt: das Gesetz der funktionellen Anpassung von Roux (1895, 1912) und Lange (1917), das Adaptationssyndrom nach Selye (1946, 1950) und die Arndt-Schulzsche-Regel. Das Gesetz von der funktionellen Anpassung besagt, daß der Organismus auf äußere Reize, sofern sie die Reizschwelle überschreiten, so reagiert, daß die Reize besser und ökonomischer bewältigt werden können. Dazu kommen für die langfristige Reizbewältigung, wenn notwendig, auch spezifisch-anatomische Organveränderungen. Andererseits reagiert ein Organ, das geschont und nicht genügend belastet

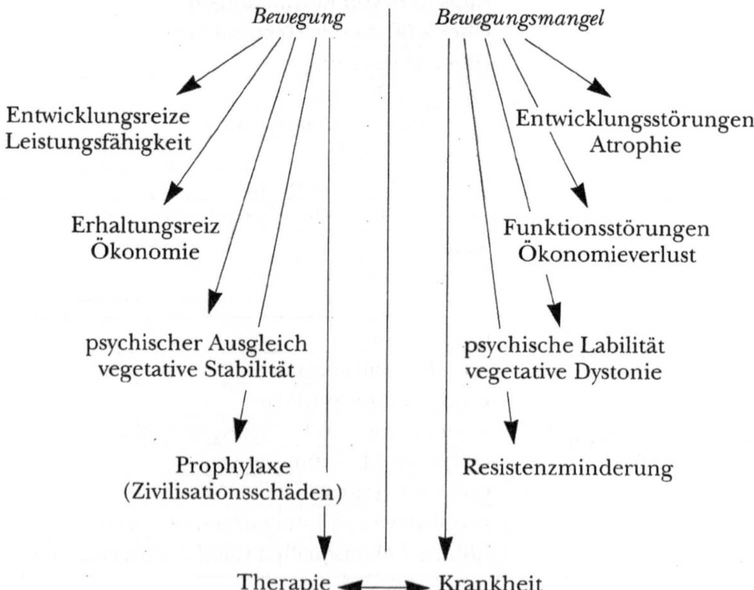

Abb. 18. Auswirkung von Bewegung und Bewegungsmangel

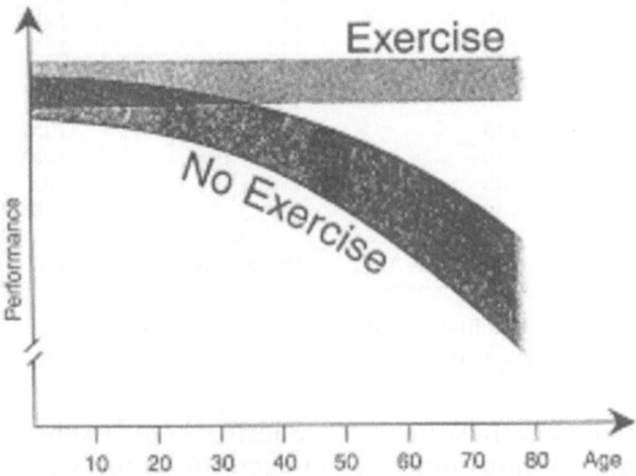

Abb. 19. Schematische Darstellung des Leistungsabbaus beim Üben und Nichtüben im Altersgang (nach Rieder 1995)

wird, mit einer Reduzierung seiner Funktion, die unter Umständen bis zum Funktionsverlust und zur Atrophie führen kann. Ein Funktionsabbau schon eines einzigen Organsystems durch Mangel an Übungsreizen bedeutet aber auch für den Gesamtorganismus immer einen nicht immer voll reversiblen Leistungsverlust (Abb. 19, nach Rieder).

Diese durch Bewegung provozierte funktionelle Anpassung besteht beim cardiovasculären System sowohl in einer vegetativ gesteuerten Ökonomisierung der Herzarbeit als auch in einer organischen Umbildung des Herzens. Dies wird erreicht durch eine Bradycardie, Hypotonie und regulative Dilatation, Symptome, die auch das sog. Sportherz (Reindell, Klepzig, Steim 1957; Prokop und Slapak 1958 u. v. a.), das in allen Altersklassen eine positive Anpassungsreaktion darstellt, charakterisieren. Ruheherzfrequenzen bis gegen 30, systolische Ruheblutdruckwerte bis unter 90 mm Hg und Herzmuskelzunahmen, die das kritische Herzgewicht von 500 Gramm (Linzbach 1958) jedoch nicht überschreiten dürfen, sind als noch gerade tragbare Extremwerte für eine sinnvolle Alternsprophylaxe weder notwendig noch sinnvoll. Solche Extremwerte von Langstreckenläufern sind vom Gesamtorganismus her gesehen schon deswegen nicht ganz harmlos, weil die mit dem großen Trainingsumfang verbundene

Alter in Jahren	80% VO_2 max.	Pulsfrequenz bei 70% VO_2 max.	60% VO_2 max.
30–35	170	150	130
36–40	165	145	125
41–45	160	140	120
46–50	155	135	115
51–55	150	130	110
56–60	145	125	105
61–65	140	120	100
66–70	135	115	95
71–75	130	110	90
Faustregel:	200 minus Alter	180 minus Alter	160 minus Alter

Abb. 20. Pulsfrequenzrichtwerte zur Festsetzung von Belastungshöhen entsprechend 80%, 70% und 60% der maximalen Sauerstoffaufnahme (Strauzenberg 1979)

große mechanische Belastung der bradytrophen Gewebe des Beines zu vorzeitigen Abnützungserscheinungen, im Sinne von Arthrosen, als primäre Sportschäden (Prokop et al. 1980) führen können. Das läßt aber zumindestens den Bewegungsapparat vorzeitig altern.

Um eine die Leistungsfähigkeit und Lebensqualität steigernde Funktionsumstellung des Herzens wie bei einem Sportherzen zu erreichen, ist aber eine entsprechende Dauerbelastung, ein Ausdauertraining, Voraussetzung. Unter Training ist dabei ein planmäßiges Üben unter konditionsfördernden Bedingungen (Prokop 1976) zu verstehen. Dazu müsssen bestimmte Herzfrequenzen über eine gewisse Dauer und Zeitabschnitte eingehalten werden. Die günstigsten Frequenzen, die das für den Trainingseffekt optimale Schlagvolumen (Reindell et al. 1960) gewährleisten, zeigt Abb. 20 (Strauzenberg 1979). Dabei muß auf die jeweilige leistungsmäßige Ausgangssituation, gegeben durch die maximale Sauerstoffaufnahme,

Häufigkeit (pro Woche)	Dauer	Intensität des Hauptteils (in Prozent der maximalen Belastbarkeit
1. Monat: 2–3mal 2. und 3. Monat: auf 3–5mal (gleichmäßig über die Woche verteilt) steigern	Aufwärmen 5–10 min (mit geringer Intensität) Hauptteil 20–40 min Abschluß 5–10 min (mit geringer Intensität)	erste 3–4 Wochen: 50% dann einige Wochen: 60% später: 60%, 1–3 min 75–85%

Abb. 21. Belastungsdosierung in einem Aufbautraining für Ungeübte (Singer 1971)

Rücksicht genommen werden. Die Kontrolle der empfohlenen Herzfrequenz kann der Trainierende am einfachsten an der Arteria carotis im Halsbereich durchführen. Günstig und genauer sind automatische Pulsmeßgeräte, die über die Herzströme die Frequenzen anzeigen. Ob die notwendige Belastung durch Laufen, Skilanglauf, Radfahren, Rudern oder Schwimmen erreicht wird, ist im Prinzip belanglos.

Wesentlich vor allem für den mit dem Training beginnenden älteren Menschen ist aber ein systematisch aufgebauter Trainingsplan, wofür u. a. Singer (1971, Abb. 21), Strauzenberg (1977, Abb. 22), Filjavic (1965), Cureton (1966), Häntschel et al. (1967), Kuhlmann (1969), Longeville et al. (1971), Steinbach (1972), Ivanov (1976), Wischmann (1977), Neumann (1978) und andere gute Beispiele liefern. Ein tägliches Training von 10 bis 15 Minuten bei den optimalen Freqenzen wäre schon sehr wertvoll. Vor jedem Trainingsbeginn ist gerade für den älteren Menschen eine gezielte leistungsdiagnostische Abklärung (Bachl-Prokop 1980 u. a.) der Belastbarkeit unbedingt erforderlich.

Die symptomlimitierte Belastungsuntersuchung erfolgt am besten mit einem Laufbandergometer bzw. bei Übergewichtigen und Arthrotikern am Fahrradergometer. Eine solche wird von Alterssportlern nicht selten deswegen umgangen, weil sie wegen ihrer Beschwerdefreiheit und guten Leistungsfähigkeit eine Untersuchung nicht für notwendig erachten, oder weil sie andererseits befürchten, möglicherweise ein Sportverbot auferlegt zu bekommen.

Durch die Abnahme des systolischen Blutdrucks bei körperlich aktiven älteren Menschen, z. B. durch adäquaten Sport, wird zusammen mit der Trainingsbradycardie nicht nur die Leistungsfähigkeit verbessert, sondern auch eine cardiale Reserve geschaffen. Ihr besonderer Wert liegt nicht unbedingt im besseren sportlichen Leistungsvermögen, sondern kann sich in kritischen Kreislaufbelastungssituationen, z. B. bei einer Pneumonie, unter Umständen lebensrettend auswirken. Der Unterschied in den Blutdruckwerten von trainierten Personen im Vergleich zur Normalbevölkerung (Abb.23), die heute eine Tendenz zur Hypertonie hat, macht die Aussage von Hollmann (1980) verständlich, daß man mit adäquatem Sport und entsprechendem Lebensstil 20 Jahre lang 40 bleiben kann.

Der große prophylaktische Wert ausreichender Bewegung, z. B. durch Sport, wird dadurch noch deutlich unterstrichen, daß bei nicht körperlich tätigen Personen zwischen 56 und 60 Jahren Blutdruckwerte über 200 mm Hg mehr als 7mal so häufig auftreten (Weiss 1949) wie bei körperlich Tätigen.

Eine positive Beeinflussung des Blutdrucks ist aber nur durch ein adäquates Ausdauertraining zu erreichen. Ausgesprochene Kraft-

<table>
<tr><th>Minimalprogramm</th><th>Wünschenswertes Kombinationsprogramm</th><th>Erweitertes Kombinationsprogramm</th><th>Optimalprogramm</th></tr>
<tr><td>Tägliche Intensivgymnastik 12 Übungen 6 min (in drei Steigerungsstufen)</td><td>Tägliche Intensivgymnastik 12 Übungen 6 min (in drei Steigerungsstufen)</td><td>Tägliche Intensivgymnastik 12 Übungen 6 min (in drei Steigerungsstufen)</td><td>Tägliche Intensivgymnastik 12 Übungen 6 min (in drei Steigerungsstufen)</td></tr>
<tr><td rowspan="3"></td><td rowspan="3">2mal wöchentlich sportliches Training mit Dauercharakter 1. Woche 50% der Maximalbelastung 2 oder 3 weitere Wochen 60% nach etwa 4 Wochen 70%</td><td>2mal wöchentlich sportliches Training mit Dauercharakter 1. Woche 50% der Maximalbelastung 2 oder 3 weitere Wochen 60% nach etwa 4 Wochen 70%</td><td>2mal wöchentlich sportliches Training mit Dauercharakter 1.Woche etwa 50% der Maximalbelastung 2.Woche etwa 60% ab 3. Woche 70%</td></tr>
<tr><td rowspan="2">Am Wochenende sportliches Wandern, Radfahren oder Skiwandern</td><td>Am Wochenende sportliches Wandern, Radfahren oder Skiwandern</td></tr>
<tr><td>1mal wöchentlich Sportstunde „im Kollektiv“</td></tr>
</table>

Abb. 22. Trainingsaufbau für ältere Menschen im Gesundheitssport (Strauzenberg 1977)

übungen, die mit einem stärkeren Preßmoment verbunden sind, führen zu nicht unbeträchtlichen Blutdrucksteigerungen, die vor allem bei einem älteren Hypertoniker in Hinblick auf eine Apoplexie gefährlich werden können. Dies gilt besonders auch für die immer noch beliebten Liegestütze in einer Seniorengymnastik. Wenn schon bei 20jährigen Normotonen schnelle Liegestütze zu systolischen Blutdruckwerten von über 250 mm Hg und diastolischen von 150 mm Hg führen (Abb. 24 nach Rost und Hollmann 1976), dann sind solche Übungen für Ältere absolut kontraindiziert. Das gleiche gilt auch für Übungen mit Hanteln, Expandern und ähnliche gleich belastende Anstrengungen im Alltag.

Die entscheidende objektive Größe, die die Effektivität der cardiopulmonalen Funktion am besten charakterisiert und die Muskelfunk-

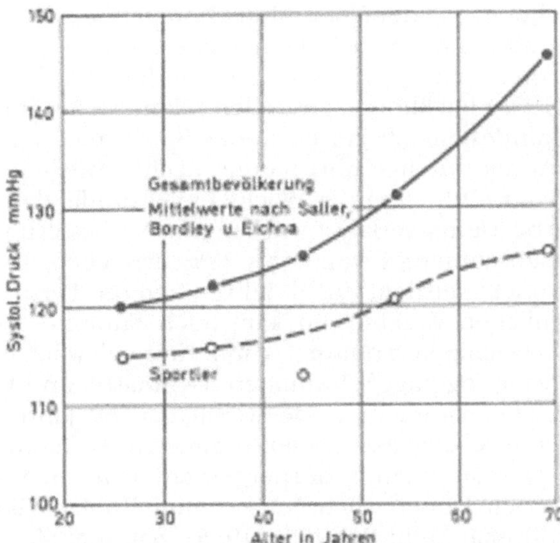

Abb. 23. Systolischer Blutdruck verschiedener Altersstufen der Gesamtbevölkerung und bei trainierten Sportlern (Mittelwerte nach Saller et al. 1956)

tion sowie letztlich auch die Gehirnfunktion limitiert, ist die aerobe Kapazität, die maximale Sauerstoffaufnahme. Nach Untersuchungen von Hollmann (1963) zeigen gleichaltrige Sporttreibende gegen Ende des 6. Lebensjahrzehnts mit 2600 ml aerober Kapazität gegenüber Nichtsporttreibenden mit 2100 ml einen hochsignifikanten Unterschied. Während die Sporttreibenden im Laufe von $1^1/_2$ Jahrzehnten jenseits des 40. Lebensjahres nur 9,6 % ihres maximalen Sauerstoffaufnahmevermögens verlieren, beträgt die Abnahme bei den körperlich Inaktiven bereits 30,8 %.

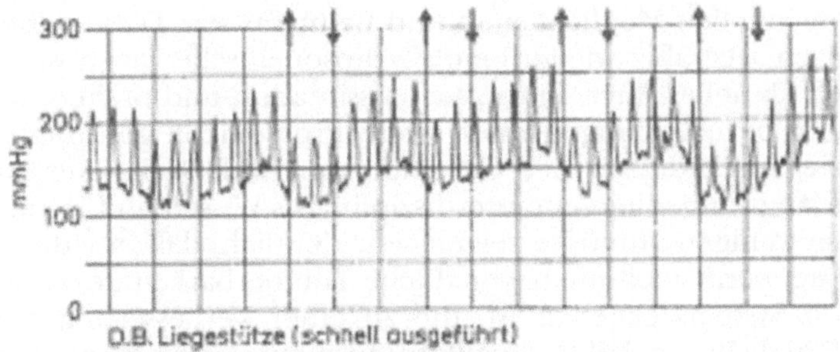

Abb. 24. Blutdruckverhalten bei schnell durchgeführten Liegestützen von 20jährigen Normotonikern (Rost und Hollmann 1976)

Die Vorstellung, daß der ältere Mensch wegen seines alten Herzens nicht mehr trainierbar ist und nicht mehr trainieren soll, ist durch zahlreiche Untersuchungen eindeutig widerlegt worden. So konnte z. B. Liesen (1975) bei klinisch gesunden Männern im Alter von 55 bis 70, die seit mindestens 20 Jahren weder Sport noch entsprechende körperliche Arbeit durchgeführt hatten, nach 10wöchigem Training, bei dem drei- bis fünfmal in der Woche eine Stunde, davon 40 Minuten Ausdauerbelastung verlangt wurde, eine Verbesserung der maximalen Sauerstoffaufnahme von 9 bis 17% erreichen. Das bedeutet, daß Werte erreicht wurden, die 20 Jahre jüngeren Personen entsprechen. Zu ähnlichen Ergebnissen kam auch Suominen (1977), der nach einem 8wöchigen Training – mit fünfmal wöchentlich einer Stunde Wandern, Jogging, Schwimmen, Gymnastik und Ballspielen – bei 26 gesunden männlichen und weiblichen 69 Jahre alten Rentnern eine Verbesserung der mittleren Sauerstoffaufnahme von 27,9 auf 31,2 ml pro Kilogramm Körpergewicht erreichen konnte. Zu ähnlichen Werten kamen auch Nöcker und Böhlau 1956, Matejew et al. (1965), Roskam und Reindell (1965), Saltin et al. (1969), Hollmann (1973), Hollmann und Liesen (1973), Berg et al. (1986) und viele andere. Bachl (1983) fand bei über 70 Jahre alten Seniorenradrennfahrern sogar Kreislaufwerte, wie sie normalerweise 30 Jahre jüngere Gesunde aufzuweisen haben. Solche hochleistungsfähige ältere Menschen sind aber nicht nur das Ergebnis eines konsequenten Trainings, sondern stellen sicher auch eine gewisse genetische Auslese dar.

Allerdings ist im 8. Lebensjahrzehnt sehr oft ein Leistungsknick vorhanden, der zum Unterschied zum 5. und 6. Jahrzehnt (Ries 1969, Liesen 1977; Hollmann 1973, 1975 u. v. a.) auch durch Training nur wenig beeinflußbar ist. Dies wirft die Frage auf, wo die Grenzen für ein Training liegen, das prophylaktisch noch sinnvoll ist. Ein solches hat sich keinesfalls an jener physiopathologischen Grenze zu orientieren, wie sie für den Leistungssport gilt (Prokop 1993), sondern nur an den individuellen Möglichkeiten und Bedürfnissen. Diese richtig einzuschätzen setzt aber wieder eine psychosomatische Diagnose voraus, die auch aktuelles Alter, Beruf, Lebenssituation und praktische Möglichkeiten berücksichtigen muß. Diese Problematik geht damit weit über die Zuständigkeit des Gerontologen und Geriatrikers hinaus und verlangt unbedingt ein interdisziplinäres Wissen und Denken.

Diese wenigen Hinweise zeigen sehr deutlich, daß in jeder Altersstufe eine, wenn auch unterschiedliche Trainierbarkeit des cardiopulmonalen Systems gegeben ist, die zu einer Verbesserung der Leistungsfähigkeit und Lebensqualität und nicht zuletzt damit auch zur Prophylaxe vorzeitiger Alternserscheinungen genützt werden sollte. Auf die Bedeutung von Bewegung und Sport im Rahmen rehabilitativer Maßnahmen bei geriatrischen cardiopulmonalen Patienten, wodurch dem krankheitsbedingten vorzeitigen Altern und frühen Sterben vorgebeugt werden kann, soll hier nicht näher eingegangen werden. Von der hierzu einschlägigen umfangreichen Literatur seien nur einige wesentliche Schriften erwähnt: Prokop und Slapak (1958), Reindell et al. (1960), Halhuber und Milz (1972), Kellerman und Denolin (1972), Lubich und Venerando (1980), Gossner (1983), Prokop und Bachl (1984), Stippig et al. (1984), Berg et al. (1986). Eine Prophylaxe vorzeitiger funktioneller oder histologischer Alterserscheinungen am cardiovasculären System muß berücksichtigen, daß Veränderungen, die das biologische Alter vorverlegen, auch durch Systemerkrankungen ausgelöst werden können. Dazu zählen nicht nur myocard- und klappenschädigende Infekte, sondern auch die klassischen Risikofaktoren für das Herz: Übergewicht, Hypertonie, Nikotin, hoher Streß und Diabetes. Das bedeutet, daß eine kreislaufwirksame Prophylaxe eine sehr komplexe Aufgabe ist und weit über den Rahmen spezifischer funktioneller Anpassungsmethoden, wie z. B. Ausdauertraining, hinausgehen muß. In vielen Fällen wird nach entsprechender Diagnosestellung auch eine medikamentöse Therapie zur Reduzierung möglicher pathogener Entwicklungen, durch die immer das biologische Alter vorverlegt wird, notwendig sein. Entscheidend ist hierbei jedoch die adäquate Dosierung, was besonders für die leistungseinschränkenden Betarezeptorenblocker gilt. Außerdem sind alle medizinischen Bemühungen ohne eine selbstkritische Einsicht in die eigenen Probleme und die unbedingt nötige Compliance mit dem Arzt oder Psychotherapeuten wenig erfolgreich. Daher werden auch manchmal mentale Methoden, z. B. autogenes Training (Schultz 1964), sinnvoll sein, die über ein erlernbares Biofeedback Erfahrung und Informationen über den eigenen Körper ermöglichen. Voraussetzung dafür sind nicht nur ein gewisses Intelligenzniveau, sondern auch eine psychologisch individuell angepaßte Einführung durch Arzt und Psychologen. Allerdings sind auf diesem Gebiet leider viele, aber oft recht geschäftstüchtige Scharlatane tätig, darunter leider auch Ärzte, die die verständliche Angst des Menschen vor den Problemen des Alters geschickt auszunützen verstehen.

Die Zusammenarbeit zwischen Arzt und Psychologen ist deswegen manchmal nicht optimal, weil jeder von beiden gerne der große und erfolgreiche Therapeut sein will. Nicht so selten liegt der Grund für eine unterschwellige Rivalität sogar im Kampf um das bessere Honorar. Das Problem der mangelnden Compliance liegt erfahrungsgemäß außerdem oft darin, daß der Arzt zuwenig von der angewandten Psychologie und der Psychologe zuwenig von der Medizin versteht, wodurch sich beide in ihren Intentionen nicht verstehen können. Bewußt oder unbewußt spielt der zu betreuende Alte dann, wie Erfahrungen in Altenheimen zeigen, Arzt und Psychologen gegeneinander aus. Dazu kommt, daß durch die Flüsterpropaganda in solchen Heimen bei den mißtrauischen Alten eine kontraproduktive Unsicherheit erzeugt wird.

5.3 Bewegungsapparat

5.3.1 Normale Alterungsvorgänge des passiven Bewegungsapparates

An keinem anderen Gewebe des Körpers sind degenerative Alterungsveränderungen so deutlich ausgeprägt, wie am Binde- und Stützgewebe des passiven Bewegungsapparates (Cotta et al. 1985). Das berechtigt die Aussage, daß der Mensch so alt ist wie seine Bindegewebe. Die Qualität und damit auch die Beanspruchbarkeit der Bindegewebe des Bewegungsapparates sind allerdings weitgehend genetisch vorgegeben. Bei vorzeitigen Abnützungserscheinungen am Skelett, die ätiologisch nicht zu erklären sind, hat man sich daher angewöhnt von Bindegewebsschwächlingen zu sprechen. Der so vorgegebene Einfluß genetischer Faktoren auf Altersveränderungen am Skelett zeigt sich, wenn man von genetischen Prägeriesyndromen, wie z. B. dem Wernersyndrom (Witkowski-Prokop 1983) absieht, besonders nach dem 60. Lebensjahr. Da Knochen- und Knorpelgewebe bradytroph sind, sind sie sekundär auch von der altersbedingten allgemeinen Durchblutungsverminderung noch zusätzlich betroffen. Die Atrophie des Knochens wird dadurch noch weiter gefördert, daß durch den Bewegungsmangel sowohl der Muskelzug am Knochen als auch die Gewichtsbelastung als knochenbildende Reize wegfallen. Daß Immobilisation das Festigkeits- und Elastizitätsverhalten des Knochens negativ beeinflußt und langzeitige Inaktivität zu irreversiblen Veränderungen des Skeletts führen kann, ist mehrfach bewiesen (Heymann 1967; Wagner 1967; Lütticke 1968). Damit ist aber die Schwächung des Knochens sehr oft nicht ein unabwendbares Schicksal, sondern Selbstverschulden.

Die „physiologische" Atrophie des alten Knochens ergibt sich durch die im Alter abnehmende Tätigkeit der Osteoblasten. Diese führt nicht nur zum Dünnerwerden der Korticalis, sondern auch der Spongiosabälckchen (Euler 1940), wodurch der Spongiosaraum erweitert (Heinrich 1941) wird. Außerdem verschiebt sich das Verhältnis Kompakta zu Spongiosa (Blüthgen 1942). Die osteoporotische Entkalkung des Knochens, die sich sehr deutlich im Röntgenbild erkennen läßt, hängt mit dem Verlust von Kalk und Phosphorsäure zusammen, dessen Ursache nicht völlig geklärt ist. Zweifellos spielt aber der Mangel an Belastungsreizen durch Druck und Muskelzug eine gewisse Rolle, besonders wenn er durch Bewegungsmangel schon in den jüngeren Jahren gegeben ist. Eine gewisse pathogenetische Besonderheit der Alten ist ein leichter Hyperparathyreoidismus, der auf relativ niedrige Kalzium- und 25-Hydroxy-cholecalciferol-Spiegel im Blut bezogen wird (Ringe 1995). Die Ursache sind nicht nur der Mangel an Kalzium- und Vitamin D-Zufuhr, sondern auch eine Verschlechterung der enteralen Resorption und ungenügende Sonnenexposition. In manchen Fällen spielt sicher noch eine gewisse alimentäre Osteopathie mit, die Bürger (1965) als „Hunger-Osteoporose" bezeichnet hat und die sich an den erniedrigten Kalzium-, Phosphor- und Eiweißwerten im Blut (Klotzbücher und Dalicho 1948) erkennen läßt. Die Entkalkung als Altersschicksal des Knochens zeigt sich auch in der Abnahme des spezifischen Gewichtes des Knochens, wie u. a. von Hartl und Burkhardt (1952) an der Schädelkalotte bewiesen werden konnte. Die Folge dieser so verringerten statischen und dynamischen Belastbarkeit erklärt die besondere Frakturdisposition des älteren Menschen, die sich vom ersten bis zum achten Lebensjahrzehnt verdreifacht (Bruns 1957). Durch die verringerte Belastbarkeit des Knochens ergibt sich eine gewisse Verformbarkeit der Knochen mit schwächerer Kortikalis, die dann z. B. bei der Wirbelsäule zu einer Verstärkung der physiologischen Krümmungen im Sinne einer Alterskyphose führt. Typisch ist auch die Abnahme des Schenkelhals-Neigungswinkels von etwa 10 Grad, die bei der Frau etwas stärker ist (Blüthgen 1942).

Die deutlichsten Veränderungen von den bradytrophen Geweben des Bewegungsapparates zeigt der Knorpel. Besonders auffallend sind die Veränderungen der Mukopolysaccharide (Loewi 1953; Leppelmann 1959; Mathews und Aglagov 1966; Platt und Dorn 1968 u. v. a.). Auch in den zellulären Strukturen zeigen sich Veränderungen, z. B. am Golgi-Apparat, den Zellkernen und in den Fermentaktivitäten (Silberberg und Lesker 1971). Durch die für viele andere Gewebe auch typische Abnahme des Wassergehaltes – die Wasserverarmung des Organismus durch Verminderung der Interzellulärflüssigkeit erreicht im höheren Lebensalter bis zu 10% des Körpergewichtes (Edelmann et al. 1952) – reduziert sich auch die Dicke des Gelenksknorpels. Nach Cotta (1979) sind folgende Veränderungen für die Alterungsprozesse der Gelenksknorpel typisch : Verlängerung der Diffusionsstrecke, Verdichtung der Transitstrecke, Kapillarschäden, Schrumpfung der stoffwechselaktiven Synovialfläche und Veränderung der Zusammensetzung der Knorpel durch Reduktion der Chondrozyten.

Besonders charakteristisch sind die stoffwechselbedingten Veränderungen an den Zwischenwirbelscheiben. So findet man unter anderem mit zunehmendem Alter einen Chondroitinsulfatschwund, während der Keratinsulfatgehalt ansteigt (Buddecke und Sziegoleit 1964). Durch den Anstieg des Kollagengehalts und Änderungen in der Grundsubstanz nimmt die Trockensubstanz des Nucleus pulposus und des Anulus fibrosus zu. Verschiedene weitere qualitative und quantitative Änderungen des Proteoglycanmusters sind wahrscheinlich für die Abnahme des Wassergehaltes der Bandscheiben verantwortlich. Alle diese Veränderungen wirken sich auf die Höhe der Bandscheiben aus. Die sich daraus ergebenden Funktionsänderungen und die Verringerung der elastischen Beanspruchbarkeit führen sekundär über die andere Statik zu vielen alterstypischen Knochenveränderungen. Die damit auch im Zusammenhang stehende Abnahme der Körperlänge beträgt bis zum 70. Lebensjahr 2 bis 3 cm und macht bis zu 3% der Maximalgröße aus. Im Gegensatz zur Entkalkung des Knochens steigt der Kalkgehalt des Knorpels besonders ab dem 4. und 5. Lebensjahrzehnt sehr deutlich an (Bürger 1965). Die damit entstehende Verknöcherung des Rippenknorpels, dessen Gehalt an Cholesterin auch sehr deutlich zunimmt, ist bei den Männern fast doppelt so ausgeprägt wie bei den Frauen. Für den besseren Erhalt der Elastizität der weiblichen Rippenknorpel ist wahrscheinlich die mit der stärkeren Brustatmung der Frauen verbundene stärkere laufende Verformung mitverantwortlich. Die sich aus der zunehmenden Starre des Thorax ergebende Einschränkung der Atemexkursionen ist mit ein Grund für die Verminderung der Vitalkapazität und des maximalen Atemvolumens, des Atemgrenzwertes.

Zu den bradytrophen Geweben, die besonders deutliche Altersveränderungen zeigen, gehören auch die Zähne, die wie kaum ein anderes Gewebe mechanisch bedingte Verbrauchserscheinungen aufweisen. Da sie keine Gefäße haben und ihre Ernährung über die Diffusion durch die Dentinspalten erfolgt, werden sie sehr von der Art der im Mund befindlichen Nahrung beeinflußt. Der Zahn macht das Schicksal aller bradytrophen Gewebe besonders deutlich mit. So kommt es zu Kalkablagerungen, Einlagerungen von Pigmenten, die zu einer Gelbfärbung führen, und einer mechanischen Abnützung der Kauflächen. Letztere gilt in der Landwirtschaft, z. B. beim Pferdekauf, als verläßliches Kriterium für das chronologische Alter. Beim Menschen eignet sich die Beurteilung des Gebisses nicht besonders für die Altersbestimmung, weil dieses individuell sehr verschieden und oft sehr früh verbraucht ist. Durch die Zunahme von Paradentose und Karies, durch unphysiologische Ernährung und mangelnde Pflege hat im 7. Lebensjahrzehnt bestenfalls nur noch ein Drittel der Menschen gesunde Zähne. Bedenkt man welchen großen pathogenen Einfluß krankhafte, im besonderen beherdete Zähne auf Lebensqualität und Lebenserwartung haben können, dann bekommt die Sorge um gesunde Zähne einen besonderen prophylaktischen Wert.

5.3.2 Normale Alterungsvorgänge der Muskulatur

Mit fortschreitendem Alter kommt es zu einer deutlichen Verringerung der Muskelkraft. Diese verläuft nicht für alle Muskeln gleich. Sie ist am deutlichsten bei den Beugemuskeln des Unterarms und jenen Muskeln, die den Körper aufrichten, während die Handkraft relativ besser erhalten bleibt (Ufland 1933). Die Abnahme der Muskelkraft beginnt langsam meist um das 30. Lebensjahr und wird im 5. Lebensjahrzehnt immer deutlicher. Ein 65jähriger weist nur noch eine Kraft auf, die rund 75% der des 20- bis 30jährigen entspricht (Hollmann und Hettinger 1980). Die Verringerung der Muskelkraft im Alter ist bei den Frauen mit Ausnahme der Handkraft (Petrofsky et al. 1975; Petrofsky, Burde und Lind 1975) überraschenderweise relativ geringer als bei den Männern (Abb. 25, nach Ries 1972).

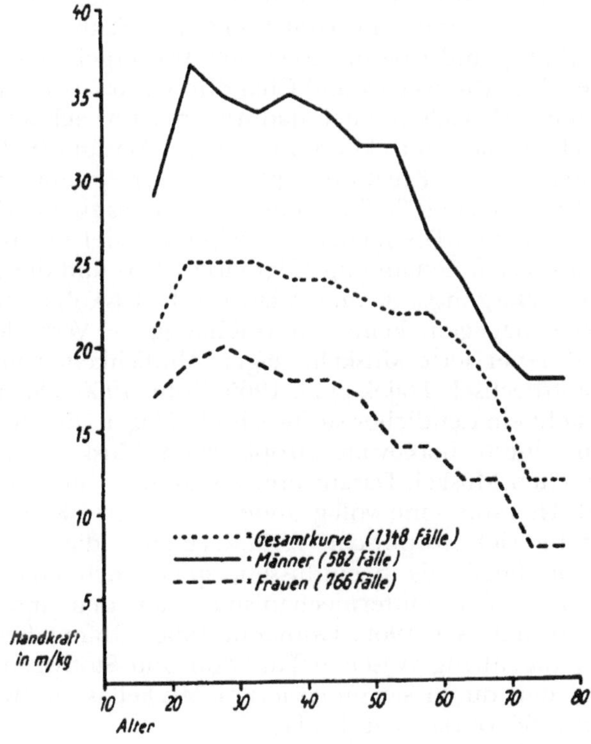

Abb. 25. Abhängigkeit der Handkraft nach Alter und Geschlecht (nach Ries 1972)

Die Ursache liegt primär in der Reduzierung der Muskelmasse, die vom 20. bis zum 70. Lebensjahr etwa um ein Drittel abnimmt. Dazu kommt eine schlechtere Trainierbarkeit der Skelettmuskulatur (Hettinger 1968). Die Atrophie der Muskulatur hinkt dabei der Abnahme der Muskelkraft nach, was für strukturelle Veränderungen im Muskel spricht. Diese betreffen nicht die Muskelfibrillen, sondern die ganzen Muskelfasern. Dabei kommt es nicht nur zu einer Abnahme der Zahl der Muskelzellen, sondern es ändert sich auch deren Zusammensetzung durch Reduktion der Fibrillen bei gleichzeitiger Vermehrung der Zellkerne durch amitotische Teilungen(Drahota und Gutmann 1962). Die Verringerung der elastischen Elemente führt zu einer Abnahme der Dehnbarkeit und damit zu einer zunehmenden Disposition zu Zerrungen und Muskelrissen. Solche ergeben sich bei plötzlichen kraftvoll durchgeführten Bewegungen, besonders wenn sie mit Fehlkoordinationen verbunden sind, wie z. B. beim unerwarteten Ausrutschen. Diese Verletzungsdisposition wird durch die Abnahme des Muskeltonus im höheren Alter (Mitolo 1964) noch gefördert. Die Abnahme der Muskelkraft geht parallel mit einer Reduktion des Kaliumgehaltes (Judge und Cowan 1971), des Wassergehaltes, der Proteine und der RNA (Skrivasava und Chaudhrry 1969). Der Stoffwechsel des alternden Muskels ist auch dadurch gekennzeichnet, daß der Bedarf an ATP für die Kontraktion höher liegt (Matsuki 1966) und es zu einer Abnahme der Kreatinphosphatreserven kommt. Während die ATP im Alter um rund 35% abnimmt, kommt es zu einer Vermehrung von ADP bis zum Dreifachen. Sie hängt mit der im zunehmenden Alter reduzierten Zellatmung (Margaria 1966) und der reduzierten Sauerstoffversorgung zusammen. Die für die Glykolyse zuständige Aldolase zeigt dagegen keine altersabhängigen Veränderungen. Alternde und denervierte Muskeln zeigen Ähnlichkeiten im katabolen Proteinstoffwechsel (Hajek et al. 1965; Kohn 1966; Florini 1969). Dagegen besteht ein deutlicher stoffwechselmäßiger Unterschied zwischen einem durch Inaktivität atrophischen Muskel und einem altersatrophischen Muskel. Daraus ergibt sich auch hinsichtlich Prophylaxe und Therapie eine völlig andere Prognose. Eine entscheidende Rolle für viele trophische Veränderungen, die im Alter die Muskelfunktion ungünstig beeinflussen, spielt auch eine Störung der cholinergen Transmittermechanismen an den motorischen Endplatten (Veruhratsky 1969; Gutmann 1966). Damit besteht ein direkter Zusammenhang zwischen Funktion und Stoffwechsel eines Neurons und den durch sie innervierten Muskelfasern (Kugelberg und Edström 1968; Burke et al. 1971).

Die anatomischen und funktionellen Veränderungen im alternden Muskel reduzieren nicht nur die Muskelkraft, sondern vermindern auch die Arbeitsökonomie und ändern den Bewegungstypus. Die

Altersmotorik, die sich durch geringen Bewegungsumfang und das Fehlen von Kombinationsbewegungen (Buytendijk 1956) ausdrückt, ermöglicht für ein geübtes Auge eine relativ genaue Einschätzung des Alters. Die geänderte Motorik kommt dabei in vielen Bewegungen, nicht zuletzt auch im typischen Gang des älteren Menschen zum Ausdruck. Die altersbedingten Änderungen im Bewegungsablauf sind aber nur zum Teil rein muskulär bedingt, sondern entscheidend durch Funktionsänderungen im pyramidalen und extrapyramidalen System gegeben. Diese sind auch dafür verantwortlich, daß der Neuerwerb von Geschicklichkeitsleistungen im höheren Alter schwieriger wird. Das gilt auch für bestimmte berufliche, vor allem manuelle Leistungen. So nimmt die Schnelligkeit und Sicherheit der Bewegungen immer mehr ab (Bürger und Knobloch 1956), und nach Untersuchungen von Linger (1948) reduziert sich die Handfertigkeit bei Handarbeitern sogar schon mit 30 Jahren. Diesen Altersveränderungen durch Training vorzubeugen, ist allerdings nur sehr beschränkt möglich (Hettinger 1958). Schließlich kommt sehr oft noch ein mehr oder weniger deutlicher Intentionstremor dazu, der die Feinkoordination und Genauigkeit beeinträchtigt. Ein objektives Kriterium für die motorischen Funktionen der Hand ist sicher die Handschrift, die allerdings entscheidend auch durch tiefenpsychologische Eigenschaften eines Menschen mitbestimmt wird. Bürger (1965) spricht sogar von der Biomorphose der Handschrift eines Menschen, die aber nicht immer ein verläßliches Symptom der Altersbestimmung darstellt.

5.3.3 Möglichkeiten zur Verzögerung von Altersveränderungen am Bewegungsapparat

Bewegung ist eine unverzichtbare Voraussetzung für das Leben. Daher kommt dem Bewegungsapparat im Leben eines Menschen im Hinblick auf seine gesamte psychosomatische Entwicklung eine zentrale Funktion zu. Bewegungsmangel bedeutet durch seine direkten und indirekten Auswirkungen auf alle Organsysteme Funktionsverlust, Abbau und Krankheit (Osolin 1961; Hollmann 1965; Winter 1977; Prokop und Bachl 1984 u. v. a.). Dafür haben Kraus und Raab (1964) den Begriff der „hypokinetic diseases" geprägt. Bewegung ist daher besonders für den alternden Menschen der vielleicht wichtigste Reiz zur Erhaltung seiner Organfunktionen. Diese bestimmen letztlich nicht nur seine Leistungsfähigkeit in Beruf, Alltag und Familie, sondern gewährleisten auch seine Lebensqualität. Bewegung ist damit ein wesentlicher prophylaktischer Faktor, der sowohl das chronologische Alter und damit die Lebenserwartung, als auch das biologische Alter beeinflußt.

Der Bewegungsbedarf ist entsprechend den sehr unterschiedlichen konstitutionellen und konditionellen physischen und psychischen Eigenschaften eines Menschen großen individuellen Schwankungen unterworfen. Da der objektive Bewegungsbedarf und das subjektive Bewegungsbedürfnis sich im Alter sehr oft nicht decken, resultiert meist ein deutliches Bewegungsdefizit, durch das sich auch das Bild der Gesamtmotorik typisch verändert. Die Bewegungen, besonders ab dem 75. Lebensjahr (Böger-Kanowski 1982; Shepard 1987), werden langsamer, unpräziser, unsicherer, unbeholfener, ausdrucksärmer und verlieren an Spontaneität, was besonders im Gehen und vielen Alltagsbewegungen in Form einer Altersdyspraxie (Kiphard 1983) unterschiedlich deutlich zum Ausdruck kommt. Daß damit die anderen Organsysteme funktionell in Mitleidenschaft gezogen werden ist naheliegend. Durch ein entsprechendes Anforderungsprofil und Training können diese motorischen Altersveränderungen aber deutlich hinausgeschoben werden.

Im Hinblick auf prophylaktische Aspekte von vorzeitigen Alterserscheinungen kommt den fünf motorischen Grundeigenschaften, die man besser als motorische Hauptbeanspruchungsformen bezeichnet (Hollmann-Hettinger 1980), je nach Ausgangssituation, eine recht unterschiedliche Bedeutung zu. Kraft, Schnelligkeit, Ausdauer, Koordination und Flexibilität mit ihren Unterformen (Abb. 26 nach Hollmann 1967) haben unterschiedliche psychische Voraussetzungen und biologische Auswirkungen.

Kraft, Schnelligkeit und Ausdauer gelten dabei als die klassischen, Koordination und Flexibilität als die selektiven motorischen Beanspruchungsformen. Erstere Fähigkeiten werden entscheidend durch das Verteilungsmuster der Fasertypen (Hettinger 1983) bestimmt. Die physiologische Bedeutung und der prophylaktische Wert der motorischen Beanspruchungsformen für den älteren Menschen ist recht unterschiedlich. Quoad vitam steht in der Wertigkeitskala an der Spitze die Ausdauer, gefolgt etwa gleichwertig von Kraft und Flexibilität. Am Ende der Skala steht die Schnelligkeit, nicht zuletzt auch wegen der größeren Verletzungsrisken der im Alter qualitativ veränderten Muskeln und Sehnen.

Die Muskelausdauer, die eine bestimmte Leistung über längere Zeit durchzuhalten ermöglicht, ist abhängig vom Ermüdungsgeschehen. Dieses ist wiederum eine Funktion der durchblutungsbedingten Sauerstoffversorgung des Muskels. Da die Sauerstoffversorgung durch die Förderleistung des Herzens gegeben ist, hängt die Ausdauer, wenn man von der Histologie der Muskelfasern und dem Ausdauerwillen des einzelnen Menschen absieht, von der Herzfunktion ab. Da die willensmäßig erzwungene Ausdauerleistung die Herzarbeit über längere Zeit hochhält, stellt die Ausdauerleistung ein echtes Herztrai-

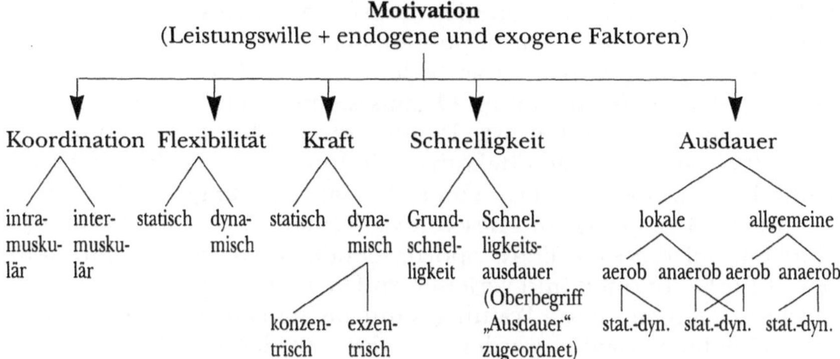

Abb. 26. Grundschema der motorischen Beanspruchungsformen (nach Hollmann 1967)

ning dar. Damit kann aber dem – durch den Bewegungsmangel beim älteren Menschen sich einstellenden – Abbau der cardiopulmonalen Leistung entgegengewirkt werden. Eine prophylaktisch wirksame Ausdauerbelastung im Sinne eines Trainings ist umso effektvoller, je größer die arbeitende Muskelmasse ist. Ein Ausdauertraining ökonomisiert nicht nur die Herzarbeit, sondern führt auch bei der arbeitenden Muskulatur durch eine sich nach einiger Zeit einstellende bessere Kapillarisierung (Brodal et al. 1977) zu einer Verbesserung des gesamten Stoffwechselgeschehens. Diese spiegelt sich im Laktatverhalten wider, womit der Blutlaktatspiegel wiederum zu einem Maßstab für die Sinnhaftigkeit und Effektivität eines Ausdauertrainings wird. Die Belastung soll dabei so gewählt werden, daß die Laktatproduktion und der Laktatabbau in einem Stoffwechselgleichgewicht bleiben und es nicht durch Überproduktion der Milchsäure zu einer Acidose kommt. Diese bedeutet aber Leistungseinschränkung durch die damit verbundene Ermüdung. Die Grenze, von der ab die Ermüdung beginnt, spielt als Dauerleistungsgrenze bzw. als anaerobe Schwelle (Hollmann 1961; Keul et al. 1979; Hollmann und Hettinger 1980; Bachl 1981; Pansold et al. 1982; Bachl und Prokop 1984 u. v. a.) beim Ausdauertraining eine ganz wesentliche Rolle. Sie liegt bei einer Blutlaktatkonzentration von etwa 4 mmol/l. Wird die bei der anaeroben Schwelle festgestellte Herzfrequenz nicht überschritten, kann die Leistung ohne Ermüdung lange Zeit durchgehalten werden. Für gewöhnlich deckt sich die im Leistungstest über die Laktatbestimmung erhobene Frequenz in etwa mit jener Herzfrequenz, wie sie als notwendiger Reiz für die Erhaltung der cardialen Leistungsfähigkeit bereits angegeben wurde (Strauzenberg 1979 u. a.). Das heißt, sie liegt im Durchschnitt als Faustregel bei 180 minus dem Lebensalter.

In Hinblick auf die Ausdauerleistungsfähigkeit besteht damit zwischen Muskulatur und cardiopulmonalem System eine ganz enge funktionelle Abhängigkeit. Das bedeutet aber gleichzeitig, daß bei einer Funktionsstörung eines Organsystems auch das andere leistungsmäßig mitbetroffen ist. Damit kommt der Feststellung der Gesundheit und normalen Belastbarkeit durch leistungsdiagnostische Methoden für den Erwerb einer Ausdauerleistungsfähigkeit eine besondere Bedeutung zu. Beschwerdefreiheit und gute Leistungsfähigkeit, auf die sich ältere Sportreibende oft verlassen, sind kein Beweis für Gesundheit und verleiten zu Übertreibungen.

Dieses „gemeinsame" Training kann im sportlichen Bereich sehr unterschiedlich gestaltet werden. Die dazu für den älteren Menschen anzuwendenden Trainingsmethoden, Trainingsmittel und Belastungskomponenten unterscheiden sich im Prinzip nur unwesentlich von jenen, wie sie im Leistungssport üblich sind. Diese wurden praxisrelevant vielfach dargestellt (Letzelter 1979; Harre 1982; Weineck 1987; Lang 1992 u. v. a.). Laufen und rasches Gehen sind für jeden älteren Menschen die optimal trainierenden körperlichen Aktivitäten. Vom Dauerlauf in Form des Joggings ist nur dann abzuraten, wenn orthopädische Kontraindikationen bestehen. Solche sind z. B. gegeben bei schwereren arthrotischen Veränderungen in den Beingelenken und der Wirbelsäule oder Fehlbildungen und pathologischen Achsenstellungen der Beine. Geringere Abnützungserscheinungen, wie sie fast die Hälfte aller über 60jährigen aufweisen, stellen, wenn sie beschwerdefrei sind und kein größeres Übergewicht vorliegt, keine Gegenanzeige für ein adäquates Lauftraining dar. Ebenso wie Laufen fördern Radfahren, Skilanglauf, Schwimmen, Rudern und Bergwandern, so die notwendigen Herzfrequenzen erreicht werden, die Ausdauerleistungsfähigkeit. Bedingt geeignet wegen der Verletzungsgefahr sind gewisse Spiele. Bei Tennis kommt es sehr darauf an, was an Können und Erfahrung schon mitgebracht wird. In allen Fällen sollten Dauer und Intensität der muskulären Belastung auf die jeweilige klimatische Situation, wie Sonne und Hitze, abgestimmt sein. Außerdem ist ein ausreichendes Aufwärmen, evtl. auch mit einfachen Dehnungsübungen, notwendig. Damit wird nicht nur einer vorzeitigen Ermüdung, sondern auch Muskel- und Sehnenverletzungen vorgebeugt, für die ältere Menschen besonders anfällig sind.

Den schicksalhaften altersbedingten Kraftverlust zu reduzieren, bedeutet aber auch einem Funktionsverlust im Alltag, problematischen Fehlleistungen und Verletzungen vorzubeugen. Der Krafteinsatz kann zu sehr unterschiedlichen Ergebnissen führen, die für den älteren Menschen nicht alle gleich sinn- und wertvoll sind. Bei der Kraft, die der Muskel bei der Anspannung entwickelt, muß daher unterschieden werden zwischen statischer Kraft, dynamischer Kraft und Kraftausdauer. Letztere sind mitbestimmend für die Schnelligkeit. Bei der statischen, auch isometrischen, Kraftbeanspruchung des Muskels bleibt die Muskellänge gleich. Sie bedeutet Haltearbeit, die bis zur Entwicklung der Maximalkraft führen kann. Bei der dynamischen Kraft ist zu unterscheiden zwischen positiv dynamischer Kraft und negativ dynamischer Kraft. Erstere ist mit einer Verkürzung der Muskellänge verbunden und führt zu einer mehr oder weniger großen widerstandsüberwindenden Bewegung, wie z. B. beim Laufen, Springen, Stoßen, Heben von Gewichten oder Arbeit an Schub- und Druckapparaten. Eine Sonderform der dynamischen Kraft ist die Schnellkraft, die Fähigkeit, in kürzester Zeit eine kraftvolle gezielte Bewegung durchzuführen. Sie hat für den älteren Menschen aus verschiedenen Gründen, nicht zuletzt wegen der größeren Verletzungsmöglichkeiten, geringere Bedeutung. Bei der negativ dynamischen Muskelbeanspruchung, die man auch als exzentrische Belastung bezeichnet, wird der kontrahierte Muskel passiv gedehnt. Diese nachgebende und bewegungsbremsende Kraft spielt z. B. beim Niederlegen eines Gewichtes eine Rolle. Besonders deutlich kommt dies beim Niedersprungtraining (Tschiene 1976) zum Ausdruck, das auch als Elastizitätstraining (Zanon 1975) oder plyometrisches Training (Weineck 1987) bezeichnet wird. Bei diesem muß das eigene Körpergewicht, evtl. noch mit zusätzlicher Gewichtsbelastung, bei einem Niedersprung aufgefangen werden. Diese Trainingsmethode ist wie auch jedes andere intensive Krafttraining, vor allem mit Hanteln, für ältere Menschen wegen der großen Verletzungsgefahr von Muskeln und Sehnen (Krahl 1973; Lang 1974; Franke 1977; Prokop et al. 1980 u. v. a.) völlig ungeeignet. Die Kraftausdauer, die Ermüdungswiderstandsfähigkeit des Organismus, ist für den älteren Menschen nur bedingt wichtig. Sie kann dynamisch und statisch sein, je nachdem, ob langdauernde kraftvolle Haltearbeit oder wiederholte Bewegungen gegen großen Widerstand durchgeführt werden. Sie führt rasch zur Ermüdung, weil bei Muskelanspannung bereits ab 20% der Maximalbelastung die Kapillaren zunehmend abgeklemmt werden, sodaß der Sauerstoffmangel rasch zur Ermüdung führt.

Einen Kraftzuwachs durch Muskelhypertrophie zu bekommen bzw. einen Kraftverlust durch Muskelatrophie zu verhindern, kann sowohl durch ein statisches wie dynamisches Krafttraining erreicht werden. Dies setzt eine Minimalbelastung voraus, die für beide Trainingsformen nicht unter einem Viertel der Maximalkraft liegen soll. Der optimale Trainingseffekt wird, wenn man von den besonderen Anforderungen in einigen Kraftsportarten absieht, meist bereits mit Kraftleistungen erzielt, die zwei Drittel der Maximalleistung ausmachen. Hinsichtlich der Dauer der erzwungenen Anspannung liegt beim statischen Training die Reizschwelle bei 20 bis 30% der maximalen Haltezeit. Übersteigt das zu bewältigende Gewicht 40% des Maximalgewichtes, dann spielt die Haltedauer keine Rolle mehr. Entscheidend sind dann die Wiederholungen der Muskelanspannungen, wobei schon 5 bis 6 kraftvolle Kontraktionen pro Tag die Kraftleistung des Muskels verbessern bzw. erhalten können. Größere statische Trainingsbelastungen sind für den älteren Menschen jedoch aus verschiedenen Gründen nicht sinnvoll. Kraftleistungen mit Gewichten und Hanteln sind wegen des damit notwendigerweise verbundenen kreislaufbelastenden Preßmoments problematisch. Durch die intrapulmonale Drucksteigerung kommt es unmittelbar nach Beendigung des Pressens zu einem Blutdruckanstieg, wie er auch für schnellere Liegestütze schon erwähnt wurde. Dieser stellt aber gerade bei den Hypertonikern ein echtes Infarkt- und Apoplexierisiko dar. Bei asthenischen Frauen mit hypotonen Regulationsstörungen besteht dagegen durch den mit dem verringerten Schlagvolumen verbundenen Abfall des systolischen Blutdrucks die Möglichkeit eines Kollapses. Außerdem wird damit der beim älteren Menschen schicksalhafte „physiologische" Trend zu emphysemartigen Veränderungen der Lunge noch verstärkt. Wenn mit Hanteln technisch nicht richtig gearbeitet wird, besteht zusätzlich noch die Gefahr, daß es bei plötzlichen, kraftvollen und ruckartigen Bewegungen durch Fehlkoordination zu akuten großen mechanischen Druckbelastungen der Zwischenwirbelscheiben kommt. Diese können wiederum zu einem Diskusprolaps mit allen seinen schwerwiegenden Folgen führen. Daher sollte ein Krafttraining älterer Menschen, wie es z. B. nach längerer krankheitsbedinger Immobilisierung notwendig wird, nur unter Anleitung eines Physikotherapeuten oder erfahrenen Sportlehrers erfolgen. Dies gilt insbesonders für ältere Frauen, da die weibliche Muskulatur nicht nur durch eine verringerte absolute Muskelkraft, sondern auch durch eine hormonell bedingte geringere Hypertrophiebereitschaft charakterisiert ist. Dabei ist bestimmten Muskelgebieten eine besondere Aufmerksamkeit zu widmen. So hat sich bei älteren Frauen sehr oft ein Training der Bauchmuskulatur als notwendig erwiesen. Dies ist vor allem dann notwendig, wenn durch Schwangerschaften und Übergewicht infolge passiver Überdehnung der Bauchdecke eine Schwäche der Bauchmuskulatur und damit eine Funktionsstörung der Bauchpresse eingetreten ist. Eine kräftige Bauchmuskulatur ist aber nicht nur die Voraussetzung für eine normale Darmfunktion, sondern auch für eine richtige Atmung und Körperhaltung. Das sind aber Funktionen, die das biologische Alter sehr entscheidend mitbestimmen, denn Kraftverlust bedeutet, nicht zuletzt durch die damit verbundene schlechtere Bewältigung von Alltagsproblemen, vorzeitiges Altern. Damit ist vorzeitiges Altern letztlich oft nur das Ergebnis mangelnden Trainings.

Ein prophylaktisches und leistungserhaltendes Muskeltraining sollte besonders rhythmische Bewegungen mit einem sinnvollen Wechsel von Anspannung und Entspannung enthalten. Dies wird unter anderem durch eine gezielte Gymnastik mit nicht zu massiv taktbetonter Musik erreicht. Eine solche hat sich im Seniorenturnen deswegen sehr bewährt, weil sie von den älteren Menschen auch akzeptiert wird. Das gleiche gilt für Tanzen, das auch die typischen Kontaktprobleme Älterer leichter zu überwinden hilft. Entspannende und vorsichtig dehnende Lockerungsübungen im Rahmen einer erwärmenden Gymnastik können die Alterssteifigkeit und zunehmende Unbeweglichkeit der Extremitäten deutlich verzögern. Leichte arthrotische Veränderungen in den Beingelenken stellen dabei keine Kontraindikation dar, sondern können eher ein Fortschreiten des Bewegungsverlustes einbremsen. Das gilt vor allem auch für adäquates Laufen (Scheibe et al. 1991) auf weichem Boden mit gut dämpfenden Sportschuhen. Das Problem der Akzeptanz eines solchen Übungsprogramms liegt nicht selten in der mangelnden Motivation (Weseloh 1990), die wiederum aus der Angst vor möglichen Schmerzen resultiert. Geeignete Übungen wirken sich auch auf schmerzhafte Verspannungen und Myogelosen, die die Beweglichkeit einschränken, günstig aus. Damit ist gleichzeitig eine Verbesserung der Beweglichkeit, der Flexibilität – und bis zu einem gewissen Grad – auch der Koordination gegeben. Bessere Flexibilität und Koordination bedeuten immer ein besseres biologisches Alter. Ein massiveres Kraftraining allein wirkt sich eher ungünstig aus, da Kraft und Koordination sich weitgehend ausschließen. Adäquate rhythmische Bewegungen der Beine stellen außerdem eine gewisse Vorbeugung gegen venöse Stauungen dar, wodurch wieder einer bestehenden, sehr oft genetisch bedingten Varizendisposition entgegenwirkt werden kann. Varizen beinhalten gerade bei älteren Menschen durch die Möglichkeit einer Venenentzündung und Thrombosenbildung immer das Risiko eines Lungeninfarktes mit all seinen negativen Auswirkungen auf Lebensqualität und Lebenserwartung. Da ein gewisser Kraftverlust im Alter ein „physiologischer" Vorgang ist, der letztlich auch der verminderten mechanischen Belastbarkeit des passiven Bewegungsapparates angepaßt ist, erhebt sich die Frage, wie weit eine mit anabolen Substanzen erreichte Muskelhypertrophie sinnvoll ist. Es ist keine Frage, daß bei verschiedenen pathologischen Veränderungen, einschließlich der Osteoporose Anabolika indiziert sind. Eine echte und sinnvolle Prophylaxe von normalen muskulären Alterserscheinungen bei sonst gesunden Menschen durch Anabolika im engeren Sinn, wie sie seit der Entwicklung des Methandienons (Dianabol) durch Fischer (1951) in großer Zahl zur Verfügung stehen, erscheint aber nicht gerechtfertigt. Dies nicht nur wegen der bekannten Schädigungsmöglichkeiten der Leber, sondern auch der pathologischen Veränderungen im Steroidstoffwechsel mit weitgehender Reduzierung der HDL (Fröhlich et al. 1989; Müller et al. 1989 u. a.). Dadurch wird aber die normale altersbedingte Coronarsklerose sehr beschleunigt und so die Herzinfarktdisposition stark erhöht. Über den prophylaktischen Wert von Testosterongaben, wie sie als notwendig erscheinen, allein zur Verbesserung der normalen Muskelleistung im Alter, gehen die Meinungen auseinander. Dies nicht zuletzt deswegen, weil bei inadäquater Zunahme der Muskelkraft durch mechanische Überbeanspruchung von möglicherweise schon vorgeschädigten Sehnen und Knochen, wie die Erfahrung mit älteren Sportlern zeigt (Prokop et al. 1980), die Gefahr von Reizzuständen, Rissen und Frakturen besteht. Eine Übersicht über die Altersprobleme des Bewegungsapparates und der Prophylaxemöglichkeiten zeigt Abb. 27.

5.4 Alterungsvorgänge im Hormonsystem und deren Beeinflußbarkeit

Die gesamte psychosomatische Entwicklung des Menschen, Wachstum wie Involution, mit den sich daraus ergebenden Funktionsänderungen, werden ganz entscheidend durch das endokrine System beeinflußt. Dies zeigt sich, wenn man von pathologischen Zuständen absieht, besonders deutlich in der Pubertät und im Klimakterium. Altern stellt damit letztlich auch ein hormonelles Problem dar, was bereits 1889 der 73jährige Brown-Sequard in seinen Selbstversuchen mit Stierhodenextrakten nachweisen konnte.

Die Hypophyse als das übergeordnete hormonelle Führungsorgan ist aber keineswegs ein völlig eigenständiges und unabhängiges Organ, sondern wird wieder von hypothalamischen Zentren angeregt bzw. gehemmt. Gleichzeitig wird sie über einen Biofeedbackmechanismus vom Hormonspiegel im Blut, den auch die anderen Hormondrüsen mitbestimmen, funktionell reguliert. Über den Hypothalamus als ein wesentliches vegetatives Zentrum wirken wahrscheinlich auch viele exogene Reize, sodaß das Zwischenhirn einen großen Einfluß auf verschiedene Alterungsvorgänge nimmt. Die Hypophyse unterscheidet sich in ihrem schicksalhaften Altersgang nur wenig von anderen Organen. So verliert sie an Gewicht (Rössle und Roulet 1932), wobei vorwiegend der in der Hormonproduktion führende Vorderlappen betroffen ist (Platt 1976). Die Altersveränderungen an den Somatotropin produzierenden Alpha-, den Gonadotropin und Thyreotropin liefernden Beta- und den ACTH produzierenden Gammazellen werden nicht einheitlich beschrieben (Shanklin 1953; Antogneti und Scopinaro 1954). Sie zeigen besonders nach dem

Risikofaktoren	familiäre Disposition (Arthrotikerfamilien)
	Fehlstellungen – Deformitäten
	Seitendifferenzen
	Muskelatrophien
	leichte Ermüdbarkeit
	entzündliche Erkrankungen
	alte Verletzungen
	einseitige berufliche Belastungen
	Überbeanspruchungen in Beruf und Sport
	Übergewicht
	Trainingsmangel

Erste Symptome	Schmerzen
	Gelenksschwellungen
	Bewegungseinschränkungen
	Muskelatrophie
	muskuläre Dysbalancen
	Bewegungseinschränkungen
	Fehlleistungen
	Verletzungsanfälligkeit

Maßnahmen	Klinische Abklärung (Rö, CT)
	adäquates Krafttraining
	Bewegungstherapie
	Physikotherapie – Massage
	Hydrotherapie
	Medikamentöse Behandlung
	operative Behandlung?
	Nachkontrollen

Prophylaktischer Wert	Schmerzreduzierung
	freie Beweglichkeit
	Erhaltung der Muskelkraft
	Erhaltung der Berufsfähigkeit
	Sicherheit im Alltag
	höhere Lebensqualität
	Arthroseprophylaxe
	Prophylaxe der Deformitätenzunahme
	Osteoporoseprophylaxe

Abb. 27. Altern und Prophylaxemöglichkeiten des Bewegungsapparates

70. Lebensjahr intrazelluläre Vakuolen und Kolloideinlagerungen. Am Hinterlappen treten nach Schmidt (1972) mit Ausnahme von Pigmenteinlagerungen keine altersspezifischen Veränderungen auf. Auf sekretorische Veränderungen der Hypophyse läßt sich manchmal nur über den Umweg der von ihr induzierten Funktionen andere Hormonorgane schließen. Hartl und Burkhardt (1952) haben sogar Beziehungen zwischen dem Gewicht der Schädelkalotte und Clavicula und den Altersveränderungen der Hypophyse dargestellt. Allerdings ist es bisher noch nicht gelungen, durch eine Substitutionstherapie, z. B. mit Hypophysenextrakten, den Alterungsprozeß aufzuhalten oder nachhaltiger zu beeinflussen.

Bei der Nebenniere, der für die Bewältigung der Umwelt und für die allgemeine Leistungsfähigkeit im Sinne des Adaptationssyndroms nach Selye (1946) eine besondere Bedeutung zukommt, treten im Alter ebenso charakteristische Veränderungen auf (Rotter 1949). So kommt es zu einer Rückbildung der Zona glomerulosa und reticularis bei gleichzeitiger Pigmentablagerung. Das erklärt die weitgehende Reduzierung der gelieferten Mineralocorticoide aus der Zona glomerulosa und der Adrenocorticoide aus der Zona reticularis bis zum 70. Lebensjahr. Diese verminderte Hormonproduktion, die wiederum den androgenen Funktionszustand und damit die Trainierbarkeit der Muskulatur bestimmt, zeigt sich auch im Abfall der 17-Ketosteroide im Blut (Würtele 1954; Borth et al. 1957; Hochstädt und Reichenbach 1961). Parallel dazu verhält sich deren Ausscheidung im Harn, siehe Abb. 28 (nach Hettinger 1983 und Hamburger 1945). Dagegen zeigen die aus der Zona fasciculata stammenden Glukokorticoide keine Veränderungen. Die Tatsache, daß körperliche Arbeit, als besondere Streßform, zu einer Hypertrophie der Nebennierenrinde führt (Prokop 1962, 1963; Buuk und Tharp 1971; Mikulaj et al. 1975) und daher den Kortikosteroidspiegel erhöht (Israel 1969 u. a.), erklärt den Zusammenhang zwischen Nebennierenfunktion und Leistungsfähigkeit (Prokop 1992). Dieser zeigt sich auch sehr deutlich in der Kraftentwicklung im Altersgang (Abb.28).

Von großer Bedeutung ist dabei die spezifische Wirkung der Glukocorticoide auf den Kohlenhydratstoffwechsel. Der Anstieg von Cortisol und Corticosteron ist umso höher, je langdauernder und je intensiver die Belastung ist (Venning und Kazmin 1946; Bugard et al. 1961; Erez 1963; Valentin et al. 1965; Langer et al. 1991; Lutoslawska 1991). Dies gilt nicht nur für große sportliche Leistungen, bei denen die Serumcorticosteroide bis zum Zehnfachen erhöht sein können(Hill et al. 1956; Crabbe et al. 1956; Dufaux et al. 1979), sondern auch für besondere psychische Streßsituationen (Hale et al. 1950). Ist die Corticosteroidproduktion durch relative Überforderung des Hypophysen-Nebennierenrinden-Adaptationssystems nicht

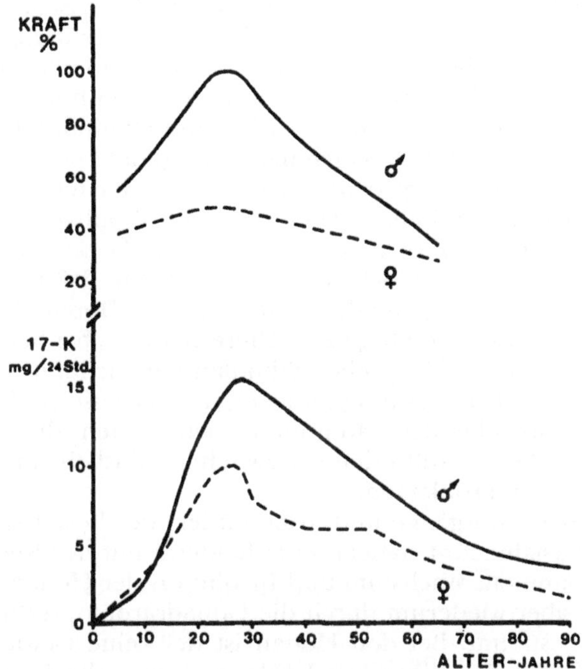

Abb. 28. Trainierbarkeit der Extremitätenmuskulatur nach Alter und Geschlecht (nach Hettinger 1983) im Vergleich zur 17-Ketosteroidausscheidung (nach Hamburger 1945)

mehr adäquat, dann kommt es zu einer ähnlichen Symptomatik wie beim Morbus Addison, mit Muskelschwäche, Müdigkeit, Blutdruckabfall, Erschöpfungszuständen und Hypoglykämie. Chronische Überbelastung führt schließlich zum Zustand des sog. Übertrainings (Prokop 1952). Dieses ist identisch mit der Managerkrankheit im Beruf und mit ähnlichen typischen psychischen Beschwerden gekennzeichnet. Diese Beschwerden findet man aber nicht so selten bei älteren Menschen, besonders bei Frauen in der Menopause. Man ist dann, wenn sich kein anderer diagnostischer Hinweis auf eine Erkrankung ergibt, oft geneigt, die Symptomatik als unabänderlich und altersgemäß und daher schicksalhaft abzutun.

Gelingt es die gestörte Funktion der Nebennierenrinde bei älteren Menschen mit den sich daraus ergebenden Anpassungsproblemen der verschiedensten Art und reduzierter Leistungsfähigkeit zu verbessern, dann bedeutet dies nicht nur einem beschleunigten Altersabbau und evtl. vorzeitiger Berufsunfähigkeit vorzubeugen, sondern auch die gesamte Abwehrsituation günstiger zu gestalten. Dies gelingt in leichteren Fällen schon durch vermehrte körperliche Betätigung bzw. adäquaten Sport, schwerpunktmäßig mit Ausdauerübungen. Dazu kann zu Beginn als therapeutischer Einstieg ein ein- oder mehrmaliges intramuskuläres Depot eines Nebennierenrindenhormonpräparates viel beitragen. Cortisol hebt außerdem die Stimmungslage (Rein-Schneider 1971) und führt manchmal sogar gerade bei körperlicher Belastung zu einer ausgesprochenen Euphorie (Baxter und Rosseau 1979). Die Grenze zwischen Therapie und Prophylaxe ist dabei schwer zu ziehen. Im Zusammenhang mit der Wettkampfteilnahme eines Alterssportlers ist jedoch zu berücksichtigen, daß Corticosteroide, so sie nicht lokal angewendet werden, auf der Dopingliste stehen. Leider versuchen gerade ehrgeizige ältere Sportler bei Seniorenrennen in zunehmendem Maß neben Stimulantien auch mit verschiedenen Hormonen ihre Leistungsfähigkeit zu verbessern. Dies führt dann bei entsprechender Motivation nicht selten durch ein so erreichtes mögliches Mißverhältnis zwischen Muskel- und Herzleistung zu kardialen Problemen.

Viele Alterungsvorgänge und insbesonders der Leistungsabfall ab dem 6. Lebensjahrzehnt hängen entscheidend mit der Keimdrüsenfunktion zusammen. Wachstum und Involution der Hoden und Ovarien werden aber wiederum durch die Gonadotropinproduktion der Hypophyse bestimmt. Bei den Hoden ist der reine Gewichtsverlust von etwa 10% dabei weniger entscheidend als die zellulären Veränderungen. Diese ergeben sich, wie auch bei anderen Organen, durch die im Alter typische Vermehrung der Bindegewebe auf Kosten des spezifisch funktionstüchtigen Parenchyms, bei den Leydig-Zellen, den Sertoli-Zellen, dem Keimepithel und der Basalmembran der samenbildenden Kanälchen (Platt 1976). Die Spermienbildung bleibt im Alter weitgehend erhalten, die Testosteronproduktion reduziert sich jedoch deutlich. So nimmt sie nach Vermeulen (1972) von 6,6 mg pro Tag bei Jugendlichen bis auf 4 mg bei älteren Männern ab, obwohl die Gonadotropinausscheidung im Harn (Nowakowski 1957, 1959) bei hochbetagten Männern bis etwa 20 % erhöht ist. Der Tagesrhythmus der Testosteronausscheidung weist aber auch im höheren Alter Androgenspiegel auf, die sich nicht wesentlich von dem Jugendlicher unterscheiden. Die Beziehung zwischen Androgenen und Sexualverhalten wurden mehrfach untersucht (Steinbeck und Neumann 1974; Grunt und Young 1952; Antliff und Young 1957; Larsson 1958; Jakubczak 1964 u. v. a.), jedoch ließ sich eine direkte Korrelation zwischen Potenz, Alter und Testosteronspiegel im Blut und Harn, zumindestens bei den Ratten (Nowakowski und Schmidt 1959), mit Sicherheit nicht herstellen. Daher läßt sich auch das altersbedingte Nachlassen der sexuellen Aktivität beim älteren Mann durch Testosterongaben nicht in dem Maß beeinflussen, wie man vermuten würde. Auch Stimulierungsversuche mit dem Luteinisierungshormon (Kley et al. 1976), das für die Bildung von Androgenen in den Leydigschen Zellen im Hoden mitverantwortlich ist, brachten nicht den erwarteten Erfolg. Das gleiche gilt für Stimulierungsversuche der Nebennierenrinde. Es gibt keinen eindeutigen Beweis, daß Cortisongaben über Anregung der androgenen Funktion der Nebennierenrinde das biologische Alter der Sexualfunktion günstig beeinflussen. Viele Untersuchungsergebnisse, die aus kommerziellen Gründen sensationell aufgemacht wurden, sind, schon wegen der großen methodischen Schwierigkeiten einer Vergleichsgruppe, nicht durch Doppelblindversuche abgesichert. Sie ändern daher nichts daran, daß der Alterungsprozeß der Keimdrüsen ein irreversibler Vorgang ist. Dagegen war es naheliegend, in Parallele zu den Erfolgen mit Östrogenen bei den Beschwerden der Wechseljahre der Frau (Fischl 1995 u. a.), auch beim Klimakterium virile, dessen generelle Existenz allerdings sehr bezweifelt wird, eine Testosteronsubstitution zu versuchen. Das gleiche gilt für die in diesem Zusammenhang oft vorgebrachte sog. Midlife-crisis des alternden Mannes, die wie manche Übergangsphasen im Leben, wahrscheinlich auch weitgehend psychosozialen Ursprunges ist. Versuche mit hohen Dosen Testosteron (Haidl und Schill 1994) über drei Monate brachten zwar eine Verbesserung des Allgemeinbefindens und der Libido, aber auch gleichzeitig einige unerwünschte Nebenwirkungen. Dazu gehörte die Erhöhung des prostataspezifischen Antigens, sodaß wegen nicht auszuschließender negativer Wirkungen auf die Prostata eine Langzeittherapie nur zur Substitution bei manifestem Testosteronmangel durchgeführt werden sollte.

Dagegen lassen sich verschiedene altersspezifische extragenitale Veränderungen, die mit der Abnahme der Hodenfunktion zusammenhängen (Dirscherl 1960), durch Testosteron günstig beeinflussen. Dieser Effekt ließ sich über den Umweg der Beeinflussung von Kastrationserscheinungen objektivieren. Dies betrifft Wachstumsvorgänge von Muskulatur, Knochen und Knorpel, die Funktion der Speicheldrüsen, das Wachstum der Haare und sogar die Erythropoese. Die Keimdrüsenfunktion und insbesonders die sexuelle Appetenz, die als wichtiges Kriterium für das biologische Alter gilt, wird sehr deutlich durch exogene Faktoren beeinflußt. So bestehen zwischen der sexuellen Aktivität und dem Sozialverhalten enge Wechselbeziehungen, die verschiedene persönliche und soziale Probleme aufwerfen können. Dies gilt für beide Geschlechter in gleicher Weise. Nicht zuletzt spielt der multifaktorielle Begriff der Kondition, als der allgemeine psychosomatische Leistungszustand (Prokop 1976 u. a.), für die Ausprägung und das Sexualverhalten eine wesentliche Rolle. So sollen sich unter anderem geringe UV-Dosen günstig auf das Sexualverhalten auswirken (Greiter 1984). Verschiedene starke Streßsituationen, die die vegetative Lage nach der Sympathicusseite verschieben, stören dagegen die sexuelle Aktivität unabhängig vom Alter. Dies ist z. B. besonders deutlich bei zu großem beruflichem oder sportlichem Ehrgeiz, Überarbeitung, Existenzsorgen, Ehekrisen, Hunger- und Angstzuständen. Diese Belastungen führen darüber hinaus über längere Zeit zu einem vorzeitigen allgemeinen Verbrauch der Lebenssubstanz und bei beiden Geschlechtern zu früherem Altern.

Die Ovarien machen noch deutlicher als die Hoden eine Involution mit, die sich im Gewichtsverlust ausdrückt. Sie verlieren, besonders beginnend mit dem 5. Lebensjahrzehnt, bis zum 70. Lebensjahr ein Drittel ihres im 3. Lebensjahrzehnt erreichten Höchstgewichtes (Rössle und Roulet 1932). Ein entscheidender Faktor ist, wenn man vom psychischen Streß absieht, die Art und Größe der körperlichen Belastung. Schwerarbeit und Hochleistungssport, speziell im Ausdauerbereich, stören bei beiden Geschlechtern die Keimdrüsenfunktion und führen damit zu einem frühzeitigen Altern. Dabei spielt das Prolaktin, als Streßhormon, eine große Rolle (Wurster 1988; Korsten-Reck et al. 1988). Bei der Frau kann die dabei provozierte sekundäre Amenorrhoe (Dale et al. 1979; Wurster und Koros 1988; Artner et al. 1988 u. v. a.) vor allem bei jahrelangem Training und unter der Einwirkung von anabolen Hormonen, irreversibel sein. Das bedeutet aber vorzeitiges psychosomatisches Altern. Andererseits stellen adäquate körperliche, berufliche wie sportliche Aktivitäten durch Anregung der Östrogenbildung (Wallace 1982) eine günstige Beeinflussung der Ovarialfunktion dar. Dies wird durch zahlreiche Untersuchungen bestätigt (Klaus 1961; Bausenwein-Plank 1961; Märker 1983, u. a.). So fand Aresin (1954), daß in der Landwirtschaft arbeitende Frauen durch den Wegfall des Großstadtstresses die klimakterischen Beschwerden besser bewältigten als Städterinnen.

Ähnlich wie beim Mann sind auch bei der Frau mit dem Verlust der Ovarialfunktion verschiedene sekundäre extragenitale Veränderungen verbunden. Diese sind sowohl durch die Abnahme der Östrogene wie Gestagene verursacht. Sie reichen, wenn man von den z.T. sehr einschneidenden psychischen Problemen absieht, von den verschiedensten Stoffwechselstörungen, die unter anderem auch oft zu einer Gewichtszunahme führen, Veränderungen der Mammae bis zu Störungen von Haarwuchs und Blutbildung (Dirscherl 1960) sowie Osteoporose. Ähnlich wie beim Mann sprechen auch bei der Frau extragenitale Veränderungen, die sie psychisch sehr belasten, auf Östrogengaben sehr gut an. Die Bedeutung von Östrogengaben nach der Menopause hat neben der bekannten Osteoporoseprophylaxe (R. Lindsay et al. 1990; McKay Hart 1992; Ginsburg 1995 u. v. a.) gleichzeitig eine protektive Wirkung auf infarktgefährdete Frauen

(Rosano 1995), da sie direkt auf die Gefäßwand der Arterien wirken und zu einer Vasodilatation der Koronararterien führen.

Die Zusammenhänge zwischen Sexualhormonproduktion, Sexualverhalten und Altern sind aus verschiedenen Gründen nicht einfach zu beurteilen. Die meisten Untersuchungen beschränken sich auf den Mann, weil die deutliche Abnahme der Testosteronproduktion im Alter (Kinsey 1948; Vermeulen et al. 1972 u. a.) bzw. der erniedrigte Serumtestosteronspiegel (Vermeulen 1972) eine Erklärung der nachlassenden Potenz als Qualitätsmerkmal der sexuellen Aktivität nahelegen. Dagegen sprechen allerdings Untersuchungen von Steinbeck und Neumann (1974) und die Feststellung von Jakubczak (1964), daß zumindestens bei Meerschweinchen die Behandlung mit Testosteronproprionat keinen Einfluß auf Qualität und Quantität des Sexualverhaltens hat. Die Verringerung der Koitushäufigkeit und der Ejakulationen, die nach Kinsey (1948) in der Jugend bei Junggesellen mit 2- bis 4 mal und bei Verheirateten mit 4- bis 8mal beträgt, sinkt bei beiden Gruppen im Alter von 50 Jahren auf 1,8, im Alter von 60 Jahren auf 1,3 und von 70 Jahren auf 0,9 pro Woche. Nach Erhebungen von der Zeitschrift „Sexologie“ an 6000 von „Who’s who“ genannten Personen (de Beauvoir 1983) gaben 800 über 65 Jahre alte verheiratete Männer im Durchschnitt viermal Koitus pro Monat an. Ähnliche Zahlen lieferten Newman und Nichols (1960) aus North Carolina, attestierten allerdings den Negern eine größere sexuelle Aktivität als den Weißen. Die sexuelle Aktivität im Alter hängt dabei meistens von den sexuellen Gewohnheiten der früheren Jahre ab (Destrem 1963). Wer früher sexuell sehr aktiv war, bleibt das meist auch im Alter (Reinisch und Beasley 1990). Das läßt sich warscheinlich so interpretieren, daß mit regelmäßigen sexuellen Aktivitäten die Involution der Keimdrüsen mit all ihren negativen Auswirkungen hinausgeschoben werden kann. Außerdem hilft glückliches Sexualleben, wofür mehrere Untersuchungen vor allem an älteren Ehepaaren mit regelmäßigem Geschlechtsverkehr sprechen, die Sexualfunktion länger zu erhalten (de Beauvoir 1983 u. a.). Geht man davon aus, daß sexuelle Befriedigung Lebensqualität und Lebensqualität letztlich auch Gesundheit bedeutet, dann kommt dem Sexualverhalten eine nicht zu unterschätzende prophylaktische Rolle bei der Verhütung vorzeitiger Alterserscheinungen, wahrscheinlich auch eines vorzeitigen Klimakteriums, zu.

Sexualität beschränkt sich aber nicht nur auf den Geschlechtsverkehr und Nachlassen der physiologischen Sexualfunktion, z. B. ein Erektionsverlust oder der Eintritt der Menopause, bedeutet nicht asexuell zu werden. Während der Mann im Nachlassen der Erektions- und der Orgasmusfähigkeit das Ende seines Sexuallebens sieht, hat die Frau hier einen gewissen biologischen Vorteil. Diesen kann sie aber durch das Nachlassen der sexuellen Aktivität des meist älteren Partners sehr oft nicht nützen und verliert damit oft den noch erhaltenen Geschlechtstrieb. Viele ältere Männer versuchen sich dann durch junge Partnerinnen stimulieren zu lassen, was auch manchmal seinem biologischem Alter zugute kommt. Die Sexualität alter Menschen wird sehr oft negativ und abwertend gesehen und damit dem älteren Menschen zu Unrecht auch das Recht auf sexuelle Betätigung abgesprochen. Die Sexualität kann aber auch ohne Koitus, allein durch Körperkontakt und Zärtlichkeiten auch im späten Alter noch befriedigend und lustbetont erhalten bleiben und dann sehr verschiedene Ausdrucksformen annehmen. Verdrängtes Sexualbedürfnis alter Menschen kann dann, wie sehr oft auch in Altersheimen beobachtet wird, durch Sexualneid und Eifersucht viel Unfrieden stiften. Manche, vor allem ältere Männer, finden dann ihre sexuelle Befriedigung im Voyeurismus und Exhibitionismus, Frauen im Kupplertum. Andererseits kann sich im Alter Sexualität in besonderer künstlerischer Kreativität ausdrücken, wofür es viele Beispiele gibt.

Funktion und Bedeutung der Schilddrüse im Alter werden oft unterschätzt, weil keine offensichtlichen Symptome und subjektiven Beschwerden auftreten. Die Thyreoidea altert wie jedes andere Hormonorgan, wenn auch etwas verzögert. Sexualdifferenzen sind mit Ausnahme einer manchmal gefundenen Verkleinerung bei der Frau (McGavalk et al. 1956) nicht bekannt. Während die Höhe des Folikelepithels nach dem 50. Lebensjahr sich nicht mehr ändert (Stoffer et al. 1961), kommt es mit zunehmendem Alter zu einer Vermehrung des interzellulären Bindegewebes (Lindner 1972) und zu Knotenbildungen (Mc Keon 1965). Letztere ist nach Hollis (1968) aber nicht altersspezifisch, kann aber zu einer Druckatrophie führen, welche die Funktion des Organs beeinträchtigt (Bürger 1965). Die Aussagen über die Schilddrüsenaktivität im Alter sind nicht einheitlich. Morphologische Hinweise lassen auf eine vorübergehende Hyperaktivität schließen (Klein 1955, 1966; Kalderon und Wittner 1967), während Seegers et al. (1957), Rosenberg (1966) sowie Woodhead und Elliot (1966) auf eine Involution der Schilddrüse hinweisen. Dies wird dadurch sehr wahrscheinlich, weil die Fähigkeit der Schilddrüse Jod zu speichern abnimmt (Perlmutter und Riggs 1949; Gaffney et al. 1962; Helslot et al. 1970). Daher sind auch Thyreotoxikosen im Alter selten. Die Unterfunktion erklärt auch die Reduzierung der Sauerstoffaufnahme und die Senkung des Grundumsatzes im Alter (Leipert 1958). Nach Ansicht von Lüth (1961) wird das Erscheinungsbild des Alterns weitgehend durch die eng zusammenhängende Funktion der Schilddrüse und der Keimdrüsen geprägt (Abb. 29).

Daß eine Unterfunktion der Schilddrüse frühzeitig altern läßt, wird nicht zuletzt auch durch das greisenhafte Aussehen und

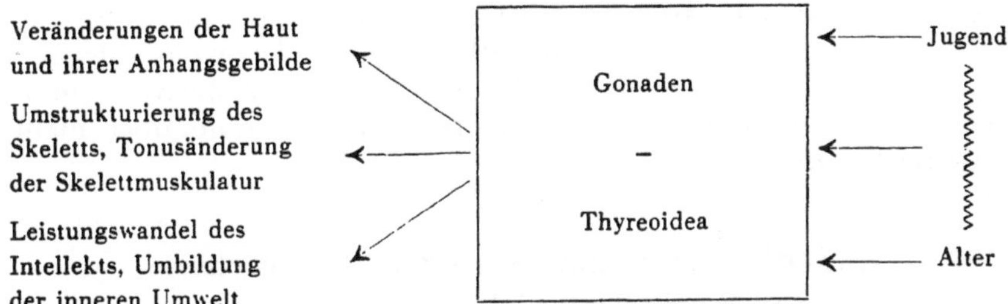

Abb. 29. Stellung der Gonaden und Schilddrüse im Alter (nach Lüth 1961)

abnorme psychosomatische Verhalten bei Kretinismus und Myxödem (Aschoff 1937) belegt. Auf diesen Ähnlichkeiten hat, wie schon erwähnt, Lorand (1932) auch seine Hypothese aufgestellt, daß Altern auf eine primäre Degeneration der Schilddrüse zurückzuführen ist. Nach Diagnosestellung eines Thyroxinmangels, die leider nur selten erfolgt, erscheint daher eine richtig dosierte Substitution angezeigt. Eine solche müßte allerdings dann wie bei einer klinisch-pathologischen Unterfunktion der Schilddrüse zumindest über längere Zeit (Hoff 1962 u. a.) erfolgen.

Zum Unterschied von der Schilddrüse und den Keimdrüsen nehmen die Epithelkörperchen an Größe zu, was mit der Vermehrung des interlobären Fettgewebes und der kollagenen Fasern erklärt wird (Lindner 1972). Das Gewicht der Epithelkörperchen bleibt nach dem 30. Lebensjahr konstant (Gilmour und Martin 1937). Reine altersbedingte Funktionsänderungen der Nebenschilddrüsen, die den Alterungsprozeß, z. B. durch Erhöhung des Phosphat- und Senkung des Kalziumspiegels im Blut, beeinflussen, sind nicht bekannt. Wie weit die funktionellen Beziehungen der Epithelkörperchen zu den Nebennieren, die auch den Mineralstoffwechsel beeinflussen, für die Altersosteoporose mit eine Bedeutung haben, ist noch nicht geklärt.

Interessante und neue Aspekte ergeben sich bei Miteinbeziehung des im Hypothalamus gebildeten wachstumshemmenden Hormons Somatostatin (Krulick et al. 1968; Brazeau et al. 1973) in die Erklärung der Alterungsvorgänge. Dieses soll eine primäre Rolle für die mit dem Altern zusammenhängenden cognitiven und neurodegenerativen Störungen (Schettini et al. 1990) spielen. So findet sich auch bei der Alzheimerschen Erkrankung, die immerhin 20 Prozent der alten Menschen betrifft (Wick 1989), eine signifikante Reduktion von Somatostatin im Liquor (Gomez et al. 1986). Somatostatin gewinnt für funktionelle Alterungsvorgänge zusätzlich dadurch noch an Bedeutung, daß es die Sekretion von ACTH hemmt (Luini et al. 1986), das neben vielen anderen spezifischen Funktionen über die Corticosteroide auch die Anpassungsvorgänge im Sinne des Adaptationssyndroms nach Selye (1950) steuert. Über eine Möglichkeit die Sekretion von Somatostatin und damit Alterungsvorgänge zu beeinflussen ist, ähnlich wie für andere Peptidhormone, noch nichts Näheres bekannt.

5.5 Altersveränderungen des Stoffwechsels und seine mögliche Beeinflussung

Der Stoffwechsel als die Gesamtheit aller chemischen Prozesse ist ein wesentliches Kriterium für alle anabolen und katabolen Vorgänge im Organismus. Durch die altersabhängige charakteristische Abnahme der funktionellen Werte der einzelnen Organe bis unter die Hälfte (Abb. 30, nach Shok 1960) reduziert sich gleichzeitig durch die Reduktion der anabolen Prozesse der Energieaufwand.

Quantitative Auskunft von der rein energetischen Seite her in Ruhe gibt der von der Schilddrüse gesteuerte Grundumsatz. Entspre-

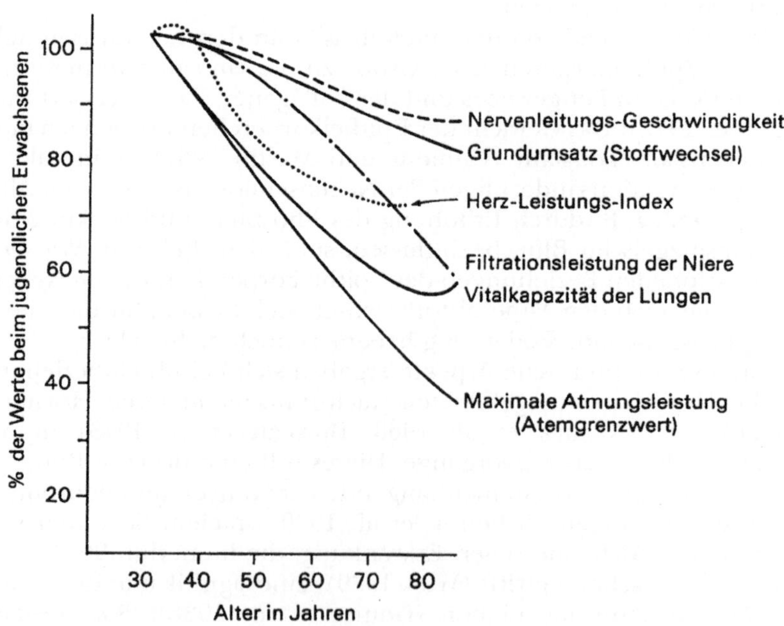

Abb. 30. Altersabhängige Abnahme einiger funktioneller Werte (nach Shok 1960)

chend den Involutionsvorgängen der Schilddrüse und der Abnahme der Thyroxinbildung nimmt der Grundumsatz, gemessen an der Wärmebildung, mit zunehmendem Alter ständig ab. Von 53,0 kcal pro Quadratmeter und Stunde mit 6 Jahren fällt er mit 20 Jahren auf 41,4 kcal und in der zweiten Hälfte des 7. Lebensjahrzehnts auf 34,8 kcal (Boothby 1936). Den durchschnittlichen Verlauf des Ruheenergieumsatzes ohne Berücksichtigung des individuellen Körpergewichtes und der sehr entscheidenden Körperoberfläche zeigt Abb. 31 (Lehmann 1953). Daß der Grundumsatz bei der Frau mit dem gleichem Körpergewicht wie der Mann niedriger liegt, hängt mit der geschlechtsspezifischen Verteilung der umsatzmäßig sehr unterschiedlichen Muskel- und Fettgewebe zusammen. Möglicherweise ist bei der Frau der gesamte Energiestoffwechsel etwas ökonomischer, wofür unter anderem auch die dem Mann überlegene Fähigkeit für extreme Ausdauerleistungen sprechen könnte.

Der verringerte Umsatz ist auch mit ein Grund für die im Alter häufige Neigung zur Gewichtszunahme. Dies zeigt sich auch in der Zunahme des Brocaindexes (Ries 19549), die bei den Frauen deutlicher ist als bei den Männern (Abb. 32).

Der mit der Bewegungsarmut der Alten zusammenhängende geringere Umsatz motorischer Kalorien bei gleichbleibenden Ernährungsgewohnheiten fördert meist zusätzlich die Gewichtszunahme.

Die eigentliche Ursache für Abnahme der Stoffwechselprozesse im Alter liegt mit großer Wahrscheinlichkeit in den Mitochondrien. Diese zeigen, was für die menschliche Leber (Tauchi und Sato 1968) elektronenmikroskopisch nachgewiesen wurde, eine Abnahme der Zahl bei gleichzeitiger Zunahme der Größe. Da die vergrößerten Mitochondrien keinerlei Degenerationszeichen aufweisen und die spezifische Wirkung der Enzyme im Alter erhalten bleibt, läßt das auf eine – die geringere Zahl zu kompensieren versuchende – Überfunktion schließen. Diese genügt anscheinend aber nicht um die Stoffwechselaktivität der Zelle voll aufrechtzuerhalten. Beim schicksalhaften Altern auf molekularer Ebene kommt den Lysosomen und deren Fermentsystemen eine zentrale Bedeutung für den Alterungsprozeß der Zelle zu (Hochschild 1971). Ihre physiologische Funktion ist aber an bestimmte Voraussetzungen gebunden. Es ist daher verständlich, daß schon geringe und noch nicht pathologische Änderungen in diesem hochkomplizierten physiologischen Systemkomplex das normale Altern beschleunigen können. Das gilt für viele Umwelteinflüsse einschließlich Ernährung, spezifische persönliche Belastungen und genetische Stoffwechselbesonderheiten, die klinisch symptomlos bleiben. Da die physiologische Zellfunktion von ihrer Trophik abhängt, beeinflussen Störungen, z. B. in der Sauerstoffversorgung, ihre Ent-

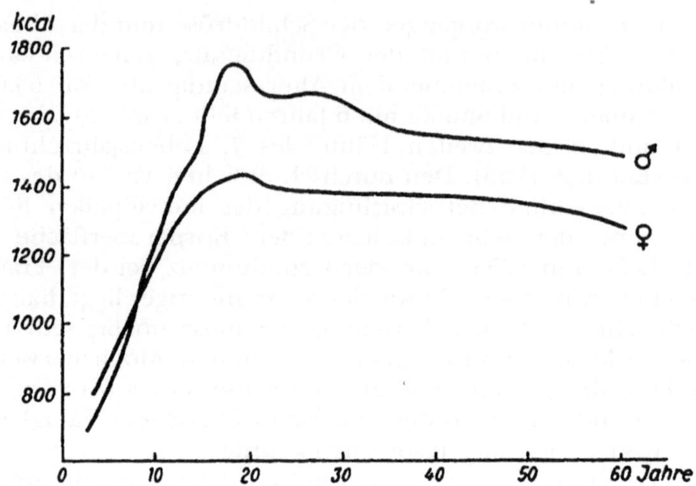

Abb. 31. Geschlechtsunterschiedlicher Grundumsatz im Alternsgang (nach Lehmann 1953)

wicklung. Die dafür verantwortliche Durchblutung ist aber wiederum vegetativ bestimmt. Damit lassen alle über längere Zeit das vegetative Gleichgewicht störenden Einflüsse von der stoffwechselgestörten Zelle her auch den Gesamtorganismus rascher altern. Daher bekommt aber wiederum die vegetative Lage, z. B. eine streßbedingte

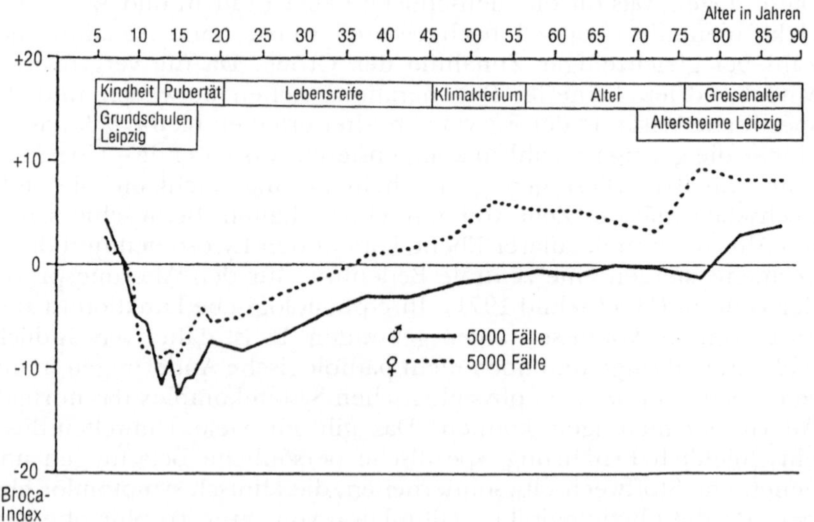

Abb. 32. Broca-Index im Altersverlauf (Ries 1954)

Sympathicotonie, und die psychische Stabilität bzw. Instabilität für das vorzeitige Altern eine sehr oft unterschätzte besondere Bedeutung.

In der Ätiologie des normalen und besonders des vorzeitigen und pathologischen Alterns spielt der Lipoidstoffwechsel eine besondere Rolle. Im Zusammenhang damit steht das aus den verschiedensten Gründen heute unnotwendig hochgespielte Cholesterinproblem. Die einseitige Betrachtung des Cholesterins als pathogene Substanz übersieht, daß Cholesterin für den menschlichen Organismus eine unentbehrliche Substanz ist (Halden und Prokop 1957), die membrandichtend wirkt, gegen elektrische Einflüsse isoliert, durch Adsorption oder Esterbildung entgiftet, die Oberflächenspannung herabsetzt und Alpha- und Betalipoproteine bildet. Darüber hinaus ist sie die Muttersubstanz der Steroidhormone, des Provitamin D3 und der Gallensäuren. Eine schematische Darstellung des Cholesterinstoffwechsels gibt Abb. 33 (Halden und Prokop 1957), die auch die große physiologi-

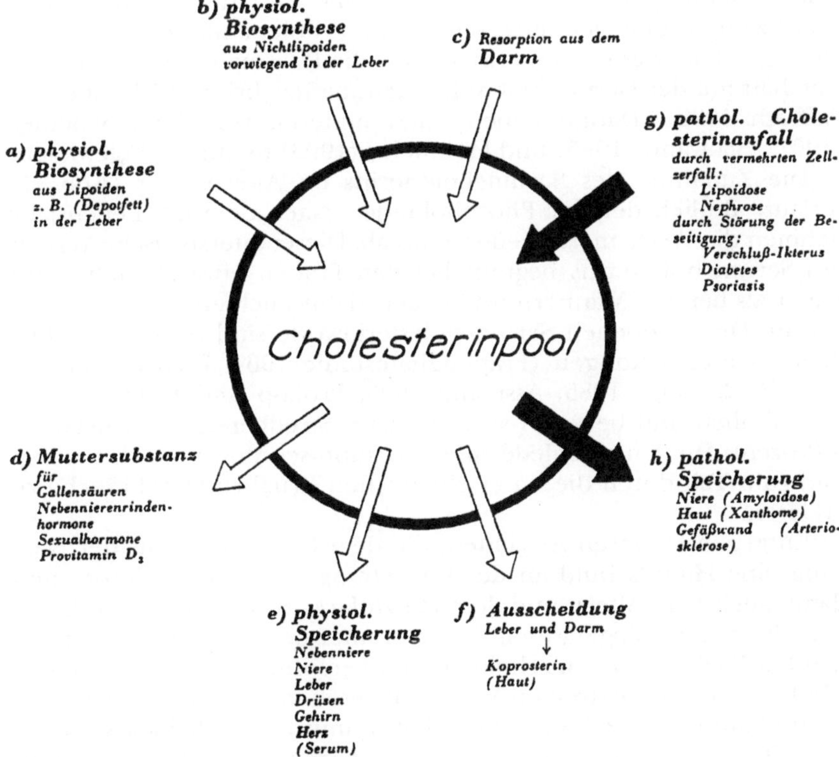

Abb. 33. Schematische Darstellung des Cholesterinstoffwechsels (Halden und Prokop 1957)

	Prokop-Halden (1957)		Framingham (1974)		Assmann (1990)	
Alter	Männer	Frauen	Männer	Frauen	Männer	Frauen
30 - 40	246	244			222	210
40 - 50	237	238	223	204	241	220
50 - 60	239	285	235	234	242	260
60 - 70	242	241	229	258	245	266

Abb. 34. Altersveränderungen im Serumcholesterinspiegel

sche Bedeutung des Cholesterins für alle Organe erkennen läßt. Gleichzeitig ergibt sich auch daraus die Problematik der einseitigen Hexenjagd auf das Cholesterin, die für die Pharmaindustrie über das Geschäft mit der Gesundheit Milliardenumsätze bringt (Schwabe und Paffrath 1992). Darauf haben unter anderen vor allem Schettler (1967), Schwand (1985) und Holtmeier (1993) deutlich hingewiesen.

Die Zunahme des Serumcholesterins im Alternsgang (Abb. 34) verläuft ähnlich der der Phospholipide. Nach dem 60. Lebensjahr nehmen die Werte meist wieder etwas ab. Dieser alterstypische Verlauf des Serumcholesterins beginnt bei den Frauen etwa ein Jahrzehnt später als bei den Männern und dauert dafür auch ein Jahrzehnt länger an. Die erhobenen Serumcholesterinwerte sind in den verschiedenen Untersuchungen (Framinghamstudie 1964; Fredrickson and Levy 1972; Geigy 1985; Assmann 1990; Prokop und Halden 1957) sehr ähnlich und bewegen sich in einem Streubereich von maximal 5 Prozent. Die Unterschiede sind geographisch und rassisch bedingt und zum Teil durch die unterschiedlichen Ernährungsgebräuche zu erklären.

Entgegen früheren Ansichten, die dem Cholesterin aus der Nahrung eine Hauptschuld an der Entstehung der Arteriosklerose und damit auch dem Altern und dem Herzinfarkt zuordneten, wird heute der Cholesterinspiegel wesentlich toleranter beurteilt. Dieses Umdenken hat Raab (1957) entscheidend mit beeinflußt. Das bedeutet, daß Cholesterin – von extremen Werten abgesehen – allein sicher keinen Einfluß auf ein vorzeitiges Altern hat. Damit bedarf bei sonst gesunden älteren Menschen ein Serumcholesterinwert von 200 mg% plus Lebensalter sicher keiner spezifischen Therapie. Die aus verschiedenen, nicht zuletzt kommerziellen Gründen propagierte Forderung nach einem Grenzwert von 200 mg% hat damit keine Berechtigung. Dies bestätigt u. a. auch Kaltenbach (1989), der zwischen Gesamtcholesterin und angiographisch nachweisbarer Koronarsklerose bei Koronarkranken keine Beziehung finden konnte. Mit der oft gefundenen Korrelation von Koronarsklerose und Cholesterinspiegel ist damit noch keine Kausalität gegeben. Dafür spricht auch die Tatsache, daß Frauen zwar einen etwas höheren Cholesterinspiegel als Männer haben, aber bis zum 85. Lebensjahr laut einer Statistik des Bundesamtes Wiesbaden (1991) eine ungleich geringere Rate an Koronartod aufweisen. Dadurch, daß das Nahrungscholesterin normalerweise nur 5–8% des Serumcholesterins (Assmann 1981) ausmacht und der Organismus endogen ein Vielfaches selbst produziert (Halden und Prokop 1957; Holtmeier 1993 u. v. a.), sollte das Nahrungscholesterin nicht überbewertet werden. Außerdem beträgt die durch Nahrung täglich zugeführte Cholesterinmenge heute im Durchschnitt etwa 360 mg, der durch Abbau und Ausscheidung ein Verlust von über 600 mg (Silbernagel und Despopoulos 1983) gegenübersteht. Zudem kommt Cholesterin nur in tierischen Nahrungsmitteln vor, deren manchmal empfohlene völlige Karenz nicht ganz unproblematisch ist. Denn die damit wiederum verbundene Vermehrung der Kohlenhydratzufuhr hebt aber nur den Spiegel der pathogen wirksamen Triglyceride (Lang 1979). Eine rein diätetische Einflußnahme auf einen hohen Cholesterinspiegel, wie sie u. a. auch bei Hypertonie manchmal notwendig wird, ist aber deswegen oft nicht erfolgreich, weil das endogene Cholesterin, das durch verschiedene pathologische Zustände des Fettstoffwechsels sehr hoch liegen kann, kaum zu beeinflussen ist. Außerdem finden sich gar nicht so selten auch genetisch bedingte hohe Cholesterinwerte, ohne daß gleichzeitig abnormale arteriosklerotische Veränderungen nachgewiesen werden können. Eine echte Prophylaxe gegen arteriosklerotische Veränderungen, die – abgesehen von sich sekundär daraus ergebenden pathologischen Organveränderungen – auch ein vorzeitiges allgemeines Altern bewirken können, ist der HDL-Anteil am Gesamtcholesterin, der etwa bei 40 mg% liegen sollte. Dieser kann durch verschiedene Maßnahmen erhöht werden, die gleichzeitig auch die Triglyceride reduzieren. Eine solche Möglichkeit, die auch andere Alterserscheinungen verzögern kann, ist ein adäquates Ausdauertraining (Enger et al. 1977; Hulley et al. 1977; Erkelens et al. 1978; Dufaux et al. 1979). Das kann bereits durch eine regelmäßige körperliche Aktivität von 3 mal 20 Minuten leichtes Jogging pro Woche erreicht werden, wobei die Pulsfreqenz bei Jüngeren nicht unter 120 liegen sollte. Allerdings konnten diese positiven Ergebnisse bei Patienten mit koronarer Herzkrankheit sowohl für Cholesterin wie Triglyceride nicht bestätigt werden (Diem et al. 1980).

Da das Altern letztlich von der Stoffwechselaktivität der Zelle abhängt, kommt den Mitochondrien und Lysosomen eine ganz entscheidende Bedeutung zu. Ihre Funktion ist aber wiederum an Vorhandensein und Aktivität von Enzymen gebunden, von denen die Zelle einige tausend herstellen kann (Neilands und Stumpf 1958). Die Enzymaktivität nimmt jedoch im Alter ab, sodaß sich viele biochemische Veränderungen beim alten Menschen enzymatisch erklären lassen. Dies hängt wahrscheinlich auch mit der verminderten motorischen Aktivität im Alter zusammen, was durch die Zunahme kohlenhydratstoffwechselbeeinflussender Enzyme nach einem 10wöchigen Ausdauertraining bei 55- bis 70jährigen Personen nachgewiesen werden konnte (Liesen et al. 1975). Auf die erhöhte Synthese von intrazellulären Enzymen durch körperliche Aktivität und damit auf deren Anstieg im Blut haben schon Hunter und Critz (1966) hingewiesen. Zu ähnlichen Ergebnissen kamen auch Griffith (1966), Otto et al. (1964) und Vetter (1961). Der Enzymanstieg hängt aber entscheidend von Intensität und Dauer der Belastung ab (Fowler et al. 1962; Griffith 1966; Schmidt und Schmidt 1969). Das bedeutet, daß für ältere Menschen zur Erhaltung alternsverzögernder Stoffwechselprozesse ein gewisses körperliches Training eine biologische Notwendigkeit ist.

Da die Bildung vieler Enzyme nach Ansicht von Marquardt(1953), Karlson (1954), Ammon (1959), Pieper (1980) und anderen genetisch gesteuert wird, sind vorwiegend anabole, aber auch gewisse katabole Stoffwechselvorgänge schicksalhaft und daher schwer oder überhaupt nicht zu beeinflussen. Das gilt auch für verschiedene stoffwechselbedingte Alterserscheinungen, die sich aus der Änderung der Aktivität lysosomaler Enzyme im Alter (Wang 1970; Platt 1971, 1972; Milisauskas 1973; Cristofalo and Kabakjian 1975 u. a.) ergeben.

Ein wesentlicher ursächlicher Faktor für viele Altersveränderungen liegt im gestörten Proteinstoffwechsel. Davon ist in erster Linie die Proteinbiosynthese betroffen, die mit der Transkription, der Bildung einer b-RNS, beginnt, (Pieper 1980, Abb. 35). Ähnliches gilt auch für die DNS-Synthese (Kornberg 1977). Die Proteinbiosynthese und der Proteinturnover sind beim Menschen mit zunehmenden Alter nicht nur deutlich reduziert (Orgel 1963; Medvedev 1964 u. a.), sondern möglicherweise auch so verändert, daß fehlerhafte Proteine auftreten (Gershon and Gershon 1973; Holliday and Tarrant 1972; Lewis and Tarrant 1972 u. a.). Das erklärt nicht nur die nicht mehr intakten Repairmechanismen im Alter (Johnson und Strehler 1972), die für das zelluläre Altern eine große Bedeutung haben (Epstein et al. 1973; Macieira-Coelho et al. 1975), sondern auch den parallel zum Absinken des Grundumsatzes eintretenden Muskelschwund (Richer 1954). Dieser drückt sich wiederum sehr deutlich im Abnehmen der Muskelkraft im Alter aus (Ufland 1933; Ries 1956; Verzar

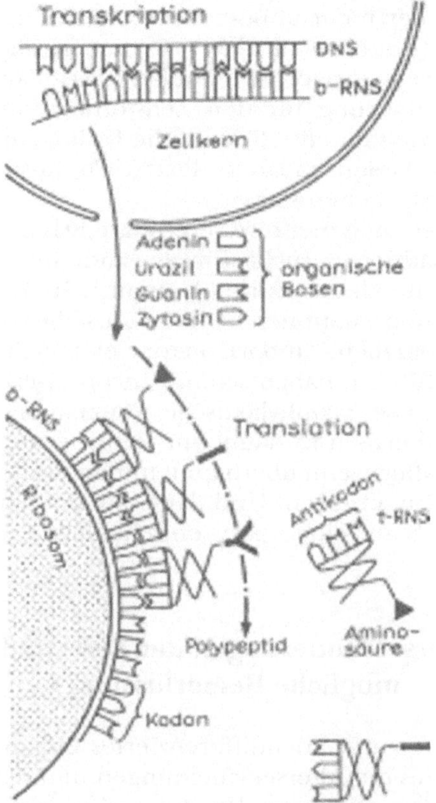

Abb. 35. Informationsübertragung bei der biologischen Proteinsynthese (nach Pieper 1980)

1965; Matsuki 1966 u. a.). Daraus resultieren zusammen mit der altersbedingten Verschlechterung der Koordination (Bondy 1964; Hollmann und Liesen 1985; Harre 1986; Roth und Winter 1994) Fehlleistungen, die im Alltag und besonders im Sport das Unfallrisiko erhöhen.

Für die Synthese der Enzyme sind allerdings bestimmte Stoffe, die mit der Nahrung aufgenommen werden müssen, unentbehrlich. Dazu gehören unter anderem neben Vitaminen (Kollath 1937; Fragner 1964; Slavik 1964 u. v. a.) zur Aktivierung lebenswichtiger Enzyme als „essentielle Elemente" auch verschiedene Metallionen (Frieden 1975). Es ist naheliegend, daß Eiweißmangel über die Störung verschiedener Enzymaktivitäten (Bürger und Nöcker 1949) die Proteinbiosynthese zusätzlich beeinträchtigt. Möglicherweise hängt damit auch der nicht unbestrittene erhöhte Eiweißbedarf des älteren Menschen (Kountz et al. 1951) zusammen, obwohl die Abnutzungsquote im Alter niedriger ist (Schulze 1954). Auf die besondere Bedeutung der Ernährung für den Zellstoffwechsel und die Alterungsvorgänge speziell im Hinblick auf die Pathogenität der endogenen und exogenen Freien Radikale (Platt 1976; Köstler 1993 u. v. a.) wird noch näher einzugehen sein.

Allerdings gibt es auch mehrere vererbbare Erkrankungen, die auf primäre Enzymopathien zurückzuführen sind, wie z. B Albinismus totalis und die seltene Alkaptonurie (Ammon 1959; Witkowski-Prokop 1994). Auf durch Genmutationen bedingte Ausfälle von Enzymen, die zu Stoffwechselanomalien, „inborn errors of metabolism" (Garrod 1923; Hsia 1959), führen, haben schon Fancon (1961), Vogel (1961) hingewiesen. Mögliche prophylaktische Maßnahmen zur Beeinflusung vorzeitigen Alterns und damit zur Reduzierung der Lebenserwartung können daher, wenn überhaupt, nur an Sekundärsymptomen gestörter Funktionen ansetzen. Und dabei kommt dem Trainingsfaktor im weitesten Sinn eine ganz entscheidende prophylaktische Bedeutung zu.

5.6 Altersveränderungen der Haut und ihre mögliche Beeinflussung

Die Haut als größtes und hochdifferenziertes Organ des Menschen läßt wie kein anderes die Alterserscheinungen und damit das biologische Alter so sichtbar erkennen. Ihr Zustand ermöglicht damit eine relativ genaue Einschätzung des Lebensalters eines Menschen. Das ist auch der Grund, warum vor allem die Frauen, zum Teil mit großen finanziellen Opfern zugunsten der Kosmetikindustrie, bemüht sind Aussehen und Funktionszustand der Haut als Beweis ihrer Jugendlichkeit nicht nur dem Alter entsprechend zu erhalten, sondern auch biologisch noch jünger erscheinen zu lassen. Besondere Aufmerksamkeit wird dabei Gesicht, Hals und Händen gewidmet. Außerdem ist die Haut ein hervorragender und verläßlicher Indikator nicht nur für viele Krankheiten, sondern über ihre vegetative Sensibilität auch für die jeweilige psychische Situation. Die intakte Funktion der Haut als lebensnotwendige Schutzbarriere zur Umwelt beeinflußt sekundär auch Alterungsprozesse fast aller anderen Organe. Nicht zuletzt laufen über die Haut zahlreiche psychosomatische Steuerungsreflexe, von der Temperaturregulation bis zu cardiovasculären Mechanismen, die von ihrem jeweiligen Funktionszustand mitbestimmt werden.

Die Veränderungen von der rosigen, glatten und elastischen Babyhaut bis zur trockenen, faltigen, unelastischen, schlecht durchbluteten, dünnen und oft unschön pigmentierten Haut, die schon 70jährige manchmal häßlich erscheinen lassen, haben mehrere Ursachen. Viele sichtbare Veränderungen ergeben sich aus dem intra- und besonders extrazellulären Wasserverlust der Haut und der Unterhautgewebe, der mit der allgemeinen Reduzierung des Körperwassers im Alter zusammenhängt. So fällt die extrazelluläre Flüssigkeit bezogen auf das Körpergewicht nach Snively und Seeney (1958) von 29% beim Säugling auf 15% beim Erwachsenen und sogar auf 12% beim Greis. Die intrazelluläre Flüssigkeit fällt vom Säugling mit 48% und 45% beim Erwachsenen beim alten Menschen dagegen sogar auf 43% . Die Reduzierung der intrazellulären Flüssigkeit, die Schwab et al. (1963) wesentlich deutlicher fanden, führen diese auf den Verlust von Körperzellmasse zurück. Die verschiedenen histologischen und chemischen Altersveränderungen der Haut hat Platt (1976) eingehender beschrieben. Dazu kommt die Verdünnung der Epidermis, die beim 70jährigen um 5 mm dünner sein kann als beim 30jährigen Erwachsenen (Kokoschka 1993). Diese ergibt sich aus der Abnahme der Gesamtzellzahl (Andrew et al. 1964/65), besonders des stratum spinosum, während die Basalzellschicht trotz geringerer Teilungsgeschwindigkeit gleich bleibt (Masshoff 1955). Die Regenerationsfähigkeit der Epidermis bleibt aber bis ins hohe Alter gut erhalten (Wagner 1960). Die Wundheilung ist allerdings durch ein verringertes turnover verschlechtert (Kokoschka 1993). Für die Zunahme der Plastizität und die Abnahme der Elastizität der Haut (Bürger und Knobloch 1956) sind Altersveränderungen im kollagenen Bindegewebe mit einer Verringerung der Gesamtzahl der Fibroblasten, erhöhte Kollagensynthese bei höherem Anteil an nichtlöslichem Kollagen und eine mit dem 60. Lebensjahr einsetzende Abnahme der Elastinsynthese mitverantwortlich. Dazu kommen verschiedene Veränderungen in der chemischen Zusammensetzung der Haut, wie z. B. die Zunahme des Calcium- und Magnesiumgehaltes (Suntzeff and Carruthers 1945). Viele dieser Veränderungen sind weitgehend stoffwechselmäßig bedingt, da die Epidermis über kein eigenes Gefäßsystem verfügt, sondern auf Transsudationsvorgänge über die Basalmembran angewiesen ist. Wie die Haut selbst altern auch ihre Anhangsgebilde. Die Anzahl der Schweißdrüsen und deren Sekretionstätigkeit nimmt ab (Silver et al. 1965), die hormonabhängige Talgdrüsentätigkeit verringert sich, besonders bei der Frau ab 50 um die Hälfte (Pochi und Strauß 1965) und die Funktionsfähigkeit der Tastrezeptoren reduziert sich bis um 60%. Die Störung der Hautdurchblutung kann weitgehend verhindert werden. Dies wird schon durch ausreichende körperliche Betätigung über die Körpertemperatursteigerung und die dadurch gegebene Schweißbildung erreicht. Bewährt hat sich dafür auch die Sauna, in der trotz Lufttemperaturen bis 100 Grad die Hauttemperatur nach eigenen Messungen nur selten über 41 Grad steigt. Der Turgor der Haut steigt und durch die starke Schweißsekretion wird der vor bestimmten pathogenen Einflüssen schützende Säuremantel der Haut verdichtet (Krauss 1976). Allgemeiner Funktionszustand und Regenerationsfähigkeit des Hautorgans werden auch durch die beschleunigte Abschilferung der oberen Epidermisschichten verbessert. Dazu kommt bei regelmäßigem Saunabaden ein ausgesprochen günstiger kosmetischer Effekt. Der thermische Wechselreiz, der durch die übliche Abkühlung nach Verlassen des Saunaraumes noch verstärkt wird, fördert neben anderen therapeutischen Effekten außerdem die an eine intakte Hautfunktion gebundene Temperaturregulation des Körpers. Diese ist bei älteren Menschen nicht selten gestört, was zum Teil, auch durch die verschlechterte Hautdurchblutung mitverursacht wird.

Ein eigenes Problem, das aus verschiedenen Gründen für viele Menschen eine zentrale Bedeutung hat, stellen die Alterungsvorgänge an den Haaren, als den epithelialen Anhangsgebilden der Haut dar. Entsprechend der Vitalitätseinschränkung der Haut nimmt nicht nur die Wachstumsgeschwindigkeit im Alter etwa um 30% ab (Fuchs 1937), sondern auch die Haardicke und damit deren Reißfestigkeit (Marchionini und Weiss 1938; Janssen 1950). Die Dichte des Kopfhaares beträgt im 60. Lebensjahr bereits weniger als 50 Prozent. Vorzeitiges Ergrauen und Weißwerden ist durchwegs genetisch bedingt und daher praktisch nicht beeinflußbar. Die Assoziation weißes Haar und Schnee und damit Winterzeit des Lebens ist daher grundsätzlich nicht berechtigt. Das Haar kann durch verschiedene Umwelteinflüsse wie Sonne und Wetter (Meichelbeck 1982), Umweltverschmutzung und falsche Haarpflegemittel (Hingst 1985 u. a.) erheblich geschädigt werden. Mit der Prophylaxe vorzeitigen Haarverlustes besonders bei Frauen beschäftigt sich die Kosmetologie mit hohen finanziellen aber sehr bescheidenen spezifisch biologischen Erfolgen.

Funktionszustand und Alterungsprozeß der Haut werden wie bei kaum einem anderen Organ so entscheidend durch exogene Faktoren beeinflußt. Dabei spielt die Lichtexposition sowohl in positiver wie negativer Hinsicht eine große Rolle. So kommt es in den Hautkapillaren mit zunehmender Lichtbelastung, speziell durch UV-Strahlung, zu einer Verdickung des Gefäßwalles und einer konzentrischen Lamellenentwicklung in den Venolen (Kokoschka 1993). Dies hat nicht nur eine Verringerung des Blutdurchflusses zur Folge, sondern auch einen bis 80 mm Hg erhöhten Blutdruck in den Arteriolen. Auf die Schäden durch massive Sonnenbestrahlung, von einer vorzeitigen Alterung bis zur Entstehung maligner Melanome, wurde wiederholt hingewiesen (Ippen und Kölmel 1980; Klingman et al. 1980; Fitzpatrik 1982; Greiter 1984 u. v. a.). Wahrscheinlich spielt bei der Entstehung von Hautkarzinomen die Immundepression eine Rolle, wie sie durch ultraviolettes Licht, vor allem im UVB-Bereich (290 bis 320 nm), zustande kommt (Schwarz 1995). Die Prophylaxe dieser Schädigungen besteht dabei nicht nur im spezifischen Sonnenschutz, sondern auch in einer geeigneten allgemeinen biologischen Hautpflege (Janistyn 1978; Greiter und Prokop 1983; Greiter 1984, 1985; Hingst 1984 u. v. a.).

Eine besondere Bedeutung für eine Verbesserung der Hautfunktion kommt einer Verbesserung der Durchblutung zu. Eine solche kann schon sehr einfach durch körperliche Bewegung mit einem ausreichenden Energieumsatz erreicht werden. Das gleiche gilt für die Massage, die über längere Zeit die Hautdurchblutung deutlich steigert (Prokop 1948, 1950), was bei der schlecht durchbluteten alten Haut eine gewisse Altersprophylaxe darstellt. Dazu können geeignete gefäßerweiternde Mittel viel beitragen, die über reflektorische Mechanismen auch unter der Haut liegende Gewebe, wie die Muskulatur, günstig beeinflussen (G. Prokop und L. Prokop) und damit die allgemeine Leistungsfähigkeit verbessern (Prokop 1974; Prokop und Greiter 1975). Allerdings sind die echten Altersveränderungen der Haut im Prinzip derzeit therapeutisch nicht beeinflußbar.

Die Versprechungen der Kosmetikindustrie, die zur Verjüngung der Haut und damit zur allgemeinen Verschönerung zahlreiche „Wundermittel" anbietet, sind mit großer Vorsicht zu werten. Sie haben einen harten kommerziellen Hintergrund, was sich in dreistelligen Milliardenumsätzen an Kosmetika pro Jahr deutlich ausdrückt. Außerdem wird mit ungeeigneten Kosmetikprodukten, worauf neben Greiter (1985) besonders Hingst in seinem lesenswerten Buch „Zeitbombe Kosmetik" (1985) hinweist, mehr geschadet als genützt.

6. Exogene Einflüsse

6.1 Bedeutung exogener Einflüsse für Alterungsvorgänge und mögliche Ansatzpunkte einer Prophylaxe

Exogene Faktoren haben auf die gesamte Entwicklung des Menschen, sein Altern, Lebensqualität, Leistungsfähigkeit, Entstehung von Krankheiten und Lebenserwartung, einen entscheidenden Einfluß. Dies gilt auch für viele bereits genetisch vorprogrammierte Eigenschaften, die, besonders wenn sie latent angelegt sind, in einem allerdings sehr unterschiedlichem Ausmaß sowohl positive als auch negative Veränderungen erfahren können. Dies gilt schwerpunktmäßig für die ersten postnatalen Jahre und in etwas geringerem Ausmaß für die letzten beiden Lebensjahrzehnte. Das bedeutet aber nicht, daß die dazwischen liegenden Jahre weniger Bedeutung haben. Denn die Summation vieler, als Einzelreize oft subjektiv nicht registrierter, negativer Faktoren kann zu einschleichenden pathologischen Veränderungen führen, die sowohl das biologische Alter als auch die Lebenserwartung beeinträchtigen. Gerade in diesem Bereich liegt aber die große Chance jedes Menschen, sein Schicksal bis zu einem gewissen Grad aktiv positiv beeinflussen zu können. Das tut er im allgemeinen aber leider meist nach der negativen Seite, z. B. durch einen aufbrauchenden Lebensrhythmus, übermäßigen Ehrgeiz, grobe Ernährungsfehler, übergroßen Genußmittelkonsum und oft unverständliche Sorglosigkeit in bezug auf pathogene Umweltfaktoren. Dabei geht es weniger um die lebensverkürzenden und nicht vorhersehbaren Krankheits- und Unfallfolgen, obwohl auch hier weitgehend eine gewisse Prophylaxe möglich ist, sondern um oft recht banale Alltagsprobleme.

Von den Noxen des Lebens, die das Altern beschleunigen, sind viele prophylaktisch unbeeinflußbar (Abb. 7) und damit schicksalhaft zu akzeptieren. Von den beeinflußbaren exogenen Einflüssen liegen wiederum manche außerhalb des persönlichen Einflußbereiches, vom Umweltstreß und unverschuldeter Umweltverschmutzung bis zu Operationsfolgen, Infektionserkrankungen, Berufserkrankungen und problematischen Therapien. Für das Lebensschicksal nicht zu unterschätzen ist die soziale Ausgangssituation, welche, obwohl sie theoretisch verbessert werden könnte, eine oft unüberwindliche Barriere darstellt. Daher müssen sich alle prophylaktischen Bemühungen zur Optimierung des Lebens und der Lebensqualität, zur Verzögerung von Alterserscheinungen und zur Verlängerung der Lebenserwartung auf jene Faktoren konzentrieren, die im Eigenbereich jedes Menschen beeinflußt werden können. Dies betrifft je nach persönlicher Situation im einzelnen Ernährung, Bewegung, Lebensrhythmus, Genußgifte, Sexualverhalten, Schwangerschaft und Pharmaka. Der Grad einer positiven Bewältigung dieser Probleme hängt allerdings von der jeweiligen Grundpersönlichkeit eines Menschen, seiner Intelligenz und der selbstkritischen Einsicht in seine psychosomatischen Probleme ab. Eine erfolgreiche prophylaktische Bewältigung gefährdender exogener Faktoren setzt aber wiederum das Wissen um deren Problematik und die Möglichkeiten zu deren Ausschaltung voraus. Damit kommt der nicht früh genug einsetzenden Gesundheitserziehung, Aufklärung, Verpflichtung und, wenn notwendig, auch einem sanften Zwang eine entscheidende Bedeutung zu. Diese verantwortungsvolle Aufgabe sollten die dafür zuständigen Instanzen Eltern, Pädagogen, Ärzte, Gesundheitsbehörden und Psychologen unbedingt sehr ernst nehmen. Die primäre Prophylaxe besteht aber darin gesundheitsgefährdende und das Altern beeinflussende Umweltnoxen auszuschalten oder zu minimieren.

6.2 Ernährung und Alternsprophylaxe

Gesundheit und Leistungsfähigkeit des älteren Menschen werden durch die Ernährung wesentlich deutlicher bestimmt als bei jüngeren. Dies gilt sowohl für die Quantität als auch Qualität und Modalität. Die Quantität, gemessen an der benötigten Kalorienmenge, nimmt trotz der verschlechterten und verzögerten Resorption im Darm entsprechend der Umsatzverringerung und der Einschränkung der körperlichen Betätigung ab. Die Food and Agriculture-Organisation der UNO (Abb. 36) gibt dazu konkrete Anhaltspunkte (Nöcker 1961).

Zum Teil hängt der reduzierte Kalorienbedarf mit der Involution der energieaufwendigen Muskulatur zusammen.

Alter	20–30	31–40	41–50	51–60	61–70	über 70
Kalorienbedarf in %	100	97	94	86,5	79	69

Abb. 36. Kalorienbedarf in den verschiedenen Altersgruppen (nach FAO 1961)

Dezennium	Alter	Kreatinin in g	Kreatinin-koeffizient	Grundumsatz-kalorien
21–30	25	1,558	21,8	1957
31–40	35	1,561	20,9	1747
41–50	45	1,292	19,5	1680
51–60	55	1,303	19,0	1670
61–70	65	1,091	17,2	1460
71–80	73	0,993	15,7	1448

Abb. 37. Absinken des Grundumsatzes in Beziehung zum Altersschwund der Muskulatur (nach Richter 1961)

Dies geht auch aus Abb. 37 (Richter 1961) hervor, wobei aus der Kreatinausscheidung im Harn auf die Muskelmasse geschlossen wurde.

Die Verringerung des Kalorienbedarfs vom 3. bis zum 7. Lebensjahrzehnt um etwa ein Fünftel führt bei gleichbleibenden Ernährungsgewohnheiten zwangsläufig auch zu einer für viele ältere Menschen typischen Gewichtszunahme. Diese bedeutet nicht nur für die arthrosengefährdeten Gelenke ein zusätzliches Risiko, sondern disponiert unter anderem auch zu hohen Serumtriglyceridwerten, Hyper-

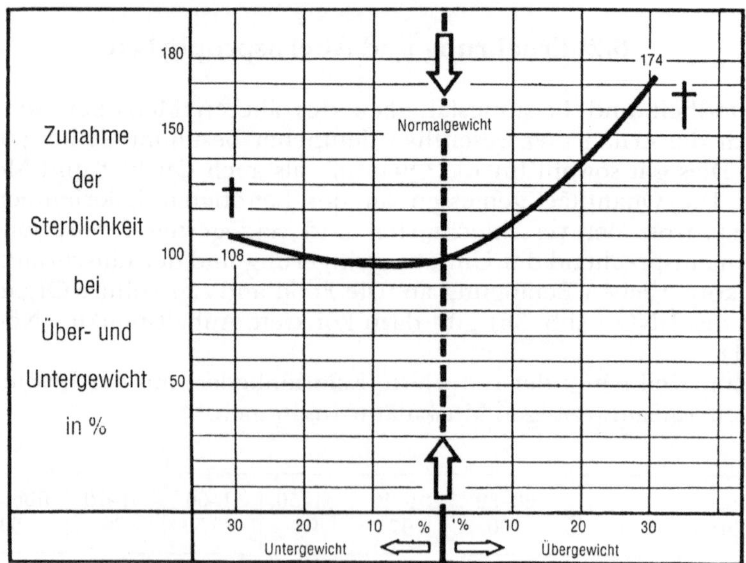

Abb. 38. Zunahme der Sterblichkeit bei Übergewicht (nach Holtmeier 1969)

tonie und Altersdiabetes. Die oft damit verbundene weitere Bewegungseinschränkung beschleunigt den normalen Altersabbau und reduziert zusätzlich die Lebenserwartung Übergewichtiger, wie Abb. 38 zeigt. Allerdings ist das Übergewicht, so es den Brocaindex nicht um 20% überschreitet, für sich allein, was allerdings nur selten vorkommt, zumindestens kardial noch kein echter Risikofaktor. Daß die empfindlichen bradytrophen Gewebe des Bewegungsapparates, besonders die Gelenksknorpel, dadurch größerer Abnutzung und Alterung unterliegen, kann allerdings die Lebensqualität sehr beeinträchtigen.

Im Gegensatz zur Gewichtszunahme findet man andererseits, vor allem bei alleinlebenden älteren Männern, die mit dem täglichen Einkaufen und Kochen Probleme haben, nicht selten Zeichen der quantitativen und qualitativen Unterernährung (Seiler 1994). Interessant ist, daß die Körpergewichtsentwicklung älterer Menschen in Deutschland Sexualdifferenzen zeigt (Hoffmeister et al. 1992). Während Männer im 7. Lebensjahrzehnt an Körpergewicht verlieren, steigt bei den Frauen das Körpergewicht kontinuierlich an (Abb. 39). Bei gesundheitlich gefährdeten Alten kann daher mit einer Ernährungsanamnese und konsequenten Ernährungstherapie die Lebensqualität sicher verbessert werden.

Qualitativ steigt beim älteren Menschen im Verhältnis zur Gesamtkalorienaufnahme der Eiweißbedarf und liegt bei gleichen motorischen Aktivitäten damit höher als bei 20 bis 30 Jahren jüngeren (Kountz, William, Hofstätter und Ackermann 1947, 1951). Das wird auch z.T. auf die gestörte Proteinbiosynthese (Orgel 1963; Medvedev 1966) zurückgeführt, die wiederum für Regenerationsvorgänge und Repairmechanismen wesentlich ist. Gerade im Hinblick auf die gesamte Leistungssituation, durch die auch das biologische Alter charakterisiert wird, genügt es für die Eiweißaufnahme nicht nur von

Alter Jahre	Körpergröße (cm) M	F	Körpergewicht (kg) M	F
25–29	178	166	77,3	62,8
30–39	178	164	81,4	64,6
40–49	175	163	82,5	68,2
50–59	173	161	82,5	70,5
60–69	171	160	79,6	70,9
Mittelwert	175	163	81,1	67,7

Abb. 39. Körpergröße und Körpergewicht in der BRD Deutschland (nach Hoffmeister et al. 1992)

dem die Substanz erhaltenden sog. Bilanzminimum auszugehen, sondern vom funktionellen Eiweißminimum. Erst dieses gewährleistet die Erhaltung der vollen Leistungsfähigkeit (Kraut und Lehmann 1948; Lehmann und Michaelis 1945 u. a). Nicht umsonst bezeichnet Bürger das Eiweiß als das Koffein des Alters. Ein Nebeneffekt verstärkter Eiweißzufuhr auf Kosten der Fettaufnahme liegt nach Untersuchungen bei Bewohnern von Kapstadt (Bronte-Stewart et al. 1955) auch in einer deutlichen Reduktion der Serumwerte von Cholesterin und Betalipoproteinen. Außerdem stimuliert Eiweiß durch die bekannte spezifisch-dynamische Stoffwechselwirkung den Umsatz und wirkt damit einer dem Altersstereotyp häufig entsprechenden Adipositas etwas entgegen. Dabei spielt die Hemmung des Fettsäureabbaus durch eiweißarme Kost (Artom 1953) und die Bedeutung der Eiweisse für die Fermentaktivität (Bürger und Nöcker 1949; Wainio et al. 1953) mit eine Rolle. Im Zusammenhang mit dem Eiweißproblem wurden zahlreiche Tierversuche unternommen, die Platt (1976) zusammengefaßt hat. Die durchwegs an Ratten durchgeführten Tests lassen sich zwar schon wegen der verwendeten Methodik nicht so ohne weiteres auf den Menschen übertragen, zeigen aber deutlich, daß schon eine relativ geringe Unterversorgung mit Eiweiß zu Leistungsabbau, vorzeitigen Alterserscheinungen und Verkürzung der Lebenserwartung führt. Dies vor allem dann, wenn noch eine Unterversorgung mit Vitamin B6 besteht, das eine zentrale Stellung im Eiweißstoffwechsel hat. Eine Diät, die zu einem Fünftel aus Proteinkalorien bestand (Miller and Payne 1968; Roß 1959, 1972), bewährte sich als Prophylaxe vorzeitigen organischen Abbaus und führte zu einer deutlichen Lebensverlängerung. Da der Zellkern eine zentrale Funktion bei allen Alterungsvorgängen hat, kommt den Nukleinsäuren eine große Bedeutung zu. Dies konnte mehrfach nachgewiesen werden (Robertson 1958; Odens 1973). Durch Injektion von DNA und RNA bei alten Ratten, einmal pro Woche, wurde die Lebenszeit sogar mehr als verdoppelt.

Zur Abdeckung eines in Hinblick auf das biologische Alter auch prophylaktisch wirksamen ausreichenden Bedarfs erscheint eine tägliche Aufnahme von Eiweiß mit dem üblichen notwendigen Anteil an essentiellen Aminosäuren von etwa 1,0 g pro kg Körpergewicht sinnvoll. Das ergibt für den älteren Mann eine durchschnittliche Tagesmenge von wenigstens 80 Gramm. Diese Menge liegt etwas über den Empfehlungen der DGE, aber unter jenen der Protein Calorie Advisory Group (FAO, WHO, 1973), die besonders für Länder mit niedriger Proteinqualität gilt. Sie erhöht sich bei größeren körperlichen Aktivitäten entsprechend den umgesetzten motorischen Kalorien. Diese Menge sollte nach Ansicht von Nöcker (1961), Halden (1969) und anderen, worüber man diskutieren kann, zur Hälfte in tierischem und pflanzlichem Eiweiß aufgenommen werden. Milch und Milchprodukten wird dabei ein gewisser Vorrang vor Fleisch eingeräumt. Bei extremen Vegetariern, die auch auf Milch verzichten, besteht die Gefahr von Eiweißmangelzuständen. Diese können über längere Zeit unter anderem zu vorzeitigen Alterserscheinungen und zu Störungen im Immunsystem führen. Nöcker und Kohlhardt (1961) sowie Hodges und Krehl (1956) konnten schon nach 6 Tagen eiweißfreier Kost eine Verringerung der Wanderungsgeschwindigkeit granulierter Leukozyten fast auf die Hälfte feststellen, die sich bei eiweißreicher Kost aber rasch wieder normalisierte.

Zur Bedeutung der Fette in der Ernährung liegt eine heute unübersehbare Zahl von mehr oder weniger wissenschaftlich fundierten Publikationen vor (Ludwig 1968; Schetler 1971; Schwandt 1980 u.v.a). Dies hat aber durch die oft übertriebene Darstellung der zweifellos gegebenen Risikofaktoren durch qualitative und quantitative Fehler im Fettkonsum zu einer im Prinzip nicht gerechtfertigten Diskriminierung der Fette geführt. Fette sind nicht nur unverzichtbare Bausubstanzen, z. B. des Gehirns, und in Form der essentiellen Fettsäuren im Stoffwechsel unentbehrlich, sondern auch wesentliche Energielieferanten und Träger der lebenswichtigen fettlöslichen Vitamine. Die bei Fettmangelernährung auftretenden gesundheitlichen Probleme findet man häufig gerade bei älteren Menschen. Diese reduzieren dann aus einer übertriebenen, im Prinzip durchaus gerechtfertigten Angst vor hohen Cholesterinwerten, Arteriosklerose, Herzinfarkt und Übergewicht ihren Fettkonsum sehr oft unter das Existenzminimum. Besonders führt dies dann zu einem Mangel an den fettlöslichen Vitaminen A, D, E und K. Das gesundheitliche Problem eines zu großen Fettverzehrs liegt nicht so sehr in der Aufnahme großer Cholesterinmengen, sondern schwerpunktmäßig in den großen Fettsäuremengen selbst und dem Glycerinbestandteil. Bei einer einigermaßen normalen Kost älterer Menschen (Abb. 40) entfallen nach Darstellung der Deutschen Gesellschaft für Ernährung von den täglich aufgenommenen mindestens 500 mg Cholesterin über 70% auf Fleisch und Eier. Daraus geht unter anderem auch hervor, daß die Butter, der von der Margarineindustrie eine besondere Verantwortung für die erworbene Hypercholesterinämie angelastet wird, bei der üblichen Verzehrmenge keine pathogene Bedeutung hat.

Bezüglich der Qualität des aufgenommenen Fetts kommt den essentiellen Fettsäuren, die der Körper selbst nicht herstellen kann, eine große Bedeutung zu. Es geht dabei um mehrfach ungesättigte Fettsäuren, wie z. B. die Linolsäure. Diese reduziert durch Senkung des LDL-Anteils den Gesamtcholesterinspiegel.

Die mehrfach ungesättigten Fettsäuren sollten etwa 1,5 bis 2% der Gesamtkalorienaufnahme ausmachen (Hollman 1955; Mohrhauer

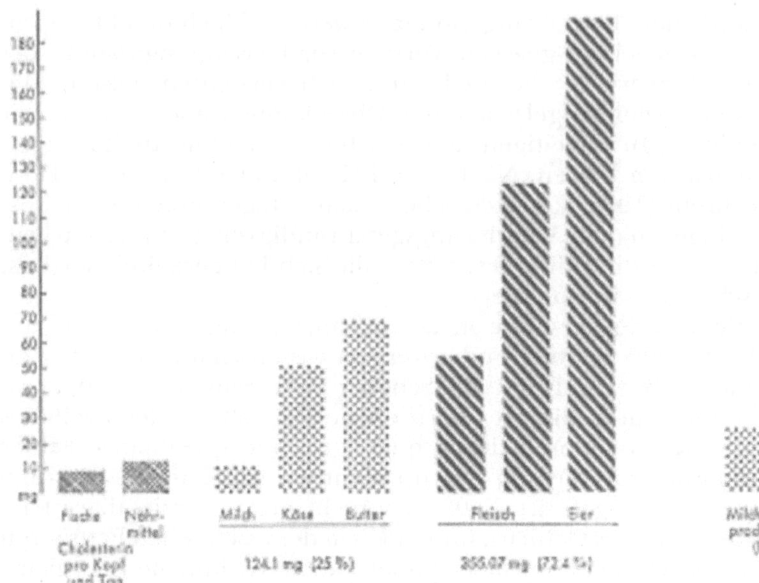

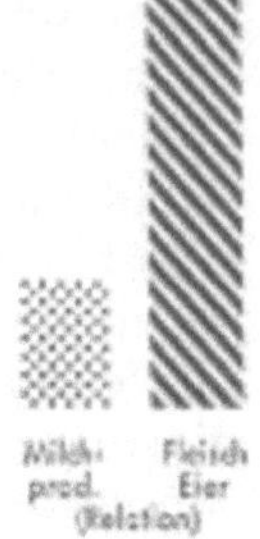

Abb. 40. Cholesteringehalt der aufgenommenen Nahrungsmittel bei Personen im Alter von 66 Jahren und darüber (Deutsche Gesellschaft für Ernährung 1972)

und Holamn 1963; Halden 1978 u. a.). Bei einer normalen gemischten Kost besteht jedoch kein Defizit an essentiellen Fettsäuren. Die vor Jahren noch für ältere Menschen auch als Infarktprophylaxe vertretene Forderung nach einem möglichst hohen Anteil, z. B. von Linolsäure, an der aufgenommenen Fettmenge mußte inzwischen als eher gefährlich korrigiert werden. Überhöhte Mengen an essentiellen Fettsäuren senken zwar den Cholesterinspiegel, haben aber eine cancerogene Wirkung (Pearce and Dayton 1971; Carrol and Khor 1975 u. a.). Der Fettanteil im Nahrungsangebot sollte zwischen 25% und 30% des Gesamtkalorienanteils liegen und gerade beim körperlich wenig aktiven älteren Menschen 1 g pro kg Körpergewicht nicht überschreiten. Alte Menschen sollten den Fettkonsum auch deswegen knapp bemessen, weil sie die aufgenommenen Fette weniger gut verwerten als Erwachsene mittlerer Jahrgänge (Ludwig 1968). Außerdem sollten tierische Fette mit Ausnahme der Butter weitgehend gemieden werden. Ein wichtiger Fettbegleitstoff ist das Phosphatid Lecithin, das u. a. besonders in der Butter und im Sojaöl vorkommt. Lecithin ist Bestandteil aller tierischen und pflanzlichen Zellmembranen und spielt als lipotrope Substanz im Stoffwechsel des Nervensystems, speziell des Gehirns, eine Rolle. Es fördert Regenerationsvorgänge und Leistungsfähigkeit (Hochrein und Schleicher

1943; Prokop und Aichmair 1954). Lecithin hat darüber hinaus für den intermediären Stofffwechsel in der Leber eine große Bedeutung und schützt sie vor pathologischer Verfettung. Es wird in den verschiedensten Kombinationen mit großen Versprechungen heute älteren Menschen angeboten.

Abgesehen von den bekannten Mangelerscheinungen, die über die spezifischen Funktionsstörungen das biologische Alter negativ beeinflussen, kommt bestimmten Vitaminen eine allgemein protektive Wirkung gegen das Altern von Geweben zu. Diese hängt mit der möglichen Verminderung oder weitgehenden Ausschaltung von gefährlichen Freien Radikalen zusammen. Diese hochreaktiven Atomgruppen (Packer 1984), auch als reaktive Oxygenspezies (ROS) bezeichnet, können durch ein freies Elektron mit ungesättigten Fettsäuren, Nucleotiden der DNA und Proteinteilen reagieren. Durch die damit mögliche Schädigung der Lipidmembranen, Nukleinsäuren und Proteine werden Gewebszerstörungen verursacht (Schmidt 1993; Köstler 1993; Cottier et al. 1995 u. a.). Oxydativer Streß durch Freie Radikale fördert nicht nur die Entstehung von Krankheiten (Abb. 41), sondern beschleunigt auch die normalen degenerativen Alterserscheinungen durch Störung der DNA-Reparaturkapazität (Halliwell und Aruoma 1993).

Die pathogene Ursache dafür ist die Einschränkung der lebenswichtigen Energiebereitstellung durch oxydative Schädigung der Mitochondrienmembran. Außerdem fördern Freie Radikale die Entstehung von Krebs (Clemens 1993; Hager 1995). Dies wurde sehr eindrucksvoll von Morrow (1995) bestätigt, der bei Rauchern erhöhte Werte von Freien Radikalen im Blut feststellte, womit die carcinogene Wirkung des Rauchens noch unterstrichen wird.

Hypoxie/Ischämie – Störung bei der Wiederdurchblutung von Geweben
Neurogeriatrische Krankheiten
Thermische Schäden
Arteriosklerose
Katarakt
Alterung – damit verbundene Multimorbidität
Störungen der Autoimmunität und anderer Immunreaktionen
Chronische Polyarthritis
Krebs
Berufskrankheiten/Umweltkrankheiten

Abb. 41. Krankheiten, an deren Entstehung Freie Radikale beteiligt sind (nach Schmidt 1993)

Freie Radikale entstehen endogen als Nebenprodukt schon im normalen Sauerstoffstoffwechsel. Vermehrte Sauerstoffaufnahme bedeutet damit auch vermehrte Bildung Freier Radikale. Daher kann es bei hohem Sauerstoffumsatz zu einer oxydativen Schädigung von Geweben kommen. Dieser Mechanismus ist möglicherweise an den vorzeitigen Abnützungserscheinungen mancher Gewebe im Hochleistungssport (Li Li Ji 1995), speziell im Alter, entscheidend mitbeteiligt. So konnten Hartmann et al. (1995) DNA-Schäden nach Laufbandbelastungen mittels Einzelzell-Gelelektrophorese an peripheren Leukocyten finden, die auf den oxydativen Streß durch Freie Radikale zurückzuführen sind. Das würde aber, neben anderen Risken, für eine gewisse Einschränkung extremen Ausdauersports gerade im Alter sprechen.

Freie Radikale können aber auch von außen durch UV-Licht, Lösungsmittel und bestimmte Pharmaka in den Körper gelangen. Diese pathogenen überstarken oxydativen Prozesse können aber durch Antioxydantia eingebremst werden (Harmann 1961; Schmidt 1993 u. v. a.). Zu diesen gehören neben mehreren Enzymen das Vitamin E in Form des Alpha-Tocopherols, das Vitamin A und das Selen. Das bedeutet, daß bei hohen Sauerstoffumsätzen, wie es ein extremes Ausdauertraining im Sport mit sich bringt, gerade die Vitamine C und E sowie Selen eine ganz besonders prophylaktische Bedeutung für die Gewebe darstellen (Li Li Ji 1993, 1995; Hager 1995).

Diese gefährlichen, überstarken, oxydativen Prozesse können aber durch Antioxydantia eingebremst werden. Zu diesen gehören neben mehreren Enzymen das Vitamin E in Form von Alpha-Tocopherol, das Vitamin A und das Selen. Eine ausreichende Versorgung mit Vitamin E, das Beziehung zur Linolsäureaufnahme hat, stellt aber nicht nur eine echte Prophylaxe gegen vorzeitige Alterserscheinungen in der Sexualfunktion dar, sondern unterstützt auch die Immunfunktion (Baehner et al. 1977; Chirico et al. 1983; Ziemlanski et al. 1986; Meydani et al. 1990; Blumberg 1993). Mit Vitamin E konnten auch gute Erfolge bei altersbedingten Dyskinesien und Muskeldystrophie (Hom 1993) erzielt werden. Die Ansichten über die empfohlene Tagesdosis weichen allerdings stark voneinander ab und schwanken zwischen 10 und 25 mg. Im therapeutischen Bereich werden Dosen von weit über 100 mg angegeben. Durch sehr fettarme einseitige Ernährung und altersbedingte Resorptionsstörungen im Darm, der sog. Enterokarenz, im Zusammenhang mit dem Fehlen von Gallensäuren besteht bei älteren Menschen oft ein Versorgungsdefizit. Dieses sollte möglichst frühzeitig durch diätetische Maßnahmen und Vitamin-E-Präparate ausgeglichen werden. Zwischen der Bioverfügbarkeit von synthischem und natürlichem Vitamin E, z. B. aus pflanzlichen Ölen, besteht auch wirkungsmäßig kein Unterschied (Ingold 1993).

Aus den gleichen Ursachen wie für das Vitamin E resultiert auch für das Vitamin A (Retinol) im Alter häufig eine Unterversorgung. Dadurch, daß Vitamin A den Umsatz und den Transport von Cholesterin fördert (Weitzel et al. 1958) und bei Vitamin-A-Mangel das Serumcholesterin erhöht gefunden wurde (Curcio 1954), ergeben sich Zusammenhänge mit verschiedenen arteriosklerotisch verursachten Alterungsvorgängen und Krankheitsbildern. Da der Alterungsprozeß in den ektodermalen Organen besonders augenscheinlich ist, ergibt sich durch die spezifische protektive Wirkung von Vitamin A auf Haut und Schleimhäute ein geriatrisch noch viel zuwenig beachtetes Indikationsgebiet. Nicht zuletzt bestehen enge Wechselbeziehungen zwischen Vitamin A und dem Hormonstoffwechsel, speziell des Thyroxins und der Sexualhormone. Da bei Vitamin-A-Mangel über atrophische Veränderungen der Ovarien und Hoden die Sexualfunktion erlischt, ist eine Zufuhr von Vitamin A bei Fertilitätsstörungen auch jüngerer Männer und vorzeitigem Klimakterium virile angezeigt. Die normale Tagesdosis von Betacarotin, dem wichtigsten Provitamin A, von mindestens 1,5 mg bzw. 5000 I.E., wird je nach Indikation um ein Vielfaches zu erhöhen sein. Über den Wert von Vitamin-D-Gaben an gesunde ältere Menschen zur Prophylaxe einer Osteoporose gibt es keine eindeutigen positiven Hinweise.

Entsprechend der ubiquitären Bedeutung der Ascorbinsäure, die durch eine unübersehbare Zahl einschlägiger Untersuchungen belegt ist, kommt dem Vitamin C aus verschiedenen Gründen für den älteren Menschen eine besondere Bedeutung zu. Dies umso mehr, als viele präskorbutische Symptome, wie z. B. Müdigkeit, Appetitlosigkeit, schlechter Schlaf, Verdauungsstörungen, Antriebslosigkeit, Lockerwerden der Zähne, rheumatische Beschwerden und Infektanfälligkeit, auch typisch für den älteren Menschen sind. Damit ist jedoch noch kein kausaler Zusammenhang zwischen Alterssymptomen und Vitamin-C-Mangel bewiesen. Allerdings ist das Risiko eines Ascorbinsäuremangels vor allem allein lebender alter Menschen durch einseitige Ernährung, wie sie sich schon oft aus der schwierigen Versorgungslage ergibt, relativ groß . Verschiedene Untersuchungen weisen außerdem auf einen höheren Ascorbinsäurebedarf alter Menschen hin (Cowgill 1953 u. a.), der auch durch Resorptionsstörungen mitverursacht wird. Indirekt wird ein Mehrbedarf u. a. auch dadurch bestätigt, daß altersbedingte Gefäßveränderungen, wie eine erhöhte Kapillarfragilität und damit Blutungsbereitschaft, durch Vitamin-C-Gaben zu beheben waren (Morris 1954). Zu der Bedeutung von Vitamin C für Heilungs- und Regenerationsvorgänge besonders im Mesenchym liegen zahlreiche Arbeiten vor (Gould 1960 u. v. a.). Nicht zuletzt ist

Vitamin C ähnlich wie Vitamin E und Vitamin A ein Antioxydans, das die DNA vor Schäden schützen kann (Halliwell und Aruoma 1993). Die optimale Tagesmenge für ältere Menschen liegt wahrscheinlich zwischen 70 und 100 mg, was auch den Richtlinien der Deutschen Gesellschaft für Ernährung (DGE) entspricht. Wird Vitamin C z. B. in natürlicher Form in Orangensaft aufgenommen, so ist sie wirkungsvoller als die gleiche Menge von kristalliner Ascorbinsäure allein, weil es im Orangensaft durch die P-Vitamine stabilisiert und vor raschem Abbau geschützt wird (Crampton und Lloyd 1950; Prokop 1960, 1962).

Daß die Vitamine der B-Gruppe, wenn man vielleicht vom Vitamin B2 wegen seiner Bedeutung für den Eiweißstoffwechsel absieht, mit Dosierungen über dem Normalbedarf Alterserscheinungen verzögern können, ist nicht bewiesen. Das gilt auch für die Pantothensäure, von der man glaubte in Analogie zum Mangelsymptom das vorzeitige, allerdings genetisch bedingte Ergrauen der Haare durch hohe Dosen verhindern zu können. Für eine mögliche Prophylaxe vorzeitiger Alterserscheinungen ist wahrscheinlich eine quantitativ ausgewogene Vitaminzufuhr sinnvoller als große Dosen einzelner Vitamine. Man spricht dabei gerne von einem biologisch ausgewogenen Bouquet der Vitamine.

Mineralstoffe und Spurenelemente haben bei normaler Bedarfsdeckung bzw. ausreichender Substitution bei Mehrbedarf keinen nachgewiesenen Einfluß auf Alterungsvorgänge. Mangelerscheinungen und zum Teil auch übermäßige Zufuhr, das gilt für alle Nahrungsbestandteile, stellen über verschiedenste Funktionsstörungen aber ein Gesundheitsrisiko dar und beeinflussen damit sekundär das biologische Alter. Ersteres gilt für Magnesium, Kalium, Calcium und Selen, letzteres für Natrium. Mangelerscheinungen sind bei älteren Menschen durch einseitige Ernährung, die manchmal mit Zahnproblemen zusammenhängt, relativ häufig. Manche Mangelerscheinungen decken sich, ähnlich wie bei präklinischen Avitaminosen, mit typischen Alterssymptomen. Das gilt ganz besonders für Magnesium, das an mindestens 300 enzymatischen Reaktionen beteiligt ist. Magnesiummangelerscheinungen, wie Muskelschwäche, Tremor, depressive Stimmungslage und Orientierungsprobleme, werden dann sehr oft anderen Ursachen zugeordnet, könnten aber durch tägliche Magnesiumzufuhr von 100 bis 300 mg deutlich gebessert werden. Auf die Bedeutung einer Therapie mit Magnesium bei verschiedenen Alterskrankheiten wurde mehrfach hingewiesen (Simon 1967 u. a.). Eine Magnesiumgabe ist auch dann sinnvoll, wenn man in einer besseren sportlichen Leistungsfähigkeit ein Symptom geringeren biologischen Alters sieht, da Magnesium die sportliche Leistungsfähigkeit fördert (Smekal et al. 1991 u. a.). Dies gilt bis zu einem gewissen Grad auch für Kalium. Die Bedeutung ausreichender Kalziummengen, zusammen mit Vitamin D (Sieghart 1995), für die Osteoporoseprophylaxe ist unbestritten. Einseitige Ernährung kann gerade bei älteren Menschen zu einer Unterversorgung mit Kalzium führen. Vor allem Nahrungsmittel mit hohem Oxalsäuregehalt, wie z. B. Kakao und Spinat, beeinträchtigen die Kalziumresorption sehr wesentlich. Dagegen kann die Resorption von Kalzium in den unteren Dünndarmabschnitten durch Vitamin D gefördert werden (Schneider 1971). Der Tagesbedarf von etwa 1 g wird besonders durch laktovegetabilische Kost leicht abgedeckt. Eine prophylaktisch wirksame Blutdruckregulation durch Kalzium nach unten (Stitt et al. 1980) konnte jedoch nicht bestätigt werden (Luft und Ganten 1985). Natrium, das hauptsächlich in Form von Kochsalz aufgenommen wird, ist u. a. durch seine Bedeutung für die Regulation der osmotischen Verhältnisse unentbehrlich. Da es bei familiärer Hochdruckneigung und vorliegender Hypertonie pathogen wirkt, muß seine Zufuhr eingeschränkt und streng kontrolliert werden. Eine pathogene Wirkung etwas erhöhter Kochsalzmengen bei sonst gesunden älteren Menschen kann dagegen weitgehend ausgeschlossen werden. Bei größeren Kochsalzverlusten durch starke Schweißabgabe bei größeren körperlichen Belastungen, hohen Lufttemperaturen wie auch in der Sauna wird der Kochsalzbedarf meist unterschätzt, da mit einem Liter Schweiß immerhin 2 bis 4 g Salz verlorengehen. Die Folge davon sind Leistungsschwäche und Müdigkeit.

Hinsichtlich der Spurenelemente, die als Bausteine in Enzymen und Hormonen vorhanden sind, gilt ebenso wie für die Mineralstoffe, daß ein Mangel Krankheiten fördern kann (Pichotka 1985). Dies ist aber bei einer einigermaßen ausgewogenen Kost nicht zu erwarten. Der Tagesbedarf der einzelnen Spurenelemente, der sehr unterschiedlich angegeben wird, liegt z.T. weit unter 1 mg. Mit Sicherheit nachgewiesen wurde ein Mangel für Eisen bei bestimmten Anämien, wie man sie auch bei älteren Menschen findet, und für Jod bei Hypothyreose bzw. endemischer Strumenbildung. In letzter Zeit wird dem Selen, Tagesbedarf etwa 0,3 mg (Köstler 1993), eine besondere Aufmerksamkeit gewidmet. Es wird ihm eine sehr vielseitige und gerade für Alterungsvorgänge wichtige Bedeutung zugesprochen, siehe Abb. 42 (Schrauzer 1988), wobei die Hemmung der Peroxidation durch Selen eine wesentliche prophylaktische Bedeutung hat. Die prophylaktische Wirkung wird indirekt auch durch negative Korrelationen zwischen Selenkonzentrationen im Vollblut und der Lipidperoxidkonzentration im Serum bei finnischen Altenheimbewohnern von Tolonen (1987) bestätigt.

Ein relativer Mangel an Spurenelementen soll allerdings ebenso bei manchen besonderen Belastungen und bestimmten Therapien (Abb. 43, nach Köstler 1993) bestehen.

Physiologische Selenwirkungen

- Schutz von Zellmembranen vor OH-Radikalen durch Reduktion von Wasserstoffsuperoxid und Lipid-Hydroperoxiden (Enzym: Glutathionperoxidase). Damit zusammenhängend Schutz vor Chromosomenschäden, energiereichen Strahlen und aktiviertem Sauerstoff.
- Erhöhung der körpereigenen Resistenz gegen verschiedene Pathogene (einschließlich Viren) und gegen Umweltgifte.
- Immunstimulierende Wirkung.
- Schutz vor toxischen Schwermetallen und xenotoxischen Stoffen, z.B. alkylierend wirkenden Verbindungen und Drogen.
- Krebsschützende, antiproliferative und antimutagene Wirkung.
- Im physiologischen Konzentrationsbereich notwendig zur Erhaltung der Funktion von praktisch allen Organen einschließlich des Herzens, der Leber, der Muskeln, der Lymphozyten, Erythrozyten, Thrombozyten usw.

Abb. 42. Selenwirkung nach Schrauzer (1988)

Der Nachweis ist jedoch im Einzelfall schwierig. Daß Cocktails von Spurenelementen zusätzlich zur normalen Kost für eine allgemeine Vorbeugung von Alterserscheinungen wirklich im Hinblick auf eine Prophylaxe sinnvoll sind, wäre noch zu beweisen. Die relativ hohen Kosten einer derartigen Behandlung machen allerdings einen breiteren Einsatz einer solchen Medikation, zumindestens auf Krankenkassenkosten, eher unwahrscheinlich.

Wirksam wird ein relativer Mangel an Spurenelementen unter:

- radioaktiver Strahlenbelastung,
- Strahlentherapie,
- Chemotherapie,
- Narkose mit fluorierten Kohlenwasserstoffen,
- Ozonbelastung,
- Stickoxidbelastung,
- Reperfusion von Organen in der Transplantationsmedizin,
- Reperfusion des Myocards beim Myocardinfarkt,
- Schwermetallbelastung.

Abb. 43. Mehrbedarf an Spurenelementen bei bestimmten endogenen und exogenen Belastungen (nach Köstler 1993)

6.3 Pharmaka und Alternsprophylaxe

Der Wunsch der Menschen, besser und länger zu leben und, wenn möglich, wieder jünger werden zu können, ist sehr verständlich. Durch die zunehmende Gläubigkeit an Medikamente, die durch deren therapeutische Erfolge, aber auch durch mehr oder weniger seriöse Informationen noch weiter unterstützt wird, ist die Vorstellung durch geeignete Substanzen den Alternsprozeß beeinflussen zu können naheliegend. Dies umso mehr, als diese Methode sehr einfach wäre und ohne selbst aktiv etwas beitragen zu müssen praktiziert werden könnte. Dies funktioniert leider ebensowenig wie jener sagenhafte Jungbrunnen, wie ihn Lucas Cranach der Ältere 1546 dargestellt hat (Abb. 44), in den man als Greis steigt und den man als Jüngling verläßt.

Das heißt, daß der wissenschaftlich objektivierbare Wert des „Jungbadens" und vieler heute angepriesener Verjüngungspräparate im Placeboeffekt liegt. Allerdings sollte der subjektive Wert von Placeboeffekten, von denen z. B. auch die Homöopathie größtenteils lebt (O. Prokop und L. Prokop 1957), und die das Gesamtbefinden eines psycholabilen älteren Menschen zumindestens vorübergehend verbessern können, nicht unterschätzt werden. Mangels anderer Möglichkeiten ist damit ein Placebo bei einem suggestiblen alten Menschen durchaus angezeigt. Das stärkste Placebo bleibt aber meist immer noch der psychologisch geschulte Arzt.

Daß Pharmaka im weitesten Sinn den Alterungsprozeß nach beiden Richtungen beeinflussen können, ist bekannt. Allerdings ist hier sehr genau zu unterscheiden zwischen einer Vorbeugung und Behandlung einer Krankheit und der Unterstützung bzw. Schädigung physiologischer Stoffwechselprozesse, die das biologische Alter und die Lebenserwartung verbessern oder verschlechtern. Diese Aktivitäten sind im gegebenem Fall oft schwer abzutrennen, denn auch die Behandlung einer Krankheit kann über eine, wenn auch begrenzte Verbesserung der Lebensqualität des Kranken, ein relativ besseres biologisches Alter erzielen lassen als bei einer nicht behandelten Erkrankung. Das gilt ebenso für nichtmedikamentöse Therapien, wie z. B. diätetische und physikotherapeutische Maßnahmen, wie sie bei der Multimorbidität alter Menschen als Begleitmaßnahmen mitlaufen. Außerdem ist zu differenzieren zwischen spezifischen Geriatrika und im Rahmen der Gerontologie verwendeter Pharmaka, die allerdings wirkungsmäßig oft schwer zu trennen sind.

Hinsichtlich der Wirkung möglicherweise prophylaktisch wirkender gerontologischer Pharmaka ist wiederum zu unterscheiden zwischen psychotropen Substanzen und solchen, die primär nichtcerebrale physiologische Funktionen beeinflussen. Dabei geht es, wenn

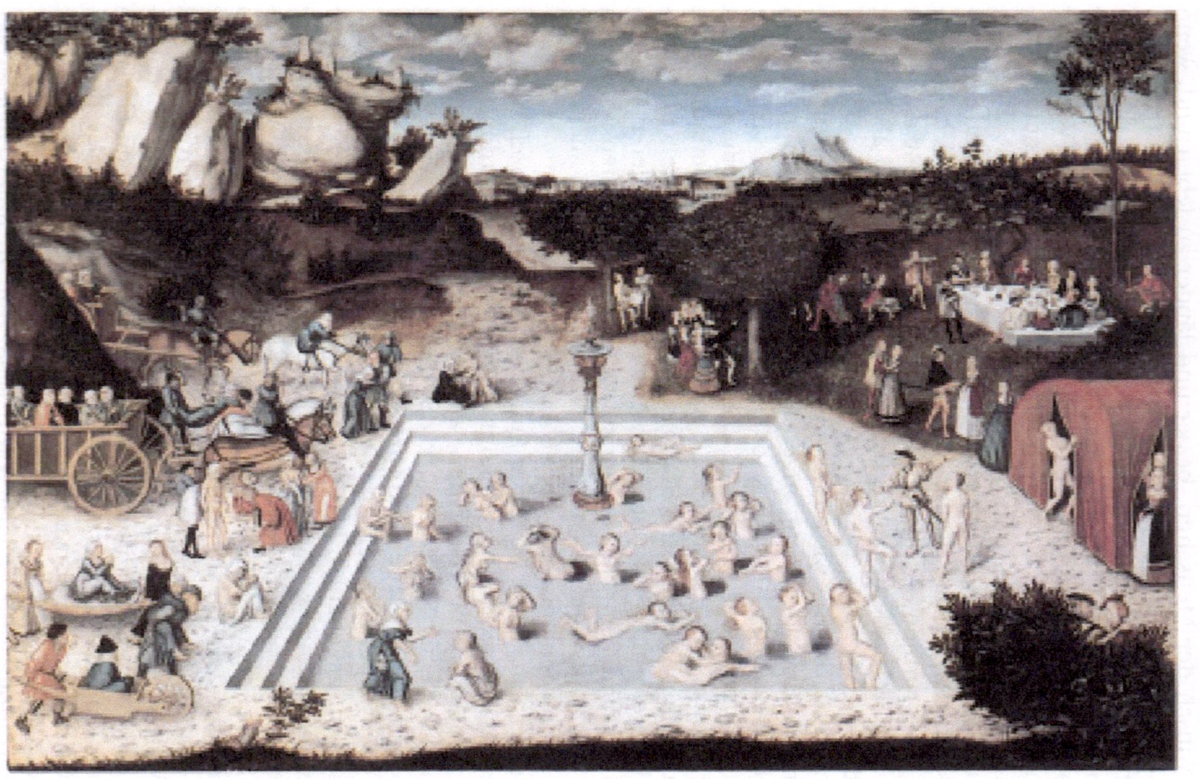

Abb. 44. Lucas Cranach der Ältere : Der Jungbrunnen (Gemäldegalerie, Staatliche Museen Berlin)

man von der Optimierung der Ernährung, z. B. durch spezifische Vitamin-, Mineral- und Spurenelementpräparate, absieht, auch um prophylaktische antiarteriosklerotische Medikationen und hormonelle Substitution. Die Frage, wie weit damit Voralterungsprozesse tatsächlich rückgängig gemacht und verringerte physische und psychische Funktionen wieder aktiviert werden können, ist selbst bei genauer Kenntnis des Einzelfalls mit Sicherheit nicht zu beantworten. Die Erwartungen auf einen Behandlungserfolg sollten daher nicht zu hoch angesetzt werden. Entscheidend ist letztlich die exakte Diagnose, bei der eine ausführliche Anamnese und nicht zuletzt auch die wichtige Familienanamnese berücksichtigt werden müssen. Davon hängt es auch ab, ob pharmakologische Möglichkeiten als Dauerbehandlung oder nur temporär eingesetzt werden können und auf welche besonderen Zielsymptome sie einwirken sollen. Darüber hinaus ist zur Unterstützung medikamentöser Maßnahmen zu überlegen, ob und wieweit eine nichtmedikamentöse Psychotherapie vom informativen Gespräch bis zu psychoregulierenden Maßnahmen sinnvoll wäre. Denn damit könnte über ein so erreichtes Verständnis und die Einsicht in die eigenen gesundheitlichen Probleme gleichzeitig die notwendige Compliance hergestellt werden. Auf die Bedeutung einer prophylaktischen Psychotherapie zur subjektiven Bewältigung des Alterns durch richtige Einstellung zum Leben und zur Vorbeugung von Neurosen hat u. a. vor allem Strotzka (1978) hingewiesen. Dies umso mehr als etwa 25% aller über 65jährigen unter behandlungsbedürftigen psychischen Störungen leiden (Gregre 1995). Eine medikamentöse Prophylaxe und Therapie vorzeitiger Alterungserscheinungen allein mit irgendwelchen psychosomatisch wirksamen Pharmaka, so sie überhaupt sinnvoll ist, ohne gleichzeitige und entsprechende Optimierung der Lebensgewohnheiten wird aber nur geringen Erfolg haben.

Der Wirkungsmechanismus möglicherweise alternsverzögernder Pharmaka, der über eine notwendige Substitution und echte geriatrische Indikation hinausgeht, ist sehr unterschiedlich. Er reicht von einer unspezifischen Reizkörpertherapie, spezifischen Stoffwechseleffekten, z. B. durch antioxidativ wirkende „Radikalfänger", über längerfristige Durchblutungsförderung mit antiarteriosklerotisch wirksamen und gefäßerweiternden Substanzen bis zur Stimulation oder psychischen Einnivellierung durch Psychopharmaka. Für manche Substanzen, wie Procain, Cavain und Ginseng, für die zahlreiche, wenn auch nur selten wissenschaftlich überzeugende Referenzen vorliegen, ist der Wirkungsmechanismus nicht geklärt. Andere, wie das Bogomoletzserum, erwiesen sich als völlig unwirksam. Der Hinweis auf nur vermutete Einflüsse auf den Gehirnstoffwechsel oder unspezifische Reizkörpereffekte ist nicht befriedigend. Für die Ursachen einer individuellen Unverträglichkeit, von Nebenwirkungen und möglichen Inkompatibilitäten mit aus irgendwelchen Gründen verordneten anderen Medikamenten fehlen vielfach noch grundlegende Untersuchungen.

Der Einsatz von psychotropen Substanzen bei sonst gesunden älteren Menschen ohne geriatrische Symptomatik nur zur Vorbeugung vorzeitiger Alterserscheinungen bedarf einer sehr kritischen Beurteilung. So ist die Zahl jener Medikamente, die eine zerebrale Insuffizienz verursachen, auslösen oder unterhalten können, nicht gering (Grisold und Kaltenbäk 1983). Sicher kann die Verbesserung der Stimmungslage und Selbstsicherheit die psychische Bewältigung des Alltags und das Sozialverhalten günstig beeinflussen. Da der Mensch gerade im fortgeschrittenen Alter weitgehend auch das Produkt seiner Umgebung und der von ihr gestellten Anforderungen ist, kommt positiven Sozialkontakten eine besondere Bedeutung zu. Psychopharmaka können aber auch die besonders im Alter notwendige Selbstkritik einschränken und über manche psychosomatische Leistungsgrenzen hinwegtäuschen. Damit ergibt sich eine ähnliche Risikosituation wie bei Gebrauch von Dopingmitteln, wie sie wiederholt und ausführlich in zahlreichen eigenen Publikationen (z. B. Prokop 1989) beschrieben wurde. Die Folge davon können somatische Überlastungen sein, die nicht nur das organische Altern noch beschleunigen, sondern auch die Lebenserwartung deutlich reduzieren können. Der Seniorenleistungssport liefert dazu genügend Beispiele (Prokop et al. 1980; Prokop und Bachl 1984 u. v. a.). Außerdem sollte das Risiko nicht kalkulierbarer Nebenwirkungen und eines Abusus bei längerem Gebrauch (Barolin und Jancik 1993 u. a.) nicht unterschätzt werden. So steigt die Häufigkeit unerwünschter Nebenwirkungen von Arzneimitteln mit zunehmendem Lebensalter auf das Zwei- bis Dreifache an (Kruse 1990). Unter anderem werden, z. B. durch stimulierende Thymoleptika, die für ältere Menschen typischen und die Lebensqualität deutlich einschränkenden Schlafstörungen nur noch verstärkt.

Ohne auf konkrete pharmakologisch wirksame Substanzen, ihre Dosierung und Kombinationen, von denen eine fast unübersehbare Anzahl unter den verschiedensten Tradenames existiert, einzugehen, lassen sich einige grundsätzliche Einsatzmöglichkeiten von Pharmakas zu einer möglichen Geroprophylaxe herausstellen (Abb. 45). Ob und wieweit manche positive Wirkung letztlich nur auf einer reinen Substitution beruht, wird im Einzelfall schwer zu sagen sein. Ein gewisses Problem stellt die Dosierungswahl dar. So machen Resorptionsverluste, die mit der altersbedingten erschwerten Membrandurchlässigkeit zusammenhängen, z. B. für Vitamine und Mineralstoffe, eine höhere Dosierung notwendig.

Auf der anderen Seite ist beim älteren Menschen durch die bereits gegebene Einschränkung der Metabolisierung in der Leber (Thompson and Williams 1965; Knook 1977 u. v. a.) und der renalen Elimination (Mac Donald et al. 1951; Shok 1968 u. a.) die Pharmakokinetik und Pharmakodynamik für viele Substanzen verändert (Friedel 1978; Jarvik 1981; Vestal 1978 u. a.). Damit ändert sich nicht nur die Wirkungsdauer bestimmter Pharmaka, sondern auch Häufigkeit und Schweregrad von Pharmakanebenwirkungen (Platt 1995). Da diese außerdem zunehmen, stellen sie für Arzt und Patienten oft eine echte Hürde dar. Das würde aber wiederum gerade für eine niedrigere Dosierung von Psychopharmaka sprechen, worauf auch Verzar (1962) bereits hingewiesen hat, der dies mit der verringerten Zahl der Nervenzellen erkärt. Mit der niedrigeren Dosis könnte auch das Abusrisiko verringert werden, was schon Brücke (1963) erwähnt hat. Das bedeutet, daß im Einzelfall immer individuell zu entscheiden ist. Die Dosierung eines Medikaments im Alter wird noch dadurch erschwert, daß infolge altersbedingter Veränderungen im biologischen Substrat die Wirkung einer Substanz oft andersartig ist als in der Jugend (Steinmann 1964). Damit ist die Festsetzung einer Normdosis für ältere Menschen nicht sinnvoll. Ein unbefriedigender Erfolg von Pharmaka ergibt sich gerade bei alten Menschen aus der mangelnden Medikamentencompliance, bei der man nach Raspe (1981, 1982) aus sehr verschiedenen Gründen von einer Non-Compliance-

Zellstoffwechselwirksame Substanzen Vitamine Mineralstoffe Spurenelemente
Organotrope Substanzen (Protectiva) für Herz Gefäßsystem Leber
Hormone Östrogene Testosteron ACTH Corticosteroide
Psychotrope Substanzen Stimulantien Antidepressiva Tranquilizer

Abb. 45. Substanzen mit möglicher alternsverzögernder Wirkung

Rate von etwa 45% ausgehen muß. Zum Teil sind es befürchtete Nebenwirkungen, wie sie im Beipackzettel meist sehr ausführlich angegeben sind, die Enttäuschung über den nicht sofort eintretenden Behandlungserfolg bei Langzeittherapien oder zufällig auftretende Beschwerden, die zu Unrecht dem verordneten Medikament zugeschrieben werden. Damit wird aber der behandelnde Arzt, der über die mangelnde Befolgung seiner Empfehlung nicht informiert wird, sehr verunsichert.

6.4 Genußmittel und Altern

Daß die Genußmittel Alkohol, Nikotin, Koffein als die Alltagsdrogen, wenn man von einigen spezifischen positiven Aspekten des Alkohols und Koffeins absieht, das vorzeitige Auftreten von Alterserscheinungen fördern und die Lebenserwartung zum Teil massiv reduzieren, bedarf keiner besonderen Beweisführung. Dies trifft ausnahmslos für Nikotin zu, wenn man es als Synomym für das Rauchen, vor allem Zigarettenrauchen, versteht. Ob die etwas überraschende Feststellung, daß bei Rauchern der Morbus Alzheimer durchschnittlich um 4,17 Jahre später auftritt als bei Nichtrauchern (van Dujin 1991), alle anderen Risken aufwiegt, muß eher bezweifelt werden. Zahlreiche Untersuchungen in allen Ländern haben eindrucksvoll die pathogene Bedeutung des Rauchens durch die Auswirkungen von den mehr als 50 im Zigarettenrauch enthaltenen kanzerogenen Substanzen (Hoffmann et al. 1983) bewiesen. Diese Stoffe, zusammen mit Nikotin und Kohlenmonoxyd, sind für die Entstehung von Bronchialkarzinom und Herzinfarkt und die damit gegebene ungleich höhere Sterblichkeit der Raucher verantwortlich. Es ist dabei hinsichtlich der Infarktgefährdung unerheblich, ob Zigaretten einen hohen oder niedrigen Teergehalt haben (Parish 1995). Die Verminderung der Rauchinhaltsstoffe bringt sehr wenig, nicht zuletzt deswegen, weil der Raucher damit, im Vertrauen auf die Harmlosigkeit der „leichten" Zigarette, verleitet wird, mehr zu rauchen. Selbst bei Leichtrauchern zwischen 30 und 59 ist das Infarktrisiko um das 3,4fache erhöht. Dazu kommen als zusätzliche Risikofaktoren noch unter anderem die erhöhten Werte von Freien Radikalen im Blut der Raucher (Morrow 1995). Allerdings können durch eine rechtzeitig einsetzende Therapie, worauf vor allem auch Kunze (1985) hingewiesen hat, schädigende Auswirkungen bis zu einem gewissen Grad rückgängig gemacht werden. Damit kann zusammen mit einer Umstellung in den gesamten Lebensgewohnheiten auch dem durch Rauchen sonst zu erwartenden vorzeitigen Leistungsabbau (Franke 1964; Hollmann und Hettinger 1980; Biener 1981), speziell des älteren Menschen (Dostal

1966), vorgebeugt werden. Dies ist deswegen sinnvoll, da die Abnahme des arteriellen Sauerstoffdrucks durch Rauchen (Markiewicz und Cholewa 1976), die deutliche Erhöhung des linksventrikulären Sauerstoffverbrauchs (Bürger und Strauer 1977), die Verringerung der linksventrikulären Auswurffraktion (Schicha et al. 1977) und das damit unökonomische Pulsverhalten bei Belastung keine gute Prognose für Lebensqualität und Lebenserwartung zuläßt. Der Abbau der körperlichen Leistungsfähigkeit bei Rauchern schränkt gleichzeitig ihre körperliche Aktivität ein und beschleunigt durch die negativen Auswirkungen des Bewegungsmangels den psychosomatischen Alterungsvorgang. Daß rauchende Sportler Jahre hindurch trotzdem sehr gute Leistungen, z. B. in schwerathletischen Disziplinen, bestimmten Spielen und Wurfdisziplinen, im Fechten, Sprint und Schießen, erbringen können, verdanken sie nur ihrer genetischen Substanz und ihrem harten Training. Außerdem handelt es sich bei diesen Disziplinen um anaerobe Belastungen, sodaß die bei Rauchern reduzierte Sauerstoffaufnahme keinen limitierenden Faktor darstellt. Bei allen Ausdauersportarten wird dagegen die Leistungsfähigkeit durch die mit dem CO-Hämoglobin im Zusammenhang stehende geringere Sauerstoffaufnahme und die statistisch besonders bei älteren Rauchern nachgewiesene Bronchitis (Dostal 1964) und das ungleich häufigere Emphysem (Sevcik 1962 u. a.) deutlich reduziert. Die Vorstellung gesundheitliche Nachteile des Rauchens durch sonst gesundes Leben, optimale Ernährung, ausreichende Bewegung und psychische Stabilität kompensieren zu können, kann das spezifische Gesundheitsrisiko des Rauchens nur zu einem sehr kleinen Teil kompensieren.

Einen immer noch grob unterschätzten Risikofaktor stellt das Passivrauchen dar, das akute und chronische Auswirkungen auf das kardiovaskuläre System, besonders von Jugendlichen, hat (Bakoula 1995). Bereits 20 Minuten nach Rauchexposition kommt es zu einer erhöhten Thrombocytenaggregationsneigung (Davies et al. 1985), womit über längere Zeit zusammen mit den im Zigarettenrauch enthaltenen polyzyklischen Kohlenwasserstoffen eine atherogene Einwirkung gegeben ist (Albert et al. 1977). Epidemiologische Studien gehen daher davon aus, daß dadurch zehnmal mehr Personen an Herz-Kreislauf-Erkrankungen als Folge des Passivrauchens versterben als an Bronchialkarzinom (Wells 1988). Eine Übersicht über die atherogenen und thrombogenen Effekte von aktivem und passivem Rauchen zeigt Abb. 46.

Alkohol, konkret Äthylalkohol, als das am häufigsten gebrauchte und mißbrauchte Genußmittel unserer Zeit, ist ein sehr ambivalenter Stoff. Die psychosomatischen Schädigungen, die sich aus dem Alkoholabusus mit all seinen schwerwiegenden, allgemein menschlichen

	AKTIVRAUCHEN	PASSIVRAUCHEN
Endothelzellen	Störung der endothelialen Integrität	Störung der endothelialen Integrität
Thrombozytenfunktion	erhöhte Aggregationsneigung	erhöhte Aggregationsneigung
	verminderte Plättchensensitivität gegenüber PGI_2 und E_1	verminderte Plättchensensitivität gegenüber PGI_2 und E_1
Blutfette	Anstieg des LDL-Cholesterins	?
	vermehrte Bildung oxidierter LDL	?
	Abfall des HDL-Cholesterins bei Kindern	Abfall des HDL-Cholesterins
COHb-Konzentration	Anstieg	Anstieg

Abb. 46. Atherogene und thrombogene Effekte von aktivem und passivem Rauchen (nach Glanz 1991 und Wells 1994)

und sozialen Folgen ergeben, stellen die heutige Gesellschaft vor fast unlösbare Aufgaben. Mit daran schuld sind nicht zuletzt die sehr oft kommerziell bedingten Fehlinformationen nach der positiven Seite und die unglaubwürdigen Aussagen fanatischer Abstinenzler nach der negativen Seite hin. Die akuten und chronischen Schädigungen durch alkoholische Getränke führen nicht nur zu zahlreichen Problemen in Alltag, Beruf und Familie, sondern beschleunigen auch Alterungsvorgänge und verkürzen durch verschiedene Erkrankungen von der Leber bis zum Nervensystem die Lebenserwartung. Da aber alle exogenen Reize im menschlichen Leben hinsichtlich ihrer Wirkung eine Frage der Art des Reizes, seiner Qualität, Quantität und des Einsatzzeitpunktes sind, gibt es auch für den Alkohol einige positive Aspekte. Diese könnnen unter Berücksichtigung bestimmter Kautelen sowohl zur Verbesserung der Lebensqualität beitragen, als auch einigen Altersveränderungen sogar etwas vorbeugen. Voraussetzung dazu ist aber, daß man, besonders im Wein, ein Kulturgut sieht, mit dem umzugehen man verstehen muß.

So hat Äthylalkohol neben vielen bekannten pathogenen Wirkungen auf Leber, Nervensystem und Psyche auch einige spezifische positive biochemische bzw. pharmakologische Effekte, die sogar therapeutisch Verwendung finden. Diese wirken sich bei entsprechender Dosierung gerade für den älteren Menschen deswegen günstig aus, weil über die Verbesserung bereits beeinträchtigter physiologischer Funktionen psychosomatischen Alterserscheinungen und der Minderung der Lebensqualität vorgebeugt werden kann (Kliewe 1969; Köhnlechner 1978; Pieroth 1982; Becker und Güss 1985; v. Opel 1992; Prokop 1995 u. a.). So wird entsprechend der unmittelbaren Wirkung auf die Schleimhäute des Verdauungskanals und der Drüsen die Sekretion der Verdauungssäfte sowie des Appetits angeregt. Da z. B. die Magensaftproduktion bei 70jährigen meist schon bis zur Hälfte reduziert ist und damit eine Anacidität vorliegt, stellen säuerliche Weine, besonders mit einem pH-Wert um 3, eine echte Verdauungshilfe dar. Schwere französische Rotweine können allerdings auch zu einer Hyperacidität mit nächtlichem Sodbrennen führen. Von besonderer Bedeutung für alle Organe, speziell das Gehirn, ist der gefäßerweiternde Effekt. Dieser wird durch die besonders im Wein vorhandenen kleinen Mengen höherer Alkohole, wie z. B. iso-Butanol, n-Butanol, n-Propanol und Amylalkohol, die man auch als Fuselalkohole bezeichnet, noch verstärkt. Allerdings sind größere Mengen dieser Weinbegleitstoffe, wie sie in minderwertigen alkoholischen Getränken vorkommen, nicht nur leberschädigend, sondern auch die Ursache für den Alkoholkater (Prokop und Machata 1971, 1974). Darüber hinaus verstärken sie die Wirkung des Äthylalkohols, weil sie ihn in ihrer narkotischen Wirkung weit übertreffen.

Die gefäßerweiternde Wirkung von Wein, das gleiche gilt auch für andere alkoholische Getränke, hat eine besondere Bedeutung für die Coronargefäße, sodaß pectanginösen Zuständen vorgebeugt werden kann. So war vor Einführung der Nitrite in die Behandlung der Koronarinsuffizienz ein Gläschen Cognac ein durchaus taugliches und gleichzeitig auch sehr beliebtes Therapeutikum, bei dem es keine Complianceprobleme gab. Die gefäßdilatierende Wirkung von Alkohol bewirkt auch eine gewisse Blutdrucksenkung und kann damit zu einer Einschränkung des Medikamentenkonsums bei Hypertonie führen. Zahlreiche Untersuchungen der letzten Jahre haben deutlich die prophylaktische Wirkung kleiner Alkohol- bzw. Weinmengen auf arteriosklerotische Gefäßveränderungen gezeigt (Schweitzer 1967). So kann mäßiger Alkoholkonsum den HDL-Spiegel im Blut erhöhen (Hartung 1983), der wiederum eine ausgesprochen protektive Wirkung für die Gefäße hat. Durch die Alkohollöslichkeit des pathogenen LDL-Cholesterins wird dessen Ablagerung in der Gefäßwand verhindert und so arteriosklerotischen Veränderungen vorgebeugt. Die familiär gegebene Arteriosklerosedisposition läßt sich allerdings mit Wein nicht beseitigen. Außerdem sind besonders im Rotwein gewisse Phenole enthalten, die über ihre antioxidativen Eigenschaften zusätzlich der Gewebsalterung vorbeugen sollen (Frankel 1993). Die prophylaktische Wirkung von Wein gegen Herzattacken (Mordasini 1982; Gaziano 1993 u. a.) wird auch dadurch bestätigt, daß in den weintrinkenden Ländern die Quote der tödlichen Herzinfarkte deutlich geringer ist (Leger et al. 1979) als in nichtweintrinkenden Industriestaaten. Nach einer kalifornischen Untersuchung war die Zahl der Nichtweintrinker unter den mit Infarkt eingelieferten Patienten überraschend hoch (zit. nach Opel 1992). Weintrinker haben, wie eine Untersuchung an 1300 über 80 Jahre alten Menschen zeigte, eine um 10 Jahre höhere Lebenserwartung als Abstinenzler (Hochrein 1953). Bestätigt wird dieser positive Effekt durch neuere Untersuchungen (Kondo et al. 1994), die den Flavonoiden im Rotwein als Radikalfänger durch Verringerung der pathogenen LDL-Oxydation eine antiarteriosklerotische Wirkung zuschreiben. Diese positiven somatischen Wirkungen tragen durch die beruhigende und streßmindernde Wirkung kleiner und qualitativ hochwertiger Alkoholmengen weiter zum geroprophylaktischen Erfolg bei. Nicht zuletzt erleichtert gerade Wein soziale Kontakte zu knüpfen, und hilft damit älteren Menschen etwas aus ihrer Isolation zu finden. Alle diese positiven Effekte fallen bei Überdosierung und primärer Alkoholunverträglichkeit bzw. bei den nicht so seltenen Unverträglichkeitserscheinungen mit bestimmten Pharmaka weg.

Über die „Alltagsdroge", das Koffein, das nicht nur im Kaffee, sondern in zunehmendem Maß auch in den verschiedenen kolahaltigen Getränken vor allem von Jugendlichen aufgenommen wird, existieren zahlreiche Untersuchungen (Ulrich 1965; Gallwas 1971; Czok 1966; Heim und Ammon 1966 u. a.). Da gerade im Kaffee neben dem Koffein noch mehrere physiologisch sehr wirksame Substanzen, wie z. B. Chlorogensäure, Kaffeesäure und verschiedene Röstprodukte, vorhanden sind, ist Kaffee im Prinzip nicht identisch mit Koffein. Dies umsomehr als heute bereits schon sehr viel koffeinfreier Kaffee getrunken wird, um möglichen negativen Koffeinwirkungen auf Magen-Darm-Funktionen und Nervensystem vorzubeugen. Der Kaffeegenuß hängt ganz eng mit den Lebensgewohnheiten und den individuellen beruflichen Anforderungen zusammen. Daher läßt sich z. B. in Langzeituntersuchungen eine mögliche spezifische Wirkung von Koffein besonders im Hinblick auf einige Alterungsvorgänge nicht mit Sicherheit isolieren. So besteht z. B. ein Zusammenhang zwischen rauchen und Kaffeegenuß. Raucher, die täglich eine Tasse Kaffee trinken, verbrauchen durchschnittlich 10 Zigaretten, die aber 6 Tassen Kaffee trinken, kommen im Durchschnitt auf 22 Zigaretten (Czok 1980). Wieweit vorzeitige Aufbrauchserscheinungen durch berufliche Überbelastung mit einer kaffeebedingten Stimulierung und möglichen Schlafstörungen in Zusammmenhang gebracht werden können, konnte nicht nachgewiesen werden. Dadurch, daß bei gewohnheitsmäßigem Kaffeegenuß die Koffeinwirkung immer geringer wird, muß zur gewünschten Anregung die tägliche Kaffeemenge manchmal gesteigert werden. Zum Unterschied zu Alkohol und Nikotin besteht jedoch keine Suchtgefahr (Harrer 1983). Durch die kurze Halbwertzeit von etwa 3 Stunden bleibt die nachgewiesene Verstärkung der Adrenalinwirkung durch Kaffee (Prokop 1964) bei einem gesunden Menschen, Überdosierung ausgenommen, ohne nachhaltige Wirkung. Es besteht auch bei langdauernder Zufuhr von Kaffee, das gleiche gilt für Tee, keine Gefahr der Schädigung des Organismus (Kuschinsky und Küllmann 1967). Vor allem konnte bei sonst gesunden normotonen Menschen kein Zusammenhang zwischen Kaffeegenuß und Hypertonie gefunden werden. Es sei denn, es besteht eine ausgesprochene Überempfindlichkeit gegen bestimmte Kaffeebestandteile, die zu höherer Erregbarkeit, psychomotorischer Unruhe, Zittern, Nervosität und Schlafstörungen (Seyffert 1954 u. a.) führen kann. Kaffee hat unabhängig vom Koffeingehalt keine Auswirkung auf die Cholesterinfraktionen LDL und HDL sowie auf die Triglyceride (van Dusseldorp 1990). Zum Unterschied von Alkohol und Nikotin treten bei plötzlichem Entzug auch keine Abstinenzsymptome auf. Wegen seiner mehr oder weniger deutlichen zentralstimulierenden Wirkung wird Kaffee andererseits vielen älteren Menschen, besonders wenn sie Hypotoniker sind, zur Erhaltung ihrer Kontaktfreudigkeit und allgemeinen Aktivität oft verordnet. Dieser auch mild euphorisierende Effekt wird besonders gerne in den Morgenstunden genutzt. Die säurelockende Wirkung von Koffein, wie sie bei Magensaftuntersuchungen in der Klinik Verwendung findet, hat sich auch bei Anacidität, die bei alten Menschen häufig vorkommt, als einfache therapeutische Hilfe bewährt.

6.5 Beruf und Altern

Unter den exogenen Einflüssen auf den Lebensablauf spielt die berufliche Belastung eine entscheidende Rolle. Dies wird, wenn man die spezifische Berufseignung und gleiche genetische Ausgangsbedingungen im Einzelfall als gegeben voraussetzt, durch die Unterschiede in der Häufigkeit von Krankheitsständen, des durch Arbeitsunfähigkeit notwendigen früheren Pensionierungsalters und der unterschiedlichen Lebenserwartung dokumentiert. Die Ursachen dafür sind sehr vielseitig und für einige Berufe im einzelnen noch nicht voll geklärt. Damit sind auch einer Prophylaxe Grenzen gesetzt, umso mehr als bestimmte Risikoberufe gerade für die moderne Industriegesellschaft noch immer unverzichtbar sind.

Zweifellos werden die Statistiken und damit das Berufsimage nach der negativen Seite dadurch belastet, daß für viele Menschen die spezifische Berufseignung nicht gegeben und die notwendige und weitgehend auch mögliche Prophylaxe von Berufsschäden nicht oder nicht ausreichend genug praktiziert wird. Dazu kommt, daß bestimmte Berufe an zusätzlich belastende Lebensbedingungen geknüpft sind und zu gesundheitsschädigenden Lebensgewohnheiten führen, die nicht unbedingt mit dem Beruf zusammenhängen. Letzteres gilt besonders für den vermehrten Konsum von Alkohol, Zigaretten und Psychopharmaka, für den alle möglichen Alibis angegeben werden, die jedoch nichts mit dem Beruf zu tun haben.

Die notwendige Vermeidung pathogener Einflüsse von beruflichen Noxen, die durch vermehrten Verbrauch der Lebenssubstanz zu vorzeitigem Altern und lebensverkürzenden Krankheiten führen, ist Aufgabe der Arbeits- und Sozialmedizin. Die umfangreichen Forschungsergebnisse, wie sie als Grundlage einer Prophylaxe notwendig sind, werden in Österreich durch die sehr aufschlußreichen jährlichen Tagungsberichte der Österreichischen Gesellschaft für Arbeitsmedizin (Herausgeber E. Baumgartner) dokumentiert.

Schwerpunktmäßig geht es bei den pathogenen Noxen primär um die unmittelbaren Einflüsse des Arbeitsplatzes von toxischen Problemen über orthopädische Fehlbelastungen bis zu Störungen des Lebensrhythmus. Ein Streßgeschehen im engeren Sinn, wie es besonders Müller-Limmroth (1988) darstellt, ist wahrscheinlich sehr oft erst sekundär ein beruflicher Risikofaktor. Ein schädigender Disstreß ergibt sich meist erst aus der Einstellung des arbeitenden Menschen zu seiner Arbeit, dem Verständnis und der persönlichen Akzeptanz seiner beruflichen Funktion und dem heute eher seltener werdenden Ehrgeiz, Überdurchschnittliches zu leisten. Verschärft wird die psychosomatische Belastung durch den oft von der Familie ausgehenden Druck nach sozialer Höherstellung, der dann viele überfordert. Eine entscheidende Rolle spielt dabei der Verlust oder das genetisch bedingte Fehlen der Selbstkritik. Müller-Limmroth (1988) hat dies mit folgenden Worten sehr deutlich ausgedrückt: „In Streßgefahr befindet sich doch nicht der Etablierte, sondern der sich Etablierende, nicht der Arrivierte, sondern der Arrivierende, nicht der Parvenue, sondern der Parvenierende.“ Allerdings besteht ein großer Unterschied zwischen Berufen, die schwerpunktmäßig psychisch belasten, und solchen mit manuellen Anforderungen. So sind z. B. körperlich Schwerarbeitende, selbst wenn sie vermehrt unmittelbaren Umweltrisken ausgesetzt sind, nicht zuletzt auch durch das protektive körperliche Training, normalerweise keine Infarktkandidaten. Ihnen sind in Hinblick auf eine neurotische Arbeitswut und ein zu aggressives Wettbewerbsstreben, mit dem sie nicht selten auch persönliche Probleme zu kompensieren versuchen, durch das Ermüdungsgeschehen schon rein metabolisch Grenzen gesetzt. Nicht selten wird einem Menschen eine Verantwortung aufgebürdet, der er psychisch nicht gewachsen ist und die zu folgenschweren Fehlleistungen führen kann. Um zu verhindern, daß ein Mensch durch seinen Beruf vorzeitig verbraucht wird, ist nicht nur die Berücksichtigung der ergonomischen und psychologischen Situation des gewählten Berufs notwendig, sondern auch eine spezifische Eignungsfeststellung durch kritische Analyse der Persönlichkeitstruktur des Betroffenen. Fehlbelastungen, die zu vorzeitigen Alterserscheinungen führen, sollten daher sowohl von einer berufsspezifischen Belastungsoptimierung als auch von der Diagnose der persönlichen Einstellung des Menschen her angegangen werden. Das heißt, daß zur Vermeidung von Streß durch Fehlbelastungen am Arbeitsplatz in der Praxis auch anwendbare Konzepte gefunden werden müssen (Scheuch 1994). Dabei geht es vor allem um ein richtiges und ausgeglichenes Verhältnis zwischen individueller Leistungsfähigkeit und Belastung bzw. zwischen Beanspruchung und Beanspruchbarkeit. Zur Bewältigung dieser fächerübergreifenden Aufgabe ist der Arzt unbedingt auf die Mithilfe von Psychologen, Soziologen, Biomechanikern, Pädagogen und den einschlägigen Betriebsfachleuten angewiesen. Trotzdem werden immer wieder in einigen Berufen durch mittelbare, unmittelbare und oft unlösbare Umweltfaktoren Probleme auftreten, unter denen Menschen zeitlebens zu leiden haben. Dies gilt besonders für berufliche Risikogruppen, die z. B. durch Kontakt mit carcinogenen Stoffen zu malignen Tumoren neigen, sondern auch für genetisch arteriosklerose- und damit infarktgefährdete Personen. Zusammen mit den Zivilisationsschäden werden sie dann entsprechend ihrer persönlichen Resistenz mehr oder weniger schnell vorzeitig verbraucht oder durch Krankheiten irreversibel geschädigt. Dieses notwendige prophylaktische Denken darf aber nicht dazu führen, in der Arbeit des Menschen a priori eine gesundheitliche Gefahr zu sehen oder nur ein unbedingt notwendiges Mittel zur Sicherung der Existenz, das man eben schicksalhaft hinnehmen muß. Denn adäquate Arbeit an sich macht niemals krank und gehört sogar zur Erhaltung der menschlichen Existenz, wie andererseits auch die Arbeit auf den Menschen angewiesen ist. Ob die Leistung, die mit der Arbeit verbunden ist, dem Menschen zu einem Erfolgserlebnis verhilft, ihn befriedigt und seine Lebensqualität erhöht, liegt letzten Endes nur an ihm selbst.

Unter den Berufsnoxen stehen quoad vitam die toxischen Einflüsse sicher an der Spitze. Für viele Substanzen ist die Langzeitpathogenität überhaupt noch nicht bekannt oder nicht ausreichend genug erforscht. Ihr Nachweis ist zwar möglich, aber schwierig und z.T. kostspielig. Viele dieser toxischen Berufskrankheiten sind ätiologisch multifaktoriell und damit oft nur schwer mit Sicherheit ursächlich einer bestimmten berufsspezifischen Noxe zuzuordnen. Dies erschwert aber erfahrungsgemäß die korrekte gutachterliche Beurteilung der Berufsfähigkeit und von Berufserkrankungen bei Rentenansprüchen, da die Frage nach dem Zusammenhang von Kausalität und Korrelation oft mit Sicherheit nicht zu beantworten ist. Dies gilt ganz besonders für die ätiologische Beurteilung möglicher carcinogener Einflüsse und individuumspezifischer Allergien mit all ihren Folgezuständen. Die entscheidende Frage, ob ein bestimmter Beruf auslösende oder ursächliche Bedeutung für Leistungseinbußen und gesundheitliche Schädigungen hat, bedarf im Einzelfall auch der kritischen Beurteilung möglicher genetischer Belastungen und vorhandener außerberuflicher Einflüsse.

Viele pathogene Substanzen, die Leistungsfähigkeit, Lebensqualität und Gesundheit schwer beeinträchtigen, sind zwar bekannt, aber im Vorkommen und in all ihren Auswirkungen noch nicht voll erforscht. Dies gilt z. B. für manche Schwermetalle, wie Blei, Cadmium, Quecksilber, für Chrom, Asbest und verschiedene andere anorganische Stäube, gewisse cancerogene aromatische Kohlenwasserstoffe, Teerderivate und Farbstoffe, aggressive Lösungsmittel und Säuredämpfe, Dioxin und Formaldehyd. Dazu kommen viele andere, heute noch zuwenig beachtete Substanzen, die in chemischen Betrieben als Nebenprodukte anfallen und über die Abgase in die Atmosphäre gelangen. Auf ihre spezifischen Wirkungen und mögliche prophylaktische Maßnahmen einzugehen, würde den Rahmen dieser Fragestellung sprengen. Entscheidend ist aber, daß es gelingt, Grenzwerte zu definieren, die auch eingehalten werden können. Dies gilt ganz besonders für gentoxische Substanzen, die in der Arbeitswelt anfallen (Rüdiger 1995), denn die DNA akkumuliert toxische Schäden, die schließlich zu einer kanzerogenen Entwicklung führen können. Zytogenetische Untersuchungen im Rahmen eines biologischen Monitoring in der Arbeitswelt (Held et al. 1995) durchzuführen, ist nicht nur technisch schwierig, sondern auch sehr aufwendig.

Prophylaktisch spielen für die Bewältigung der beruflichen Anforderungen und einen vorzeitigen gesundheitlichen Abbau die außerberuflichen Regenerationsmöglichkeiten eine große Rolle. Diese ergeben sich aus den individuellen Lebensbedingungen und Lebensgewohnheiten. In vielen Fällen ist daher die allgemeine soziale Lage, z. B. das Familienmilieu und die Wohnungssituation, die Voraussetzung für Gesundheit und problemlose Berufsbewältigung. Dies gilt vor allem für Mehrfachbelastungen, wie sie in einigen Berufen gegeben sind (Krueger 1985; Baumgartner und Klingler 1985; Haider et al. 1985; Derntl 1986 u. a.) und normalerweise auch problemlos bewältigt werden. Ist die außerberufliche Sphäre aber eine Zusatzbelastung, dann sind viele Menschen dieser Situation nicht mehr gewachsen. Eine Prophylaxe mit Erfolgschancen gegen einen vorzeitigen psychosomatischen Abbau hätte dann primär außerhalb des Arbeitsplatzes einzusetzen. Ältere Menschen, die ihre beruflichen Anforderungen gerade noch bewältigen können, sind erfahrungsgemäß psychosomatisch besonders gefährdet. Ob eine echte Prophylaxe gegen zu erwartende Schäden möglich ist, bleibt allerdings eine offene Frage. Dies besonders dann, wenn die Mitwirkung lokaler belastender klimatischer Noxen nicht mit Sicherheit auszuschließen ist.

Für die Erhaltung der Gesundheit, Leistungsfähigkeit und damit die Vorbeugung vorzeitiger Alterserscheinungen ist die unmittelbare Situation auf dem Arbeitsplatz sehr entscheidend. Dies gilt ganz besonders für die arbeitshygienischen Verhältnisse, die die Gesundheit in physischer, psychischer und sozialer Hinsicht wesentlich mitbestimmen (Eitner 1963), wie die Korrelationen Altern und arbeitshygienischer Befund zeigen (Abb. 47).

Wie weit die spezifischen Berufsbelastungen ohne ungünstige Auswirkungen bewältigt werden können hängt nicht nur von ihrer Reizgröße ab, sondern auch von der individuellen Eignung und Resistenz des Berufstätigen. Dies gilt ganz besonders für unphysiologische akustische Reize, die zu irreversiblen Lärmschäden führen. Solche sind heute bereits zu einer echten Ziviliationserkrankung geworden.

Damit werden aber über die Reduzierung der kognitiven Fähigkeiten die menschliche Kontaktfähigkeit und die Lebensqualität schwer beeinträchtigt. Dies führt wieder zu einer Unsicherheit und Gefährdung im Alltag. Der ältere Mensch ist davon besonders betroffen, da die Leistung des Gehörsinns mit zunehmenden Alter schon physiologischerweise abnimmt (Platt 1976; de la Rosée 1953; Hinchliffe 1959 u. a.). Der Hörverlust wird besonders im 6. Lebensjahr-

Kurzbezeichnung der zu korrelierenden Merkmale	Korr.-Koeff. $r =$	Anzahl d. Prob. $n =$	Stufe der Irrtums-wahrsch.	Stufe der korrelativen Wertigkeit
Ernährungszustand	0,13	980	I	3
Gesundheitsstufe	0,19	993	I	3
Sklerosierungsgrad	0,12	989	I	3
Biol. u. kal. Alter	0,17	992	I	3
Bewegungsapparat	0,17	993	I	3
Stoffwechsel	0,12	980	I	3
Nervale Funktion	0,10	992	I	3
Atmungsorgane	0,16	991	I	3

Abb. 47. Korrelationen des Wirkungsfaktors „Arbeitshygienischer Befund“ mit dem Altern (Eitner 1963)

zehnt (Abb. 48) sehr deutlich. Daher sind Lärmberufe für den älteren Menschen ein echter Risikofaktor, der das biologische Alter sehr reduziert, zumal gerade die für ein gutes Sprachverständnis notwendigen höheren Frequenzen ausfallen. Nach den Leitsätzen zur Lärmbekämpfung des Deutschen Arbeitsringes zur Lärmbekämpfung (nach Franke 1964) kommt es zwischen 60 und 90 Phon schon zu deutlichen vegetativen Störungen und ab 90 Phon zu organischen Gehörschädigungen. Außerdem wirkt Lärm ungünstig auf Vestibularapparat, Gehirndurchblutung, Schlaf, Muskeltonus, Sehnenreflexe, Herzfrequenz, Blutdruck, Magen- und Darmfunktion sowie vegetatives System (Mark 1961). Da diese Funktionen das biologische Alter mitbestimmen, bedeutet Lärm für den alternden Menschen einen pathogenen Streß.

Gegen Lärm gibt es aber keine Gewöhnung und Anpassung. Die einzige Prophylaxe gegen Gehörschäden besteht in der Lärmvermeidung oder geeignetem Lärmschutz. Da dieser erst seit etwa drei Jahrzehnten ernst genommen wird, leiden viele ältere Menschen heute unter den Folgen eines durchaus vermeidbaren Lärms und haben damit subjektiv im Alltag große Probleme. Eine beginnende Schwerhörigkeit ist häufig die Folge von arteriosklerotischen Durchblutungsstörungen, durch die es im zunehmenden Alter zu einem Verlust sensorischer Zellen kommt (Nomura 1968). Durch eine rechtzeitig einsetzende Behandlung kann zumindestens eine weitere Verschlech-

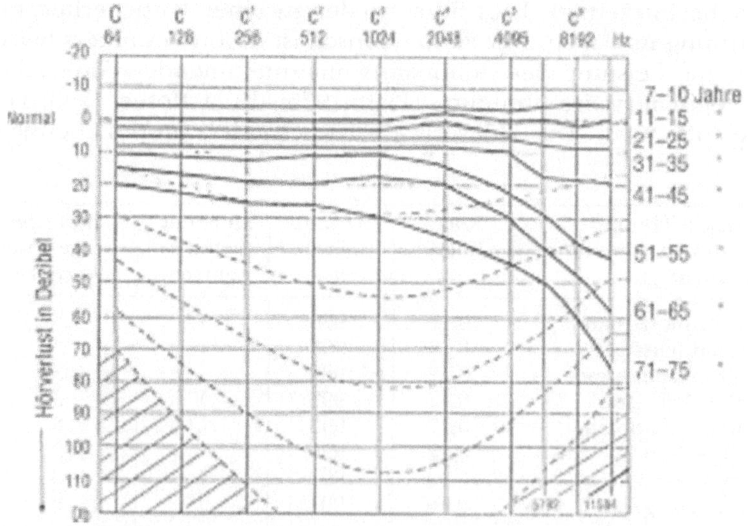

Abb. 48. Mittelwerte des Hörverlustes für verschiedene Altersgruppen (nach de la Rosée 1953)

terung hinausgeschoben werden. Eine gezielte Therapie ist schon deswegen notwendig, weil sehr oft mit einer durchblutungsbedingten Schwerhörigkeit auch subjektiv sehr belastende und gefährdende Gleichgewichtsstörungen verbunden sind. Schädigungen des Hör- und Gleichgewichtorgans werden nicht so selten durch pathologische Veränderungen der Halswirbelsäule verursacht. Diese Zusammenhänge konnten auch in bestimmten Sportarten nachgewiesen werden (Oeken und Wilke 1969; Prokop et al. 1980). Da solchermaßen verursachte Funktionsstörungen sehr oft nur dem Alter zugeschrieben werden, unterbleibt dann eine gezielte Behandlung, deren Effekt bei Vorliegen bereits irreversibler spondylarthrotischer Veränderungen allerdings meist wenig befriedigend ist.

Ähnlich pathogen wie Schallwellen wirken sich auch andere arbeitsbedingte mechanische Schwingungen, z. B. Vibrationen, auf das Altern des Gehörorgans aus (Dupuis 1986), besonders wenn sie in Kombination mit Lärm auftreten. Schwingungsbelastungen haben akute Auswirkungen fast auf alle Organe, die bei entsprechender Intensität und Dauer zu bleibenden krankhaften Veränderungen führen können (Laarmann 1977). Für einen schon älteren Menschen wäre daher ein Arbeiten mit Preßlufthämmern oder Kettensägen (Harmuth 1986; Baumgartner und Hackl 1988) vor allem für sein Skelett hochpathogen. Die Prophylaxe solcher das Altern beschleunigender Schwingungen (Dupuis 1986) besteht in der Minderung der Schwingungen an der Erschütterungsquelle, der Erschütterungsübertragung, z. B. durch vibrationsgedämpfte Handgriffe, Fahrersitze usw., Reduzierung der täglichen Expositionsdauer und arbeitsmedizinische Maßnahmen durch regelmäßige Untersuchungen der verursachenden Stelle und der Betroffenen. Die mit beruflichen Lärmbelastungen regelmäßig verbundenen Schlafstörungen (Griefahn 1988) bedeuten nicht nur einen Leistungs- und Motivationsverlust, sondern prädestinieren auch zu prämorbiden Zuständen.

Die Tatsache, daß spezifische Arbeitsbelastungen den Alterungsprozeß beschleunigen und damit sehr oft auch die Arbeitsleistung reduzieren können, und das Defizitmodell des älteren Menschen haben dazu geführt, daß die berufliche Karriere älterer Menschen vorzeitig gegen ihren Willen beendet wird. Dieses Denken und die daraus abgeleitete Praxis haben aber mit der Realität im Prinzip wenig zu tun. Denn die Vorstellung der geringeren Leistungsfähigkeit älterer Menschen ist ein alt hergebrachtes Vorurteil, das gerade für die heutige Zeit, mit wenigen Ausnahmen, nicht mehr zutrifft. Außerdem kann gerade eine geeignete berufliche Belastung dem Alterungsprozeß entscheidend vorbeugen und damit dem psychosomatischen Abbau durch das Entlastungssyndrom entgegenwirken. Daher sollte dem älteren Menschen die Chance eines gesunden und sinnvollen

Älterwerdens am Arbeitsplatz gewahrt bleiben, denn seine Aufgaben kann er zumindestens ebensogut wie ein jüngerer bewältigen. Das setzt aber andererseits voraus, daß der spezifische berufliche Disstreß, der den Jüngeren ebenso trifft, abgebaut werden kann. Dazu trägt besonders auch die Arbeitsplatzgestaltung bei, die mit dem Begriff der „Schönheit der Arbeit" charakterisiert werden könnte. Das bedeutet aber, daß dem älteren Menschen nicht nur in der Freizeit ein echtes Menschlichsein gewährleistet werden soll.

Die Minderbewertung der Arbeitsleistung gesunder älterer Menschen wird heute immer wieder als Alibi für vorzeitige Kündigungen verwendet, da der Arbeitgeber das Problem der hohen Abfertigung nach langer Dienstzeit, die manche Betriebe in große finanzielle Schwierigkeiten bringen kann, damit glaubt lösen zu müssen. Daß ein so Mitte der 50er Jahre Gekündigter dann nur sehr schwer, wenn überhaupt noch in seinen Beruf zurückfindet, ist die Ursache für seinen vorzeitigen, nicht zuletzt psychisch bedingten, aber durchaus vermeidbaren Abbau.

6.6 Körperpflege und Altern

Die Funktionsfähigkeit jedes biologischen Systems hängt nicht nur von seiner Grundkonzeption, sondern auch entscheidend von der Qualität und dem Umfang der unvermeidlichen exogenen Einflüsse sowie deren Bewältigungsmöglichkeiten ab. Funktionsfähigkeit und deren Gewährleistung bestimmen aber wiederum Erhaltung und Lebensdauer eines Systems. Das bedeutet, daß, übertragen auf den menschlichen Organismus, der Sorge um den Funktionszustand der Organe besondere Aufmerksamkeit gewidmet werden muß. Dies erfordert, soweit möglich, Unterstützung der physiologischen Funktion, aber auch Schutz vor gefährdenden Einflüssen. Dies gilt ganz besonders für die Haut des Menschen, die mit ihrer zwei Quadratmeter großen Oberfläche und sieben Kilogramm Gewicht das größte Organ ist. Über sie laufen zahlreiche reflektorische Regulationsmechanismen, wie z. B. auch Tonus und Durchblutung der darunterliegenden Muskulatur (G. Prokop und L. Prokop 1968). Darüber hinaus ist die Haut ein relativ sensibles Sinnesorgan und die wesentlichste Barriere zur Umwelt. Sie hat damit gerade heute bei der zunehmenden Umweltverschmutzung viele unverzichtbare Abwehrfunktionen. Außerdem hängt das psychische Wohlbefinden und die allgemeine Leistungsfähigkeit sehr entscheidend vom Funktionszustand der Haut, speziell von der durch die Durchblutung bestimmenden Hauttemperatur ab (Prokop 1974; Prokop und Greiter 1975). Der Hautpflege als zentrales Anliegen einer hygienischen Körperpflege kommt damit eine große Bedeutung zu. Dies nicht zuletzt deswegen, weil die Haut ein Spiegelbild des allgemeinen und gegenwärtigen psychosomatischen Gesundheitszustandes ist. So läßt sie deutlich schon allein an ihrer Färbung stärkere sympathikotone Zustände, z. B. bei Übermüdung, Schlafmangel, psychischen Erregungszuständen und Streß, erkennen. Außerdem ist sie ein relativ verläßliches Kriterium zur Einschätzung des kalendarischen Alters, da die Elastizität der Haut neben dem Ergrauen der Haare die höchste Korrelation aller Organe zum Alter hat (Comfort 1979). Dies zeigt sich besonders deutlich im Gesicht. Letzterer phänotypischer Aspekt ist daher die Ursache für viele oft sehr einseitige und aufwendige Make-up-Verschönungsaktivitäten, speziell beim weiblichen Geschlecht. Diese konzentrieren sich aber fast ausschließlich auf die Gesichtshaut.

Vorzeitige Alterserscheinungen der Haut, wenn man von gröberen pathologischen Einflüssen einschließlich ungünstiger genetischer Faktoren absieht, können durch schlechte Durchblutung, Austrocknung, massive UV-Strahlung, unzweckmäßige Hautpflege, Anwendung von ungeeigneten kosmetischen Produkten und verschiedene klimatische, aber auch berufsbedingte mechanische und chemische Einwirkungen ausgelöst werden. Daraus lassen sich zahlreiche protektive Maßnahmen für die Haut ableiten, die aber nur als Langzeitprogramm einen echten prophylaktischen Erfolg haben. Darüber hinaus hängt der Funktionszustand der Haut und ihr Aussehen sehr wesentlich von der Ernährung, z. B. durch ausreichende Versorgung mit Wasser und verschiedenen Vitaminen, ab. Außerdem sollte nicht vergessen werden, daß auch Rauchen die Haut vorzeitig altern läßt.

Eine Förderung der Hautdurchblutung wird schon durch eine bewegungsbedingte Erwärmung erreicht, die durch höhere Lufttemperatur noch zusätzlich gesteigert werden kann. Dies zeigt sich besonders deutlich in der Sauna, zumal die Reaktionsfähigkeit der Haut auf thermische Reize bis ins hohe Alter erhalten bleibt (Walther 1991). Außerdem bringt die mit der Durchblutungssteigerung verbundene Reduzierung des peripheren Gefäßwiderstandes auch eine Senkung des systolischen Blutdrucks mit sich (Prokop 1951, 1992). Diese Blutdruckwirkung wird heute auch schon therapeutisch genutzt (Kraus 1976; Winterfeld et al. 1983 u. v. a.). Die Sonne bzw. die UV-Strahlung haben eine sehr ambivalente Wirkung auf Funktionszustand und Alterungsvorgänge der Haut. So wirkt sich eine gerade merkbare leichte sonnenbedingte Rötung, ein Plus-Eins-Erythem (+1 MED), auf die Kreislaufleistung ökonomisierend aus (Greiter et al. 1976; Washüttl et al. 1984) und führt über eine Mobilisierung von β-Endorphinen zu einem allgemeinen Wohlbefinden (Greiter et al. 1983). Dagegen stellt übermäßige und wiederholte Sonnenbestrahlung mit mehr als +1 MED über mehrere Jahre für die Haut jedoch ein großes Risiko dar. Dabei kommt es infolge einer Elastosis durch Faltig-, Welk- und Trockenwerden der Haut zu einem vorzeitigen Altern (Montagna und Kligman 1976; Guttmann und Greiter 1978 u. a.), das das kalendarische Alter um 10 bis 20 Jahre überschreiten kann (Greiter 1984). Die wesentlich größere Gefahr besteht aber in der Bildung von Hautkrebs, den malignen Melanomen (Kripke und Fisher 1981; Greiter und Guttmann 1981 u. v. a.). Solche pathologische Veränderungen betreffen besonders Weißhäutige und Frauen. Dem Schutz vor zu starker Sonnenbestrahlung durch geeignete Sonnenschutzmittel kommt damit eine ganz wesentliche prophylaktische Bedeutung für Funktion, Gesundheitszustand und vorzeitiges Altern der Haut zu. Der durch die UV-Strahlung verursachten Hautreizung kann durch einen geeigneten Sonnenschutzfaktor vorgebeugt werden. Dieser hat aber nicht nur die Intensität der Sonnenbestrahlung zu berücksichtigen, sondern auch die individuelle Hautempfindlichkeit, wie sie durch die heute übliche Klassifizierung in vier verschiedene Hauttypen (Pathak et al. 1979) am besten charakterisiert wird.

Die Kosmetik, als Hautpflege im engeren Sinn, hat primär eine besondere Reinigungs- und Schutzfunktion gegenüber gefährdenden Umwelteinflüssen und erst sekundär auch eine individuell sehr unterschiedlich gestaltete Dekorationsfunktion. Die Voraussetzung für die Anwendung von Hautpflegemitteln ist eine schonende Reinigung, die immer noch am besten mit Wasser und Seife durchgeführt werden sollte. Welche Hautpflegemittel und in welcher Zusammensetzung diese als Schutz gegen Umweltnoxen und zur Verhinderung des Austrocknens der Haut angewendet werden sollen, richtet sich nach Art, Zustand und besonderen Empfindlichkeit gegenüber den Inhaltsstoffen von Kosmetika (Greiter 1985). Dazu ist manchmal eine dermatologische Diagnose des Hauttyps angezeigt. Die Kosmetologie ist inzwischen nicht nur eine eigene medizinische Fachrichtung geworden, sondern auch ein Geschäft mit Milliardenumsätzen, das nicht immer seriös betrieben wird. Auf die vielen Probleme, die ungeeignete Kosmetika auslösen können, hat Hingst (1985) in seinem Buch „Zeitbombe Kosmetik" eindrucksvoll hingewiesen. Es ist daher nach Aron-Brunetière (1975) besser, gar keine Schönheitspflege zu betreiben, als entscheidende Fehler zu machen. Dies gilt vor allem für manche teure Hormonpräparate aus der Grauzone des Kosmetikmarktes, die wegen der strengen Bestimmungen in Österreich oft aus dem Ausland bezogen werden. Dazu zählen z. B. Wundermittel gegen Orangenhaut, Faltenbildung und Haarfärbemittel, die krebserregend sind.

Bei der Pflege der Anhangsgebilde der Haut, speziell der Haare, werden durch mit großem Aufwand beworbene kosmetische Produkte, z. B. cadmium- und schwefelhaltige Antischuppenmittel (Aron-

Brunetière 1975), viele Fehler gemacht. Die Folge davon sind meist irreversible vorzeitige Alterserscheinungen, die z. B. bis zum Haarausfall führen können. Dieser fällt deswegen besonders auf, weil die Dichte der Haarfollikel um das 50. Lebensjahr schon normalerweise auf zwei Drittel abfällt (Wodniansky 1975). Sich daraus ergebende weitere Fehlbehandlungen beschleunigen den vorzeitigen Haarausfall nur noch weiter und vermitteln damit den Eindruck höheren Alters. Dies gilt ganz besonders für die Frau, da die genetisch bedingte Haarlosigkeit ebenso wie die Weißhaarigkeit der Männer nicht unbedingt an ein bestimmtes Lebensalter gebunden sind. Durch den Versuch, sich durch Haarfärben und Haarersatz das Image eines jüngeren Menschen zu geben, das gilt wieder besonders für Männer, läuft ein solcher älterer Mensch allerdings Gefahr, sich lächerlich zu machen.

7. Lebensrhythmus – Ökonomie – Prophylaxe

Rhythmus ist ein biologisches Grundprinzip des Lebens, dem mit ganz wenigen Ausnahmen alle physiologischen Funktionen des Körpers unterliegen. Er ist ein integrierender Bestandteil jeder biologischen Organisation und steuert in sehr unterschiedlicher Periodendauer den zeitlichen Ablauf der Lebensvorgänge. Der rhythmische Wechsel von Funktionsphasen bedeutet Ordnung und damit Ökonomie. Ökonomie ist wiederum die Voraussetzung für Schonung und sparsamen Umgang mit der Lebenssubstanz. Damit wird auch die Homoiostase zwischen anabolen und katabolen Stoffwechselvorgängen unterstützt. Sparsamer Umgang mit der Lebenssubstanz schützt aber gleichzeitig vor Verschleiß und bedeutet damit echte Alternsprophylaxe.

Die primären biologischen Rhythmen des Organismus sind endogen vorgegeben und damit auch in einem bestimmten Rahmen individuumsspezifisch. Sie umfassen einen weiten Frequenzbereich (Hildebrandt 1964) und können von Sekundenbruchteilen bis zu einer Größenordnung von Jahren reichen (Abb. 49). Sie hängen sehr von den verschiedenen Organisationsebenen des Organismus ab. Dabei ergibt sich hinsichtlich der Frequenzzuordnung ein deutliches hierarchisches Prinzip (Hildebrandt 1964, 1986) des Funktionsniveaus. Das bedeutet, daß die Frequenz der biologischen Rhythmen vom Grad ihrer Spezialisierung abhängt und an spezifische Strukturen gebunden ist (Aschoff 1986; Hildebrandt 1986). Hochfrequente, sog. ultradiane Rhythmen kennzeichnen dabei die zelluläre Ebene, mittlere Rhythmen im zirkadianen Bereich Organe und Organsysteme, während noch längere Rhythmen ganze Populationen, aber auch Reproduktionsfunktionen betreffen. Die kurzwelligen oder ultradianen Rhythmen betreffen endogene, autonome und rhythmische Funktionen, die z. B. auch im Rahmen der Informationsübertragung bei den Aktivitäten des Nervensystems die zeitliche Ordnung innerhalb des Organismus gewährleisten. Die längerwelligen ultradianen Rhythmen finden sich im Stoffwechselbereich und sind durch eine Amplituden- und Phasenkoordination gekennzeichnet, die besonders unter den Bedingungen der regenerativen Ruhe oder Trophotropie vorhanden sind (Marktl 1988). Das funktionelle Verhalten

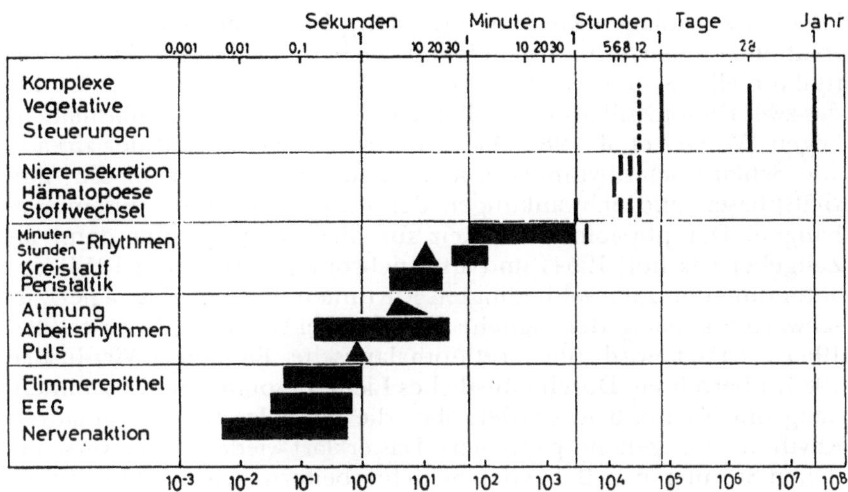

Abb. 49. Gesamtspektrum der Periodendauer menschlicher Rhythmen (nach Hildebrandt 1964)

der Rhythmen wird durch zwei sehr gegensätzliche Einflüsse bestimmt. So richtet sich ihre Frequenz nach den spezifischen Funktionsanforderungen, wie z. B. bei den kardiopulmonal notwendigen Anpassungen im Zusammenhang mit Arbeitsbelastungen. Andererseits sind sie als Teile eines unbedingt notwendigen zeitlichen Ordnungsgefüges für die Koordination von Wechselwirkungen zwischen verschiedenen Funktionen unerläßlich. Je wichtiger und strenger die Koordination, desto mehr sind die Rhythmusfrequenzen an Normen gebunden. Diese müssen zur Erfüllung einer optimalen biologischen Funktion in einem gewissen harmonischen Verhältnis stehen und im Extremfall sogar synchronisiert werden (v. Holst 1955). Schon daraus läßt sich die große Bedeutung intakter und richtig koordinierter Rhythmen für das Funktionieren rhythmisch verknüpfter physiologischer Funktionen erkennen. Durch die gegenseitige Abhängigkeit bzw. Beeinflußbarkeit rhythmischer Funktionen haben Störungen, oft nur eines einzigen rhythmischen Geschehens, das zu einer Dechronisation führt, immer Auswirkungen auf das ganzheitliche System des Organismus. Dieser Störmechanismus ist besonders deutlich von den vegetativen Rhythmen her bekannt und geht erfahrungsgemäß dann immer auf Kosten der trophotropen und protektiven Funktionen. Diese sind aber für den Ablauf von Alterungsvorgängen nach beiden Richtungen von ausschlaggebender Bedeutung.

Unter den Rhythmen, die das Allgemeinbefinden des Menschen wesentlich beeinflussen, sind die über 24 Stunden gehenden diurnalen oder zirkadianen Rhythmen (Halberg 1960), die sich aus der Erdrotation ergeben, sehr entscheidend. Sie bilden ein ganzes komplexes funktionelles System einer physiologischen Uhr (Bünning 1973), für das zwei Hauptoszillatoren im Bereich des Nucleus suprachiasmaticus liegen (Winget et al. 1984; Aschoff 1986). Über sie wird der zirkadiane Schlaf-Wach-Rhythmus gesteuert, mit dem wiederum die Aktivitätsphasen und Schwankungen der Körpertemperatur zusammenhängen. Der physiologische Reiz für diese Zentren, der dann als Zeitgeber (Aschoff 1954) und als Synchronisator (Halberg 1954) der autonomen und umweltbedingten Rhythmen und Einflüsse agiert, ist schwerpunktmäßig der tägliche Hell-Dunkel-Wechsel (Richter 1922, 1965). Dieser wird über retinothalamische Bahnen (Wirz-Justice 1983) übermittelt. Durch künstliches Licht, besonders im Zusammenhang mit Nachtarbeit, werden aber die physiologischen vegetativen Rhythmen weitgehend paralysiert. Das erklärt wiederum die verschiedenen Störungen, z. B. bei den Schichtarbeitern, u. a. auch im vegetativ gesteuerten Hormonhaushalt, und eine damit nach einer bestimmten Zeit ausgelöste prämorbide Situation.

Da Rhythmus für alle physiologischen Funktionen Ökonomie bedeutet, besteht ein enger Zusammenhang zwischen Rhythmik und allgemeiner Leistungsfähigkeit bzw. Leistungsökonomie. Gut synchronisierte Zirkadianrhythmen bedeuten optimale Funktionsbereitschaft (Wever 1979), Desynchronisation durch verringerte Ökonomie Leistungsverlust. Die normalen zirkadianen Tagesrhythmen mit Leistungsspitzen am späten Vormittag und späteren Nachmittag sind zeitlich allerdings individuellen Schwankungen unterworfen, die sich auch aus Persönlichkeitsmerkmalen ergeben. So gelten die Morgentypen eher als introvertiert und die Abendtypen als extrovertiert (Klein et al. 1976; Marktl 1988). Abendtypen haben außerdem im Zusammenhang mit zirkadianen Rhythmen nach Hildebrandt (1979) eine bessere Toleranz gegenüber Schichtarbeit. Diese Anlagen decken sich nicht immer mit den jeweiligen beruflichen Anforderungen. Zusammen mit zusätzlichen Belastungen können sich daraus verschiedene gesundheitliche Probleme mit vorzeitigem Leistungsabbau ergeben. Wie weit jedoch sog. Morgentypen und Abendtypen schwerpunktmäßig genetisch vorprogrammiert oder das Ergebnis langwirksamer exogener, z. B. klimatischer, ernährungsbedingter oder beruflicher Einflüsse sind, ist bei der Komplexheit der Wirkungsmechanismen oft schwer festzustellen. Dies wird u. a. auch dadurch noch weiter kompliziert, daß die Überlastungsempfindlichkeit tagesrhythmischen Schwankungen unterliegt (Gutenbrunner und Theil 1988).

Die Anpassung an vom normalen tagesrhythmischen Gang abweichende Belastungen ist für viele Menschen nur beschränkt möglich.

Sie hängt sehr entscheidend vom Funktionszustand des von Hypophysenvorderlappen und Nebennierenrinde gebildeten Streßsystems ab, da Rhythmusveränderungen, vor allem Störungen des zirkadianen Rhythmus, zu einer echten Streßsituation führen. Die notwendige Anpassung in Form des Adaptationssyndroms (Selye 1946, 1953), die vom ACTH ausgelöst wird, läuft auch wellenförmig ab. Sie zeigt sich besonders deutlich bei größeren körperlichen Belastungen in Form eines Leistungsrhythmus, wie er für die Leistungsentwicklung im Verlauf einer sportlichen Trainingsperiode typisch ist (Prokop 1962, 1983).

Störungen von tagesrhythmischen physiologischen Funktionen mit all ihren z.T. schwerwiegenden gesundheitlichen Auswirkungen können, normale Ausgangsbedingungen vorausgesetzt, sehr verschiedene Ursachen haben. Diese liegen nicht nur in den besonderen tageszeitlich unterschiedlichen persönlichen Lebens- und Arbeitsgewohnheiten sowie zusätzlichen Umweltbelastungen, sondern auch in der Qualität und Intensität der unmittelbaren Belastungen. Wird das Adaptationssystem überfordert, so ist die erste oft subjektiv noch nicht erfaßbare oder unbewußt verdrängte Folge eine sich langsam einschleichende vegetative Dystonie. Diese äußert sich fast immer in sympathicotonen und eher selten in parasympathikotonen Regulationsstörungen. Eine deutlichere Sympathikotonie bedeutet aber Erhöhung von Pulsfrequenz und Blutdruck, schlechte Hautdurchblutung mit Schweißneigung, Nervosität, Schlafstörungen, Magen-Darm-Probleme, Störung verschiedener hormoneller, z. B. sexueller Funktionen und Reizbarkeit. Die unökonomisch gewordene Leistungsfähigkeit zwingt zur Erreichung der gleichen Leistung zu höherem und meist unökonomisch gewordenem Einsatz. Die Folge davon ist raschere Ermüdung. Diese verlangt zur völligen Entmüdung aber ausreichende Regenerationsmöglichkeiten. Sind diese nicht gewährleistet, stellt sich nach einiger Zeit ein Zustand chronischer Ermüdung bzw. Übermüdung ein. Dieser wird dann oft mit Alltagsstimulantien, von Kaffee bis höherem Zigarettenkonsum, zu egalisieren versucht. So entsteht dann ein ausgesprochen prämorbider Zustand, der im Beruf durch den Begriff der Managerkrankheit charakterisiert ist. Mit der gleichen Ätiologie und Symptomatik wird er im Sport als Übertraining (Prokop 1948) bezeichnet, dort aber durch den meßbaren Leistungsrückgang wesentlich früher als im Beruf erkannt und damit durch Trainingsreduktion und konditionsfördernde Maßnahmen therapeutisch meist rechtzeitig angegangen.

Einseitige größere und ermüdende Arbeitsbelastungen unter ungünstigen Umweltbedingungen zwingen viele Menschen zu unökonomischem Einsatz, der nicht ihrem persönlichen Leistungsrhythmus entspricht. Die Folge davon sind nicht nur vermeidbare Fehlleistungen, sondern auch Arbeitsunfälle und Krankheitsdisposition, die Lebensqualität und Lebenserwartung beeinträchtigen. Der mit der einseitig statischen Arbeitshaltung verbundene Bewegungsmangel führt zu zusätzlichen Problemen und Beschwerden. Daher stellen kurze, zeitlich richtig gesetzte Erholungspausen eine Vorbeugung gegen körperliche und geistige Ermüdung dar. Diese sind besonders wirksam, wenn sie mit Ausgleichsbewegungen in Form einer geeigneten Gymnastik verbunden sind. Wie das Hawthorn- Experiment zeigt, werden dadurch nicht nur die persönlichen Anpassungsprobleme an den Arbeitsplatz besser gelöst, sondern auch gleichzeitig die Arbeitsleistung verbessert (Geisler 1960/61; Prokop 1972; Mitterbauer 1992, 1994). Hand in Hand damit geht eine Verbesserung des menschlichen Betriebsklimas und, über Hebung des Gesundheitszustandes, eine Abnahme der Krankenstandstage. Dies beweisen auch die zeitlich richtig eingebauten Bewegungspausen auf dem Arbeitsplatz, wie das Projekt Swarovski (Mitterbauer und Hammer 1991) in Tirol sehr eindrucksvoll zeigt.

Es liegt in den spezifischen Anforderungen mancher Berufe, daß es zur Inkompatibilität von berufsbedingten Belastungsrhythmen und biologischen Rhythmen kommt. Dies betrifft nicht alle Menschen in gleicher Weise. Über die Zusammenhänge und Auswirkungen der dadurch verursachten Desynchronisation zirkadianer Rhythmen von Schicht- und Nachtarbeitern gibt es verschiedene Untersuchungen, die besonders auf die vegetativen Folgen von gesundheitsgefährdeten Arbeitern hinweisen. Diese reichen von hyperaciden nächtlichen Beschwerden bis zu psychisch sehr belastenden Störungen des Menstruationsrhythmus (Curtius und Krüger 1952 u. a.) mit all ihren Folgen für spätere Jahre.

Die Bedeutung der zirkadianen, zirkaseptenen und zirkatriganten Rhythmen in der medizinischen Praxis ergibt sich nicht nur aus dem rhythmischen Auftreten bestimmter Erkrankungen und Beschwerden, sondern auch aus der rhythmusgebundenen Wirkung von Medikamenten. Viele zeigen einen zirkadianen Rhythmus in Toxizität und therapeutischen Effekten (Halberg 1960). Mit den Problemen der damit notwendig gewordenen zeitgerechten Therapie beschäftigt sich die Chronobiologie (Dietzel 1986; Stacher 1993; Krammer 1991 u. a.), im speziellen die Chronopharmakologie und Chronopharmakodynamik (Reinberg 1990; Reinberg et al. 1987). Die Bedeutung dieser Forschungsrichtungen ergibt sich aus den vielen vorgegebenen rhythmischen physiologischen Funktionen von den Schwankungen des Blutdrucks, des Blutzuckers, der Körpertemperatur bis zum Tag-Nacht-Rhythmus, der Rhythmik der Hormone und der Metabolisierungvorgänge in der Leber. Die Einhaltung der sich daraus ableitenden optimalen Behandlungszeiten sichert nicht nur den

Therapieeffekt, sondern hilft auch Medikamente zu sparen und hat über längere Zeit eine ausgesprochen protektive Allgemeinwirkung. Dies gilt mit einer relativ großen individuellen Streuung ebenso für die Physiko- und Hydrotherapie im Rahmen von Kuren und Rehabilitationsmaßnahmen.

Ausgehend von den sog. Destabilisierungstheorien (Knauth 1988; Haider et al. 1988; Cervinka et al. 1988) wurde und wird nach Lösungen gesucht, die einen vorzeitigen psychosomatischen Abbau als Folge nicht bewältigter Rhythmusstörungen verhindern können. Die ersten wissenschaftlich fundierten und gleichzeitig praxisrelevanten Lösungsansätze gehen schon auf Graf (1957) und Menzel (1959, 1962) zurück und wurden später u. a. noch von Hildebrandt (1962, 1976), Rutenfranz und Knauth (1987) und Haider-Knauth-Rutenfranz (1988) bestätigt. Diese prophylaktischen Maßnahmen reichen von Verringerung der unmittelbaren Streßbelastung auf dem Arbeitsplatz (Müller-Limmroth 1988), Flexibilisierung der Arbeitszeit, besonders bei toxikologischer Gefährdung (Bolt und Rutenfranz 1988), Schaffung längerer Freizeitblöcke zur Erholung (Angersbach et al. 1990) bis zur Vermeidung von Dauernachtschichten, speziell bei Frauen, Reduzierung der Pendlerprobleme durch bessere Arbeitszeitplanung und regelmäßigen betriebsärztlichen Vorsorgeuntersuchungen mit entsprechenden konsequenten Maßnahmen (Neuberger 1991; Habacher et al. 1991). Es liegt in den nicht mehr reversiblen Anforderungen der modernen Industriegesellschaft mit oft unphysiologischem Leistungsdruck, daß die Problematik der Desynchronisation zirkadianer Rhythmen durch die besonderen Arbeits- und Lebensbedingungen in zunehmendem Maß Gesundheitsprobleme aufwirft. Diese bilden neben dem Bewegungsmangel und der Reizüberflutung bereits einen nicht unbedeutenden Teil der Zivilisationsschäden. An diesen ist der Einzelmensch allerdings vielfach mitschuldig. Dies deswegen, weil sein Lebensrhythmus von ihm selbst durch problematische Belastungen, wie die unzweckmäßige Verwendung der zur Erholung bestimmten Freizeit, durch übergroßen beruflichen Ehrgeiz und übertriebenes Erlebnis- und Präsentationsbedürfnis, Mißbrauch von Fernsehen, Auto und Genußgiften, durch einen meist selbstverschuldeten Verlust des schützenden familiären Backgrounds und viele andere Stressoren, zusätzlich gestört wird. Diese Störungen der lebenserhaltenden biologischen Ordnung des Organismus müssen schließlich die Lebenssubstanz angreifen und reduzieren sowie Alterungsvorgänge beschleunigen. Sie sind daher oft die Ursache für eine nicht notwendige und vermeidbare Frühinvalidität. Damit werden aber allen Bemühungen der prophylaktischen Medizin und der Arbeitsmedizin trotz größter Fortschritte und intensiver, z.T. kostspieliger Bemühungen durch den

Menschen selbst Grenzen gesetzt. Voraussetzung für eine erfolgreiche Prophylaxe sind daher Aufklärung, selbstkritische Einschätzung des eigenen Potentials und entsprechende Selbstdisziplin des arbeitenden Menschen. Es wäre Aufgabe von Eltern, Schule, Gesundheitsbehörden und Ärzten solche prophylaktische Verhaltensformen schon dem jungen Menschen anzuerziehen, denn die Prophylaxe vorzeitiger Alterserscheinungen hat in der Jugend zu beginnen. Dazu ist aber auch der Einbau einer auf das Wesentliche gerichteten Gesundheitserziehung in die Schullehrpläne eine wesentliche Voraussetzung. Außerdem wird ohne überzeugende Vorbildfunktion der verantwortlichen Bezugspersonen, zu denen neben Eltern und Lehrern auch die Ärzte zu zählen sind, der Erfolg aber eher bescheiden bleiben.

8. Regeneration, Erholung, Freizeit und Alternsprophylaxe

Ausreichende metabolische Regenerationsprozesse nach funktionellen Belastungen sind die Voraussetzung für deren Wiederholung. Kommt es nicht zur vollständigen Erholung, wird nach einer bestimmten Zeit nicht nur die spezifische Organfunktion beeinträchtigt, sondern in weiterer Folge auch eine praemorbide Situation geschaffen. Dies vor allem dann, wenn die physiologischen Belastungsgrenzen erreicht oder überschritten wurden. Bei weiterer Inanspruchnahme werden sowohl protektive physiologische Reserven aufgebraucht als auch später Abnützungsvorgänge in den betroffenen Organen und Geweben eingeleitet, die irreversibel sein können. Durch die sehr unterschiedlichen Ausgangsbedingungen und Regenerationsmöglichkeiten sind die Auswirkungen für die einzelnen Organe sehr verschieden. Dies gilt vor allem für die Latenzzeit nachweisbarer pathologischer Veränderungen und das Auftreten mahnender Beschwerden. Damit können sich Veränderungen einschleichen, deren Symptomatik erst spät erkannt, mißgedeutet oder unbewußt und bewußt verdrängt wird. Die Folge sind schließlich gröbere funktionelle Störungen und später organische Schäden. Diese werden wiederum sehr oft, solange sie erträglich sind, in Verkennung ihrer Spätfolgen als schicksalhaft hingenommen, ohne daß daraus die notwendigen Konsequenzen gezogen werden. Viele solcher sich langsam einschleichender funktioneller Veränderungen sind aber durchaus reversibel. Dazu zählt auch, zumindestens in den Anfangsstadien, das sog. Burnout-Syndrom, das zum ersten Mal 1974 von Freudenberger beschrieben wurde. Es spielt heute in Beruf und Sport (Freudenberger 1980; Fender 1989; Dale and Weinberg 1989; Danylchuk 1993; Kelley 1994; Meyer-Bornsen 1995), bei hochmotivierten und leistungsgestreßten Menschen eine große Rolle. Pätzold (1989) verwendet den Begriff des Burnout-Sydroms auch im Zusammenhang mit unerträglichen Pflegesituationen für Pfleger und Schwestern, was wiederum gerade in Altersheimen negative Auswirkungen auf die zu betreuenden Alten hat. Noch deutlicher kann diese Symptomatik bei aufopfernder Pflege im Familienkreis durch die berufsbedingte Mehrfachbelastung auftreten. Über längere Zeit können solche

Streßsituationen die Abbau- und Alterungsvorgänge sehr beschleunigen und echte pathologische Veränderungen auslösen. Diese charakterisieren dann den sog. vorzeitig verbrauchten Menschen und reduzieren schließlich mehr oder weniger deutlich seine Lebensqualität und Lebenserwartung. Daher sollten Warnsymptome wie reduziertes Engagement, Depression, Aggression und Antriebsverlust, wie sie sich von der psychischen Seite einschleichen, ernstgenommen werden und zum Überdenken der Belastungssituation führen. Das gilt ganz besonders für die Depression, die einen deutlich positiven Zusammenhang mit dem Alter hat (Krüskemper und Degner 1983).

Die Prophylaxe von den Folgen ungenügender oder mangelnder Regenerationsvorgänge liegt in der qualitativ und quantitativ richtigen Gestaltung von Erholungsphasen im Arbeitsprozeß und der optimalen Nützung von Freizeit und Urlaub. Auf die Bedeutung des Mechanismus Belastung – Ermüdung – Belastungspause – Entmüdung, durch den Abnützungserscheinungen der verschiedensten Art rechtzeitig vorgebeugt werden kann, wurde vielfach hingewiesen (Hittmair 1962; Franke 1964 u. a.). Wie wichtig prophylaktische Bemühungen in dieser Richtung aus rein humaner, psychosozialer und sozialpolitischer Sicht sind, geht schon daraus hervor, daß von der Erhaltung der Gesundheit und Leistungsfähigkeit die Dauer der Berufsfähigkeit und auch der gesamte Phasenverlauf des Arbeitslebens (Sheppard 1978) eines Menschen abhängen. Allerdings besteht zwischen Gesundheitszustand, objektiver Arbeitsfähigkeit und dem Pensionsalter heute nur mehr ein sehr loser Zusammenhang. Dies zeigt am besten der aus verschiedenen Gründen sicher nicht sinnvolle Trend zur Frühpension, der durch die unterschiedlich motivierte Arbeitsunwilligkeit und sehr großzügige ärztliche Bescheinungen der Arbeitsunfähigkeit noch gefördert wird. Daß damit die Finanzierung des Pensionssystems immer schwieriger wird, läßt keine gute Prognose der gesamten Volkswirtschaft erwarten.

Die Regeneration nach psychosomatischen Anstrengungen beginnt mit der Entmüdung. Diese kann je nach Art und Größe der Belastung rasch erfolgen, wenn es sich, wie z. B. bei ermüdender lokaler Muskelarbeit, nur um die Beseitigung von Laktat handelt. Dazu genügen oft schon relativ kurze arbeitsunterbrechende Pausen. Die muskuläre Entmüdung kann außerdem mit verschiedenen durchblutungsfördernden Mitteln noch beschleunigt werden, wozu auch eine gezielte erwärmende Ausgleichsgymnastik beitragen kann. Die psychisch-nervöse Regeneration verlangt eine nervöse Entspannung mit Abbau der leistungsbedingten Sympathikotonie. Diese dauert durch das Ineinandergreifen biologischer Regulationsvorgänge wesentlich länger und verläuft in einer rhythmischen Ordnung (Menzel 1955; Hildebrandt 1964). Der Abbau von nervösen Spannungen muß aber mit den zirkadianen Rhythmen in Einklang gebracht werden. Dabei stellt die alte Dreiteilung des Tages in 8 Stunden Arbeit, 8 Stunden Körperpflege, Mahlzeiten, Nebenbeschäftigungen und Erholung, sowie 8 Stunden Schlaf für die meisten Menschen erfahrungsgemäß eine sinnvolle Gliederung dar. In diesem Zyklus kommt dem persönlich richtig angepaßten zweiten Drittel eine besondere Bedeutung zu. Lokale muskuläre Ermüdung und zentrale oder psychische Ermüdung können sich bezüglich ihrer gegenseitigen Beeinflußbarkeit recht unterschiedlich verhalten. Während ermüdende Muskelarbeit, die auch mit psychischer Ermüdung einher geht, von der psychischen Seite her positiv fast nicht beeinflußbar ist, läßt sich psychische Ermüdung bzw. Übermüdung, besonders wenn sie durch monotone geistige Belastungen zustande kommt, durch adäquate und lustbetonte Muskeltätigkeit deutlich reduzieren. Damit ergeben sich für die tägliche Freizeitgestaltung, die in erster Linie zu einer Entmüdung und spezifischem Ausgleich führen soll, für geistig und körperlich arbeitende Menschen etwas unterschiedliche Aspekte. Da aber die Erholung im weitesten Sinn über eine rein körperliche und psychisch-nervöse Entmüdung hinausgehen soll, gelten für beide Belastungstypen im Prinzip wiederum die gleichen Forderungen. Damit besteht speziell für die Urlaubsgestaltung kein wesentlicher Unterschied. Ein Urlaub sollte sich zeitlich nicht nur nach dem individuellen, sich durch Art und berufspezifische Belastungsgrößen bestimmten Erholungsbedarf richten, sondern, wenn möglich, auch den circaannualen Rhythmus der Leistungsbereitschaft berücksichtigen. Diese Jahresrhythmik wird wesentlich durch zwei Faktoren beeinflußt. Einer davon ist als wichtiger Synchronisator für die innere Uhr das Licht, gegeben durch das Ausmaß der wirksamen Sonneneinstrahlung, der andere die Eigenrhythmik des vegetativen Nervensystems (Müller-Limmroth 1988). Nach der physiologischen Jahresrhythmik des vegetativen Systems (Abb. 50) hat unter normalen klimatischen Bedingungen der leistungsfördernde ergotrope Sympathicus sein Aktivitätsmaximum von Mitte Juni bis Mitte September mit einem höheren Maß Unternehmungslust und Energie (Haggag 1990), der erholungsfördernde Vagus sein Aktionsmaximum von Mitte Dezember bis Mitte März.

Diese circaannuale Rhythmik des vegetativen Systems würde für zwei Urlaubsphasen im Arbeitsjahr sprechen, die etwas unterschiedlich zu gestalten wären. Dem Sommerurlaub als Aktivurlaub, schwerpunktmäßig mit dem Ziel, die körperliche Fitneß zu verbessern, stünde ein Winterurlaub gegenüber, bei dem auch schon von der klimatischen Seite her mehr der psychisch-nervöse Streß besser abgebaut werden könnte. Jede Urlaubsphase sollte aber mindestens zwei Wochen umfassen, wozu noch eine Ein- und Rückgewöhnungs-

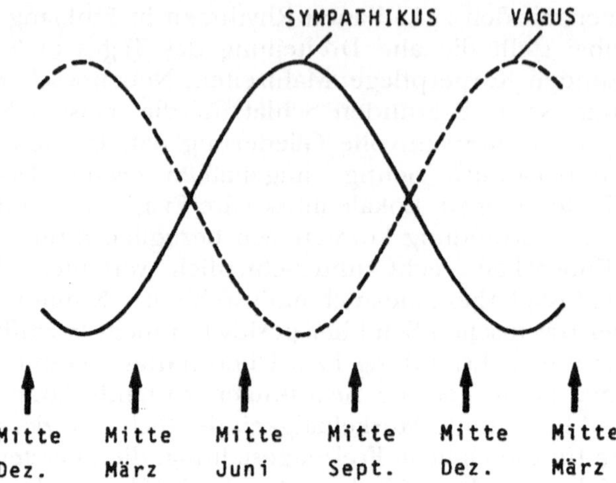

Abb. 50. Jahresrhythmik des vegetativen Nervensystems (Müller-Limmroth 1988)

zeit von mindestens zwei Tagen einzuplanen wäre, in der z. B. der oft nicht geringe Reisestreß kompensiert werden kann. Eine optimal erholende Gestaltung des Urlaubs nach der biologischen Uhr (Aschoff 1968) setzt jedoch Selbstkritik und Eigenerfahrung voraus. Im Rahmen einer Familie sind allerdings die individuellen generations- und gesundheitsbedingten Bedürfnisse und Ansichten, z. B. auch hinsichtlich des Urlaubsortes, recht unterschiedlich und erfahrungsgemäß daher nur schwer zu koordinieren. Damit ist der Erholungswert des Urlaubs für die einzelnen Familienmitglieder oft sehr ungleich, wenn er bei einem gemeinsamen Urlaub überhaupt noch gegeben ist.

Für viele ältere noch berufstätige Menschen würde sich die Urlaubszeit außerdem für eine echte Rehabilitationskur (Franke 1964) mit balneologischen und physikotherapeutischen Maßnahmen anbieten. Diese Möglichkeit, dabei rechtzeitig gezielt prophylaktisch gegen sich unbemerkt einschleichende gesundheitliche Störungen vorzugehen, wird viel zuwenig genützt. Dies sollte vor allem bei sich bereits andeutenden kardiologischen Problemen (Halhuber und Milz 1972) und Funktionseinschränkungen im Bewegungsapparat in Betracht gezogen werden. Damit kann ein großer prophylaktischer Beitrag zur weitgehenden Wiederherstellung der Lebenstüchtigkeit noch im Beruf stehender älterer geschädigter Menschen erreicht (Hoske 1955) und so dem drohenden Altersabbau entgegengewirkt werden. Eine routinemäßige „Nurpflege" ohne echte Rehabilitationsmaßnahmen erfüllt diese Aufgabe allerdings nicht und muß daher letztlich als inhuman angesehen werden (Barolin 1995). Schlechte

Pflege muß sogar als Mißhandlung angesehen werden (Petzold 1989). Dies gilt ganz besonders für den neurologisch und psychiatrisch gefährdeten Alten, der ohne gezielte Rehabilitation nur zu leicht weiter abbaut. Über diese Problematik sollte der ältere Mensch aber auch selbst Bescheid wissen. Allerdings ist durch die soziale Überfürsorge in einzelnen Ländern die Bereitschaft vieler Menschen, Zeit und eigene finanzielle Mittel in Selbsthilfemaßnahmen zu investieren, äußerst gering, weil dafür, ihrer Meinung nach, Krankenkassen und Arbeitgeber zuständig wären. Die Einsicht, in die eigene Gesundheitsprophylaxe selbst etwas zu investieren, kommt meist spät bzw. zu spät.

9. Altern und soziale Umwelt

So wie besonders in der postnatalen und präpuberalen Zeit die unmittelbare soziale Umweltsituation ganz entscheidend die psychosomatische Entwicklung der menschlichen Persönlichkeit bestimmt, hängt auch im Alter das Schicksal der menschlichen Persönlichkeit vom Grad der sozialen Eingebundenheit und deren subjektiver Registrierung ab. Dies nicht zuletzt deswegen, weil man nicht ganz zu Unrecht das Alter durch die vielen Parallelen als die zweite Kindheit bezeichnet. Das bedeutet, daß für das Menschsein und Menschbleiben des älteren Menschen, neben dem Zeitfaktor, das soziale Milieu von ganz wesentlicher Bedeutung ist. Minnemann (1992) spricht in diesem Zusammenhang vom sozialen Netzwerk als notwendige emotionale Stütze des alten Menschen. Dieses ergibt sich aus der Qualität und Zahl der menschlichen Kontakte und den damit verbundenen Erfolgs- bzw. Frustrationserlebnissen. Vor allem von der Qualität der sozialen Kontakte hängt es ab, ob die für den Alten so wesentliche Zufriedenheit mit seinem Leben erreicht wird. Anderenfalls fällt es dem alten Menschen sehr schwer, im Alter die Erfüllung seines Lebens zu sehen. Von seiner durch negative Erlebnisse geprägten Unsicherheit und Angst vor der Zukunft werden aber nicht nur die Lebensqualität, sondern vorwiegend über die vegetative Spannungssituation auch das biologische Alter und die Lebenserwartung bestimmt. Die Bedeutung der sozialen Stabilität und der Einfluß schon früh einsetzender psychosozialer Risken für einen vorzeitigen Tod konnte sehr eindrucksvoll in einer seit 1921 laufenden Studie (Friedmann et al. 1995) nachgewiesen werden. Andererseits kann die Gesellschaft die Lebensspanne verlängern und die Lebensqualität eines alten Menschen durch eine richtige Gestaltung seines unmittelbaren Milieus, das einen Teil der Psychotherapie der Alten darstellt (Strotzka 1975), durchaus menschenwürdig gestalten. Die Wertigkeit der drei sozialen Ebenen, die das menschliche Leben bestimmen, Familie, Beruf und die außerberufliche Situation, im besonderen der Freizeitkomplex, ist allerdings sehr personenspezifisch und von der Zugehörigkeit zur sozialen Schicht abhängig. Ihr Stellenwert kann sich außerdem im Laufe eines Lebens je nach dem persönlichen Schicksal sehr ändern.

Der Familie als der primären Umwelt und dem wichtigsten Sozialisationsfeld des Menschen kommt dabei unter normalen Bedingungen besonders zu Beginn und gegen Ende des Lebens die größte Bedeutung zu. Die Familie ist letzten Endes die Wiege aller unserer fundamentalen Verhaltensweisen sowie vieler Lebensgewohnheiten und prägt damit entscheidend die menschliche Persönlichkeit. Darüber hinaus hat sie eine sehr wesentliche Schutzfunktion, durch die sie auch immer das letzte Refugium aller Familienmitglieder sein sollte. Diese lebensbestimmende Bedeutung beginnt die Familie heute jedoch immer mehr dadurch zu verlieren, daß sie zunehmend aus dem Zentrum der Sozialisation herausrückt. Der Verlust der „Nestwärme", der zunehmende Kontaktverlust zwischen den einzelnen Familienmitgliedern, Doppelbelastungen der Frauen und spezifische Probleme einzelner Berufe bringen die verschiedensten gesundheitlichen Gefahrenmomente, nicht zuletzt besonders für das Immunsystem (Schedlowski 1995). Dies wirft aber besonders für den alten Menschen zusammen mit dem Verlust der Zuwendung, der sich aus der fortschreitenden Auflösung der traditionellen Familie ergibt, viele psychische Probleme auf, an deren Bewältigung er sehr oft scheitert. Die Vernachlässigung des alternden Menschen wird besonders deutlich nach dem Verlust seines gewohnten Partners. Auf die große und letztlich lebensbestimmende Bedeutung der Partnerschaft für das spätere Leben kann daher nicht genug hingewiesen werden (Gilligan 1982; Rosenmayr 1990 u. v. a).

In vielen Familien sieht man in den Alten dann nur mehr eine unzumutbare Belastung, die man gerne mit einer Art Endlagerung der unbequemen Alten loszuwerden versucht. Vielleicht hängt das rein psychologisch damit zusammen, daß man durch die Gegenwart der Alten nicht ständig an sein eigenes künftiges Schicksal erinnert werden will und daher dessen Antizipation nur zu gerne verdrängt. Daher ist unsere heutige Welt auch für die kleinen Krankheiten und Hinfälligkeiten des alten Menschen so intolerant geworden (Hoff und Berner 1964). Dadurch wird dieser aber immer mehr an den Rand der Gesellschaft gedrängt, was schließlich zu seiner Desintegration und schließlich völligen Isolierung führt. Diese ist in der modernen unpersönlichen Großstadt oft erbarmungslos. So kommt es dann nicht so selten vor, daß einsame alte Menschen tagelang tot in ihrer Wohnung liegen, ohne daß sie vermißt werden und ihr Fehlen irgend jemandem auffällt. Durch die mit der Isolierung ausgelöste Resignation wird nicht nur die dem Alten ebenso noch immer zustehende Lebensqualität reduziert, sondern auch ein vorzeitiges Altern und eine Verkürzung der Lebenserwartung provoziert, die er nicht verdient hat. Beschleunigt wird dieser Prozeß noch durch den möglichen Verlust des gewohnten engeren Lebensraumes der eigenen Wohnung.

Gerade die Wohnverhältnisse spielen für das soziale Milieu und das subjektive Wohlbefinden eine sehr wesentliche Rolle. Das Zusammenleben auf engem Raum, wie es in Großfamilien auch heute noch vorkommt, zwingt zwar zu Rücksichtnahme auf die verschiedenen persönlichen Eigenheiten und Bedürfnisse, schafft aber andererseits wiederum viele Konfliktmöglichkeiten. Unter diesen leidet der inzwischen empfindlicher gewordene Alte sicher mehr als das junge Familienmitglied, durch dessen Raumansprüche und andere Funktionsvorstellungen einer Wohnung sich Problemsituationen ergeben. Mit der subjektiven Auswirkung des Verlustes der jahrzehntelang gewohnten und liebevoll eingerichteten Wohnung identisch ist die Einweisung oder Abschiebung in ein Altersheim mit einem neuen und oft primitiven Ambiente. Für dieses Schicksal ist er allerdings gar nicht so selten selbst zumindestens mitverantwortlich, wenn er mit der Behandlung seiner eigenen vorhergehenden Generation seinen Nachkommen kein besseres Beispiel gegeben hat. So enden viele dann, so sie sich es mit ihrer Pension überhaupt finanziell leisten können, in einem unpersönlichen Altersheim, in dem sie auf den Tod warten müssen. Durch das sich eher negativ auswirkende Zusammenleben mit gleich gealterten und gleich gearteten Alten und einer mehr oder weniger lieblosen Routinebetreuung durch fremde Menschen, denen das Wissen um geriatrische Probleme fehlt, wird der psychosomatische Abbau nur noch weiter gefördert. Daher liegt die Rate der psychischen Störungen von in Heimen untergebrachten Menschen mit 42% gegenüber 30% in der Normalpopulation deutlich höher (Rosenmayr 1990). Dabei sind 30 bis 40% von in Heimen untergebrachten Alten depressiv (Österreich 1989) und altern damit vorzeitig.

Unter diesen Problemen leiden männliche Singles, weil sie von ihren Frauen her gewohnt waren, gut und persönlich betreut zu werden, subjektiv wesentlich mehr. Andererseits leiden alleinstehende ältere Frauen wieder stärker unter der Unterprivilegiertheit der Frau, die im Alter die menschliche Isolation noch verstärkt. Ältere Menschen sind dadurch im Alltag umso mehr auf Hilfe und Verständnis fremder Personen angewiesen, das sie sich, so sie finanziell dazu überhaupt in der Lage sind, dann oft mühsam erkaufen müssen. Kinderlose ältere Paare leiden darunter ganz besonders. Dies berechtigt möglicherweise zur Feststellung, daß es sich ohne Kinder vielleicht etwas leichter lebt, aber mit Kindern doch leichter stirbt.

Der zweite menschliche Sozialbereich, der Beruf, wird durch die Verringerung der Arbeitszeit und frühere Pensionierungsmöglichkeit immer weiter eingeschränkt. Durch die fortschreitende Mechanisierung der Arbeit, die zu Einseitigkeit, Monotonie und Bewegungsmangel führt, hat sich in den letzten Jahren in vielen Berufen die persönliche Beziehung zur eigenen Leistung und zum eigenen Arbeitsplatz sehr geändert. Dadurch besteht die Gefahr des Verlustes der inneren Bindung an den Arbeitsplatz und der für den Menschen notwendigen Freude an seiner Arbeit. Diese Entwicklung wird durch unnötige parteipolitisch gefärbte klassenkämpferische Propaganda noch gefördert, durch die nur Unzufriedenheit aufkommt. Das trägt weiter dazu bei, daß, wenn außerdem noch die notwendige Anerkennung der beruflichen Leistung nicht gegeben ist, immer mehr voll leistungsfähige Menschen in die Frühpension flüchten. Dazu neigen besonders Arbeiter über 55 Jahre mit qualitativ niedrigeren Berufsanforderungen (Sheppard 1978). Daß sie sich mit dem Verlust dieses für sie sehr wesentlichen Sozialbereichs keinen Dienst erweisen, wollen sie allerdings nicht einsehen. Denn die Pensionierung stellt nicht nur einen Bruch mit der Vergangenheit dar, sondern fördert durch das Entlastungssyndrom auch den psychosomatischen Abbau. Das Verbleiben im Beruf bis zur vorgesehenen Pensionierung ist aber nicht immer ein Beweis der Zufriedenheit mit der Arbeit selbst und dem damit verbundenen Sozialmilieu. Manchmal ist es auch die bewußte oder unbewußte Angst vor dem dann dauernden Zusammenleben mit einer nicht funktionierenden Familie.

Der unmittelbare engere soziale Kontakt mit Arbeitskollegen ist in vielen Berufen durch Spezialisierung, Reduzierung der Fertigungsbedingungen, z. B. auf eine mit wenigen Handgriffen zu bedienende Maschine, durch Entpersönlichung der Arbeit, gleitende Arbeitszeiten, Schichtarbeit, Akkordarbeit und Pendlerprobleme heute immer geringer geworden. Damit geht auch die von der Arbeit selbst und den Mitarbeitern kommende notwendige und wertvolle Stimulierung immer mehr verloren. Gerade diese braucht aber der ältere Mensch viel mehr als der jüngere zur Erhaltung seiner allgemeinen Leistungsfähigkeit. Dies wird sehr eindrucksvoll dadurch bestätigt, daß längere vorübergehende Arbeitslosigkeit nicht nur später eine höhere vorzeitige Arbeitsunfähigkeit bewirkt, sondern auch eine höhere Mortalitätswahrscheinlichkeit mit sich bringt. Dies konnte Sheppard (1976) bei einer Analyse gesamtamerikanischer Daten einer Longitudinalstudie des US-Department of Labor an Männern zwischen 45 und 57 Jahren feststellen. Die Probleme und deren Lösungsversuche zur Hilfe für die Alten in den westlichen Industriestaaten zeigen aber relativ große Unterschiede (Bürger 1961).

Es liegt oft weitgehend am Arbeitgeber, über die Verbesserung des sozialen Berufsmilieus hier helfend und stimulierend einzugreifen und damit die Sozialisation des Menschen in seiner beruflichen Umwelt zu fördern. Mit einer damit erreichten Verbesserung des Betriebsklimas wird aber nicht nur das Team- und Firmenbewußtsein, sondern erfahrungsgemäß gleichzeitig das Arbeitsergebnis verbessert.

Eine Voraussetzung für den Erfolg ist jedoch eine genaue Analyse der einzelnen Wirkungsfaktoren (Eitner 1964), die über die unmittelbaren Arbeitsbedingungen hinaus auch die außerberufliche Lebenssituation und psychischen Belastungen des arbeitenden Menschen betreffen. Davon wird es dann abhängen, ob das soziale Milieu auf dem Arbeitsplatz einen gewissen notwendigen familiären Charakter bekommt, der Unzufriedenheit, Spannungssituationen und Streß reduziert und so ein gesundes Älter- und Altwerden im Beruf (Habacher et al. 1991) sichert. Erst eine wirkungsvolle Gesundenuntersuchung (Friza und Neuberger 1990 u. v. a) und Gesundheitsförderung auf dem Arbeitsplatz (Kunze 1991), wie sie eine geeignete Betriebsfürsorge (Neuberger 1991) garantiert, ermöglicht, daß auch der Beruf einen Beitrag zur Prophylaxe vorzeitiger Altersveränderungen leistet. Gelingt es nicht ein positives und befriedigendes Arbeitsmilieu zu schaffen, so besteht zusätzlich die Gefahr, daß die beruflichen Sorgen und Konflikte in die Familie getragen werden und diese belasten. Das gleiche gilt mit anderen Vorzeichen auch in der anderen Richtung, wenn Familienprobleme in den Beruf mitgenommen werden. Sie können dann dort einen echten Störfaktor darstellen, unter dem auch die anderen Mitarbeiter leiden. Eine gewisse korrekte Trennung dieser beiden menschlichen Funktionsbereiche ist daher im Interesse beider sinnvoll. Eine solche ist aber in manchen Berufen, wie unter anderem bei Bauern, kleinen Geschäftsleuten, Landärzten, Gastwirten und Heimarbeitern, schon durch die örtliche Identität beider Bereiche praktisch nicht möglich. Eine Schwierigkeit, berufliche und familiäre Probleme zu bewältigen, ergibt sich nicht selten auch aus einem einseitigen übertriebenen Karrierestreben, dem dann auch der Freizeitbereich weitgehend geopfert wird. Der leidtragende Teil ist dabei erfahrungsgemäß immer die Familie. Dies zeigt sich besonders auch bei der körperlichen und charakterlichen Fehlentwicklung mancher sogenannter Schlüsselkinder, wenn beide Elternteile nur für ihre eigene Karriere leben. Diese Situation kommt in Akademikerfamilien erfahrungsgemäß häufiger als in Arbeiterfamilien vor. Die Tatsache, daß mit dem gemeinsamen Verdienen der Lebensstandard gehoben werden kann, bedeutet, abgesehen von einem möglichen größeren gesundheitlichen Risiko und zusätzlichen Verpflichtungen, aber nicht unbedingt auch ein höheres Maß an Lebenszufriedenheit. Dieser Fehler wird, wenn überhaupt, meist zu spät erkannt.

Vom Freizeitbereich, der etwa ein Drittel des Tages umfaßt, ist allerdings nur ein relativ kleiner Teil Freizeit im engeren Sinn, denn ein nicht unbedeutender Zeitanteil geht auf die verschiedenen notwendigen vitalen Serviceleistungen des Alltags, wie z. B. Körperpflege, essen, einkaufen und Hausarbeit auf. Der verbleibenden eigentlichen

Freizeit kommt neben ihrer Erholungsfunktion jedoch rein menschlich im Hinblick auf Sozialkontakte und die notwendige Einbindung in die Gemeinschaft ein besonderer Wert zu. Das bedeutet, daß die Freizeitgestaltung gerade beim älteren Menschen eine psychologisch lebenserfüllende Aufgabe hat. Diese ist aber ohne ein angepaßtes soziales Milieu sicher nicht zufriedenstellend zu lösen. Dies besonders dann, wenn nach dem Ausscheiden aus dem Arbeitsleben durch den Wegfall der leistungserhaltenden Anforderungen und der positiven Sozialkontakte der gewohnten Berufssphäre eine Art Vakuum entstanden ist. Gelingt es nicht dieses aufzufüllen, dann besteht die Gefahr, daß durch die Auswirkungen des für viele Pensionisten typischen Entlastungssyndroms ein vorzeitiger psychosomatischer Abbau eingeleitet wird. Für die rechtzeitige Schaffung dieses notwendigen dritten Sozialmilieus und eines gleitenden Überganges in dieses ist aber letztlich jeder Mensch selbst verantwortlich. Die Bewältigung dieser Aufgabe charakterisiert gleichzeitig irgendwie auch den Lebensstil und die Persönlichkeit eines Menschen. Der Aufbau eines solchen befriedigenden sozialen Umfeldes kann aber viele Jahre dauern und verlangt immer persönliche Initiative. Diese geht nicht so selten nur von einem einzigen Ehepartner aus, der dann meistens die Frau ist. Von ihr hängen dann auch gewöhnlich die für den Alltag so wichtigen Kontakte mit den Nachbarn ab. Eine besondere Bedeutung kommt gerade nach dem Berufsausstieg als soziale Kompensation Vereinen, Hobbygemeinschaften, Sport- und Selbsthilfegruppen zu, die eine Heimstätte einer sinnvollen, lustbetonten und adäquaten „Beschäftigungstherapie" darstellen können. Damit kann nicht nur die Lebensqualität verbessert, sondern wie es in einer Großstudie vom Cooper-Institut in Preston bewiesen werden konnte (Blair 1995), auch die Gesamtsterblichkeit hochsignifikant verringert werden. Je „kongenialer" eine solche Gruppe ist, desto mehr kompensiert sie die verschiedenenen sozialen Defizite. Sie kann dann über die Bestätigung der sozialen Anerkennung das Selbstwertgefühl des alten Menschen steigern, das dem vereinsamten und in der Gesellschaft nicht mehr akzeptierten Alten sehr rasch verlorengehen kann. Dazu tragen auch die sich dann immer mehr einstellenden Antriebsstörungen bei. Es liegt am einzelnen, daß er sich rechtzeitig in der Freizeit jenen Bereich aufbaut, womit dieser zu einem Ausgangspunkt einer „sozialen Bewegung" in der „Dritten Lebensphase", wie es Attias-Donfut (1978) nennt, werden kann. Zur Förderung von Sozialkontakten kann ein adäquater Sport in einer kongenialen Altersgruppe ebenso wie zur Selbstaktivierung sehr viel beitragen.

Für viele ältere Menschen ergibt sich außerdem erst in ihren späteren Jahren die Möglichkeit, ihre latenten oder vernachlässigten musischen und schöpferischen Anlagen zu entwickeln, für die sie während ihrer Berufstätigkeit oder durch die Anforderungen seitens der Familie weder die Zeit noch die notwendige Ruhe finden konnten. Im Unterbewußtsein spielen dann oft manche, in der Kindheit und in späteren Jugendjahren nicht verwirklichten Wünsche richtungsgebend eine Rolle. Auf die großen und immer unterschätzten schöpferischen Möglichkeiten des alternden Menschen hat an Hand von zahlreichen eindrucksvollen Beispielen u. a. Wandruszka (1982) hingewiesen. Damit könnte für manchen Alten eine Art zweiter menschlicher Karriere im weitesten Sinn aufgebaut werden. Diese kann nicht nur die späteren Jahre lebenswerter machen, sondern ebenso einen vorzeitigen psychosomatischen Abbau einbremsen. Hobbys der verschiedensten Art können damit in Verbindung mit adäquat eingesetzten Spielmitteln (Schulz 1973) zu einem echten Geroprophylaktikum werden. Dies gilt auch für unkomplizierte Entspannungsmethoden. Ebenso ist das Seniorenstudium eine Herausforderung, die viele nützen um sich persönlich weiterentwickeln und entfalten zu können (Arnold et al. 1988). Diese „späte Freiheit" (Rosenmayr 1983) richtig zu nützen, sollte Ziel und Aufgabe jedes älteren Menschen sein. Mit diesen so motivierten und aktiven Alten könnte eine neue Generation älterer Menschen heranwachsen, die nicht mehr an das traditionelle Bild des gebrechlichen Greises erinnert.

Die zu fordernde Kontinuität der mit den einzelnen Lebensphasen verbundenen sozialen Freizeitaktivitäten und Bindungen (Attias-Donfut 1978; Lehr 1978) wird beim alten Menschen sehr oft durch die verschiedensten Schicksalsschläge unterbrochen. An diesen Störeinflüssen ist er allerdings manchmal selbst durch ein mit seiner primären Persönlichkeitsstruktur oder altersbedingten Persönlichkeitsveränderungen zusammenhängendes Fehlverhalten nicht ganz unbeteiligt. Durch den damit verbundenen Verlust seines gewohnten sozialen Milieus verliert er aber nicht nur das Gefühl der persönlichen Geborgenheit und Sicherheit, sondern läuft auch Gefahr zu vereinsamen. Dies vor allem dann, wenn es ihm nicht gelingt, Unterschiede und Vorurteile psychisch zu bewältigen, die sich aus der Generationenbildung und der in der heutigen Leistungsgesellschaft üblichen Abwertung des nicht mehr oder nur noch beschränkt „brauchbaren" älteren Menschen ergeben. Dazu kommt, daß die notwendigen Kompensationspotentiale des alternden Menschen, die auch seine Frustrationstoleranz bestimmen, mit den Jahren immer mehr abnehmen. Die sich schließlich einstellende Resignation und depressive Hilflosigkeit machen auch die zunehmende Suizidgefährdung der Alten, die sich nicht mehr mit der Realitität abfinden können und im Leben keinen Sinn mehr sehen, nur zu verständlich. Mitentscheidend für einen solchen schwerwiegenden Entschluß im Alter mag, neben belastenden gesundheitlichen Problemen, z. B. Schmerzen, auch die bittere Feststellung sein, daß man im Leben nichts oder zuwenig erreicht habe. Frauen scheinen hier im Vergleich zu Männern diesbezüglich eine etwas größere innere Resistenz und höhere Frustrationstoleranz aufzuweisen. Sie können sich besser anpassen, kommen mit der Einsamkeit für gewöhnlich wesentlich besser zurecht und bewältigen auch die kleinen Probleme des Alltags und des Haushalts leichter, denen alte Männer oft hilflos gegenüberstehen. Das erklärt auch, warum nach einer französischen Statistik (de Beauvoir 1983) die Selbstmordrate bei 60- bis 80jährigen unverheirateten Männern fast zehnmal so hoch und bei Witwern fünfmal so hoch ist wie bei gleichaltrigen Frauen. In Deutschland liegen die Verhältnisse ähnlich, der Anstieg der Selbstmorde zwischen dem 70. und dem 90. Lebensjahr (Abb. 51) auf das Vierfache zeigen einen deutlichen Anstieg der Selbstmordrate mit dem Alter. Damit ist ein Drittel aller Suizidopfer über 60 Jahre alt. Die Dunkelziffer ist wahrscheinlich deswegen sehr hoch, weil sicher viele Fälle statistisch in der Rubrik „Tod aus unbekannter Ursache“ erfaßt werden. Die Zahlen werden nach Imhof (1994) deswegen noch weiter steigen, weil immer mehr Menschen dieses kritische Alter erreichen und ihre Verlusterlebnisse sowie die Angst vor Einsamkeit, das „kosmische Einsamkeitsgefühl“ (William 1964), Krankheit, Armut und Altersheim immer schwerer bewältigen. Auf diese Problematik hat schon vor hundert Jahren Emil Durckheim (1897) in seinem bekannten Buch „ Le suicide“ hingewiesen. Vielleicht trifft für manche alte Menschen, die

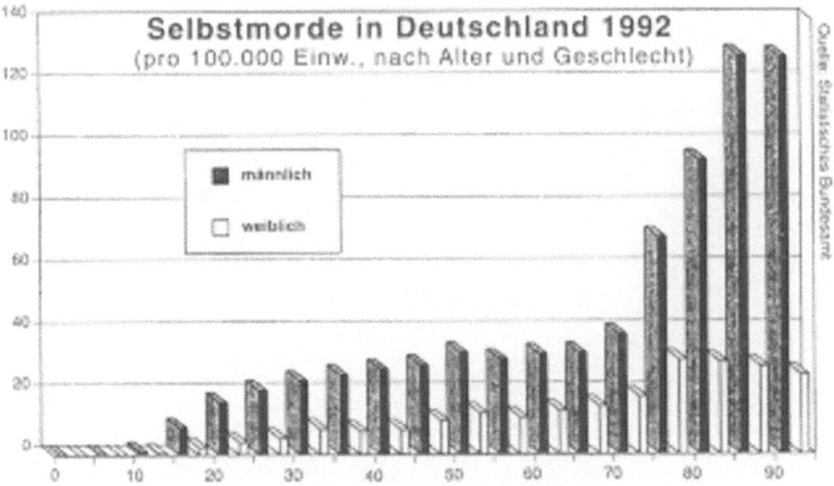

Abb. 51. Selbstmorde in Deutschland (Statistisches Bundesamt)

freiwillig aus dem Leben scheiden, der Begriff Freitod besser zu als das etwas diskriminierende Wort Selbstmord, denn sie wollen ja nicht sterben, sondern unter diesen Bedingungen nur nicht weiterleben. Rein theoretisch könnte hier eine geeignete Gerontopsychiatrie (Lobe 1995), die aber primär sicher am Milieu ansetzen müßte, und eine bessere soziale Einbindung im Sinne einer Art Soziotherapie, die dem Alten das Gefühl der Nutzlosigkeit und Sinnlosigkeit seines Lebens nimmt, prophylaktisch sehr wirksam sein. Damit sollte der häßliche Begriff der „lebendigen Sozialleiche" (Schenda 1972) als Folge des Interaktionsverlustes und Abbaus des menschlichen Prestiges aus unserem Sprachgebrauch eliminiert werden. Daß diese menschliche Problematik eine noch nicht absehbare Ausweitung erfahren wird, ergibt sich schon aus der Tatsache, daß in 40 Jahren eine Milliarde Menschen 60 Jahre und älter sein wird (Laslatt 1989). In Deutschland wird im Jahr 2040 die Hälfte der Bevölkerung über 50 Jahre alt sein. Zur Lösung dieses Problems bedarf es einer altersorientierten und altersbedingten Zukunftplanung. Eine solche schließt mit ein, daß der alternde Mensch rechtzeitig auf die auf ihn zukommenden Probleme aufmerksam gemacht und psychologisch richtig darauf vorbereitet wird. Dieser Aufgabe nehmen sich eigene, schwerpunktmäßig pädagogisch orientierte wissenschaftliche Richtungen, die Geragogik (Mieskes 1970, 1971) und die praktisch damit identische Gerontagogik (Velken 1984; Weber 1984) an, die allerdings bisher wenig Erfolge aufzuweisen haben.

10. Alternsprophylaxe als vielschichtige Aufgabe

Da der Ablauf des menschlichen Lebens durch das schicksalhafte Wechselspiel zwischen den genetischen Vorgaben und den exogenen Einflüssen bestimmt wird, ergeben sich zumindestens theoretisch gewisse Möglichkeiten über die Einflußnahme auf den eigenen Organismus und die Gestaltung von Umweltfaktoren lenkend eingreifen zu können. Einer gezielten Beeinflussung des biologischen Alters und der Lebenserwartung durch Optimierung der Lebensbedingungen und prophylaktische Maßnahmen zur Ausschaltung der verschiedensten Noxen sind aber Grenzen gesetzt. Diese ergeben sich nicht nur durch eine meist schwer abschätzbare genetisch bestimmte Entwicklung der Gesundheit, sondern auch durch die Komplexheit und personenspezifische Interferenz der Auswirkung vieler positiver und negativer Umwelteinflüsse. Das bedeutet, daß bei der Vielschichtigkeit der Struktur des psychosomatischen Regelkreises des menschlichen Lebens (Abb. 52) eine wirkungsvolle Prophylaxe, speziell auf Alterungsprozesse, in allen Lebensbereichen einsetzen muß.

Da dies, wie vorher (Abb. 7) bereits erwähnt, nur in einem bestimmten Umfang möglich ist, müssen dafür diese Möglichkeiten auch während des gesamten Lebens konsequent genützt werden. Den einzelnen Faktoren kommt dabei quoad vitam und hinsichtlich der Lebensqualität allerdings ein sehr unterschiedlicher Stellenwert zu. Außerdem kann schon ein einziger nicht abgesicherter Risikofaktor oder Fehler in der Lebensführung das ganze System gefährden und alle anderen Vorbeugebemühungen paralysieren. Damit kommt der allgemeinen Lebensführung im Gesamtverlauf des Lebens eine entscheidende Bedeutung zu. Die Tatsache, daß viele Fehler und pathogene Einflüsse über längere Zeit ohne Beschwerden und nachweisbare Schäden bewältigt werden können, verleitet viele Menschen dazu, diese lange zu bagatellisieren. Dies gilt unter anderem für chronische Ernährungsfehler, Genußmittelabusus, verschiedene Streßsituationen, einseitige körperliche und psychisch-nervöse Überbelastungen im Beruf oder Alltag. Viele dieser Noxen bleiben wegen ihrer langen Latenzzeit unbemerkt, sodaß keine Maßnahmen dagegen getroffen werden können. Außerdem werden die ersten Erscheinungen meist nicht ernst genommen oder unbewußt ver-

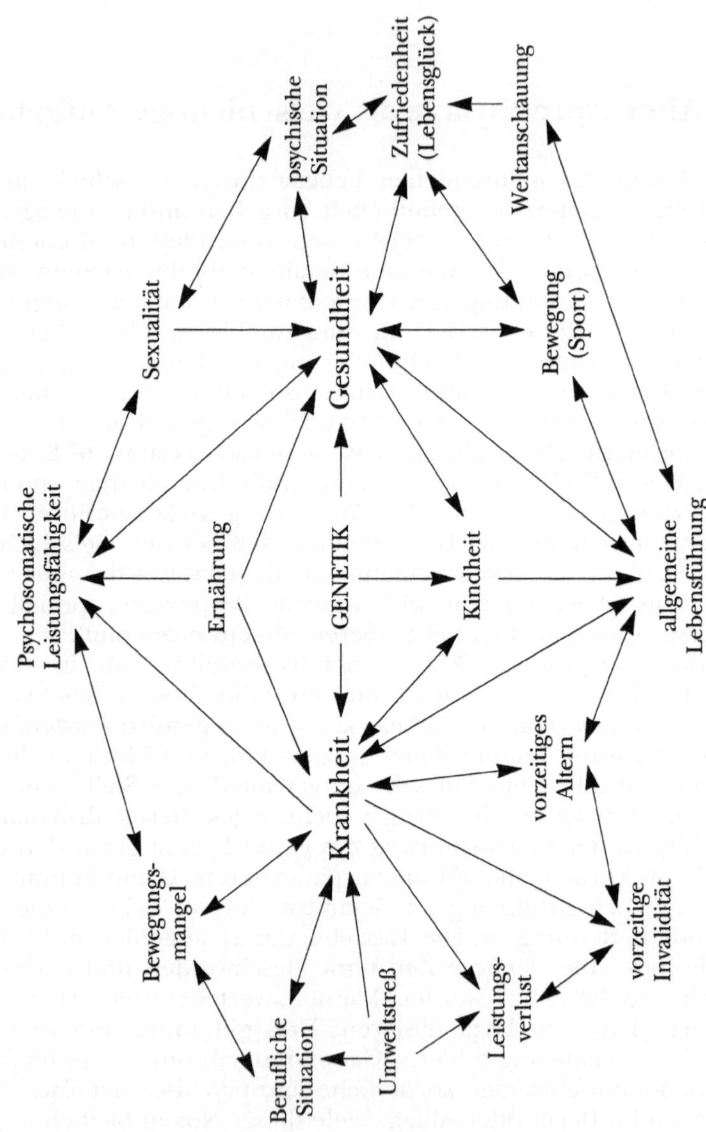

Abb. 52. Struktur des psychosomatischen Regelkreises des Menschen

drängt. Ein typisches Beispiel dafür geben die schweren Abnützungserscheinungen der Hochleistungssportler, die trotz manifesten Vorliegens mehrere Jahre beschwerdefrei bleiben und damit sogar noch Höchstleistungen ermöglichen (Prokop et al. 1980 u. v. a.), die die pathogene Entwicklung nur noch beschleunigen.

Entsprechend der unterschiedlichen Bedeutung der einzelnen organischen Alterungsvorgänge für die Erhaltung des Gesamtsystems und damit auch für das biologische Alter müssen in einem Vorbeugesystem Schwerpunkte gesetzt werden. Diese haben sich nach der individuellen Ausgangssituation und der möglichen Gefährdung der psychosomatischen Gesundheit zu orientieren. Dies setzt wiederum eine Diagnose voraus, die die jeweiligen Umweltbedingungen und die menschliche Persönlichkeit miteinbeziehen muß. Dabei kann eine genaue Anamnese, die auch die Familienanamnese berücksichtigt, rechtzeitig sehr wertvolle Hinweise geben. Damit ergibt sich aber z. B. für Infarkt-, Arteriosklerotiker-, Hypertoniker-, Carcinom- und Arthrotikerfamilien unter Berücksichtigung der individuellen Berufsrisken ein unterschiedlicher Katalog vorrangiger prophylaktischer Maßnahmen. Da die meisten Krankheiten die Alterungsvorgänge zum Teil sehr massiv beschleunigen, bedeutet Krankheitsprophylaxe gleichzeitig Erhaltung eines dem chronologischen Alter entsprechenden guten biologischen Alters und Verhinderung vorzeitiger Alterserscheinungen. Damit weitgehend verbunden ist die Gewährleistung einer befriedigenden Lebensqualität. Daß die Kosten einer Prävention gut angelegt sind, geht auch daraus hervor, daß bei Hinausschiebung der Pflegebedürftigkeit um nur einen Monat nach Angaben des Gerontologen Butler (1995) allein in den USA jährlich 5 Milliarden Dollar eingespart werden könnten.

Für die einzelnen Organsysteme ergeben sich bestimmte Möglichkeiten (Abb. 10, 11, 15, 17, 27), deren gemeinsame Berücksichtigung unter normalen Bedingungen eine Prophylaxe vorzeitiger Alterserscheinungen bedeuten sollte. Entscheidend für alle Organsysteme sind hinsichtlich der Auswirkung von positiven und negativen Umweltreizen aber immer Dosierung, Qualität sowie Dauer und Zeitpunkt ihrer Einwirkung. Diese Faktoren entsprechend konsequent zu berücksichtigen, setzt aber nicht nur theoretisches Wissen, sondern auch persönliche Erfahrung voraus. Außerdem wird es je nach der individuellen Situation Schwerpunkte im Maßnahmenkatalog geben. Wie die Erfahrung mit prophylaktischen Maßnahmen zur Verhinderung kardialer Erkrankungen jedoch zeigt (Ornish et al. 1990; Sandvik et al. 1993 u. v. a.) genügt es aber nicht nur, isoliert einen oder einige besonders problematische Parameter zu beachten, sondern auch den gesamten Lebensstil konsequent zu sanieren. Es geht daher darum, ein allgemein biologisches Ambiente aufzubauen, das, wenn möglich, potentielle Noxen ausschließt oder minimiert.

In diesem Zusammenhang bekommt der Begriff Kondition, als die allgemeine psychosomatische Leistungsbereitschaft, eine besondere Bedeutung. Die Kondition (Prokop 1976, 1986; Prokop und Bachl 1984 u. a.), wie sie auch im Sport eine ganz zentrale Bedeutung hat, ist damit die Voraussetzung (lateinisch conditio) für ein optimales Funktionieren aller Organe und ein psychisches Wohlbefinden. Dies gilt ganz besonders für den älteren Menschen, der nicht wie der jüngere auf Leistungsreserven zurückgreifen kann und in viel höherem Ausmaß auf optimale Umweltbedingungen angewiesen ist. Die Kondition wird durch eine Großzahl recht unterschiedlicher Faktoren bedingt, die in ihrer spezifischen Auswirkung großen Schwankungen unterliegen können. Trotz der verschiedenen Wertigkeit und Bedeutung für den einzelnen Menschen kann schon das Fehlen eines einzigen scheinbar völlig belanglosen Faktors bei sonst optimalen Verhältnissen empfindlich stören. Damit, und das zeigt sich ganz besonders bei der allgemeinen Leistungsfähigkeit, werden oft viele Bemühungen um ein Wohlbefinden und ein psychisch-nervöses Gleichgewicht trotz guter organischer Gesundheit zunichte gemacht. Durch unvorhersehbare Veränderungen einzelner exogener Faktoren ergeben sich auch immer wieder schwer beeinflußbare und nur selten gut objektivierbare Schwankungen der Kondition. Diese Schwankungen sind umso größer, je ungünstiger die psychisch-nervöse Ausgangssituation ist und je mehr Faktoren variieren. Dabei kann das gleichzeitige Auftreten mehrerer negativer Umstände sich im Gesamteffekt stärker auswirken als die bloße rechnerische Summation der Einzelfaktoren. Ein besonders eindrucksvolles Beispiel der prophylaktischen Auswirkung von zwei gleichzeitig wirksamen, sehr unterschiedlichen Faktoren, wie Rauchen und körperliche Aktivität auf Gesundheit und Lebenserwartung zeigt Abb. 53.

Es wird daher bei der Erstellung einer guten Kondition immer darum gehen müssen, möglichst viele der von Menschen selbst aktiv beeinflußbaren Faktoren in ein optimales Gleichgewicht zu bringen, damit der Einfluß der nicht steuerbaren und unvorhersehbaren Momente, z. B. klimatischer Einflüsse, möglichst gering wird. Das bedeutet, daß es sich bei dem Begriff der Kondition um einen Ganzheitsbegriff handelt, der letztlich auch nur von der Gesamtpersönlichkeit her beeinflußt werden kann. Dazu gehört aber, volle Gesundheit vorausgesetzt, daß vorerst alle Organfunktionen optimal entwickelt werden. Weiters ist eine Sanierung und Optimierung aller Bereiche des Lebens, von der Ernährung und dem Tagesrhythmus bis zu den Detailfragen des Berufs- und Privatlebens, notwendig. Dieser Aspekt ist gerade für den älteren Menschen wesentlich, weil seine Anpas-

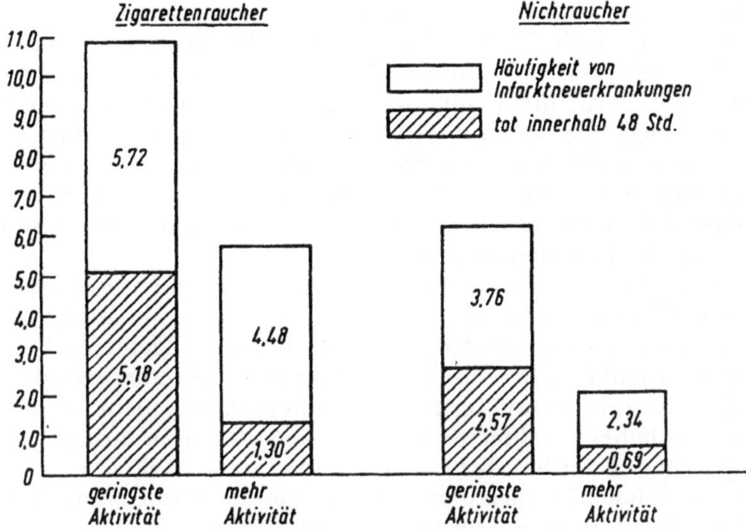

Abb. 53. Durchschnittliche jährliche Auftrittsrate des ersten Herzinfarkts bei Männern im Zusammenhang mit körperlicher Aktivität und Rauchgewohnheiten (Frank-Shapiro 1966, 1969)

sungsreserven gegenüber dem jüngeren deutlich reduziert sind. Das bedeutet daher, daß er nur beschränkt in der Lage ist, Konditionsstörungen durch vermehrten Einsatz auszugleichen, wie es dem jüngeren Menschen sogar im Hochleistungssport manchmal gelingt.

Bei der Kondition sollte man unterscheiden zwischen einer Allgemeinkondition, wie sie als allgemeine Basis für alle menschlichen Aktivitäten im Alltag, Beruf und Sport notwendig ist, und der spezifischen Kondition, wie sie die jeweiligen speziellen Anforderungen eines bestimmten Berufs oder Leistungssports erfordert. Die Allgemeinkondition kann mit dem modernen Begriff der Fitneß gleichgesetzt werden, worunter für gewöhnlich die Verbindung von Gesundheit mit einer gewissen Leistungsfähigkeit verstanden wird. Damit ist auch eine Verbindung zu Darwins Formel „Survival of the Fittest" gegeben. Fitneß bedeutet dabei nicht unbedingt gleich sportlich auf der Höhe zu sein, sondern einen ausgewogenen psychophysischen Gleichgewichtszustand zu erreichen, der eine Grundleistungsfähigkeit und Belastbarkeit garantiert und gleichzeitig prophylaktisch wirksam wird (Greiter und Prokop 1983). Dazu muß aber jeder seinen eigenen Lebensstil finden. Es liegt daher in der Hand eines jeden Menschen, ob und wie optimal er seine Allgemeinkondition, seine Fitneß, gestaltet. Eine sehr wesentliche Unterstützung für die konsequente Einhaltung eines prophylaktisch wirksamen Lebensstils kommt aber auch einem kongenialen Partner zu, der zu gegebenem Zeitpunkt, je nach Notwendigkeit, stimulierend oder bremsend wirkt. Das bedeutet, daß durch die Vorbildwirkung jedes einzelnen in Familie und Beruf nicht nur die alltäglichen Lebensgewohnheiten, sondern auch die gesundheitliche Entwicklung und damit die Alterungsvorgänge bestimmt werden. Der damit gegebenen Verantwortung sind sich allerdings viele Eltern nicht bewußt. Die wichtigsten konditionsfördernden und konditionsmindernden Einflüsse zeigt die Übersicht in Abb. 54.

Eine strenge Trennung zwischen rein körperlichen und rein psychischen Wirkungen ist wegen der gegenseitigen Abhängigkeit oft nicht möglich. Viele dieser Faktoren betreffen die allgemeine Lebensführung einschließlich Freizeitgestaltung und Erholungsmöglichkeiten. Freizeit und Erholungspausen sollten daher nicht zu einem nebenberuflichem Gelderwerb auf Kosten der notwendigen Erholung verwendet werden. Scheinbar entspannende Ablenkungen, mit denen man vielleicht auch glaubt, psychische Probleme zumindestens vorübergehend lösen zu können, von aufwendigen gesellschaftlichen Vergnügungen bis zu einem ungeeigneten Sport, bedeuten letztlich

konditionsfördernd	**konditionsmindernd**
genügend Schlaf	wenig Schlaf
zweckmäßige Ernährung	unzweckmäßige Ernährung
richtige Körperpflege	vernachläss. Körperpflege
genügend Erholungspausen	zu geringe Erholungspausen
richtige Freizeitgestaltung	falsche Freizeitgestaltung
regelmäßige Lebensbedingungen	alle Rhythmusstörungen
gleichmäßige klimatische Bedingungen im Wohn- und Arbeitsbereich	Klimabelastungen und klimatische Umstellungen
positive Umwelteinflüsse	negative Umwelteinflüsse
günstige Wohnverhältnisse	schlechte Wohnverhältnisse
allgemeine Ausgeglichenheit	Ärger, Sorgen, Ängste
Zufriedenheit	Unzufriedenheit
sexuelles Gleichgewicht	sexuelle Probleme
vielseitige geistige Betätigung	Eintönigkeit Interesselosigkeit
geeignete Hobbys	chronische Erkrankungen
Kunst, Musik, Tanz, Spiel	Infektherde
	Bagatellverletzungen
	Genußgifte, Nikotin, Alkohol

Abb. 54. Konditionsbeeinflussende Faktoren (Prokop 1976)

nur eine zusätzliche konditionsmindernde Belastung und, unter Umständen eine Überforderung und einen echten pathogenen Streß.

Viele dieser Faktoren betreffen die allgemeine Lebensführung. Wesentlich dabei ist die Sanierung der engeren privaten Sphäre, da jede Art von Sorgen, familiärer und beruflicher Ärger und der normale Alltagsstreß die seelische Kondition empfindlich stören. Eine selbstkritische Analyse und konsequente Klärung der inneren und äußeren Lebensbedingungen ist daher ganz besonders im Alter die Voraussetzung für eine noch zumutbare berufliche und sportliche Belastbarkeit. Die notwendige Selbstbeobachtung verlangt, daß man sich mehr und kritisch mit dem eigenen Körper beschäftigt, auch wenn subjektiv noch keine Beschwerden registriert werden.

Die Beschäftigung mit dem eigenen Körper, zu dem der alte Mensch mit dem Verlust der Attraktivität und Sexualität sehr oft die engere Beziehung völlig verloren hat, stellt eine Herausforderung dar, die eine sinnvolle Aufgabe sein kann. Dies sollte aber nicht zu einer Überschätzung rein körperlicher Funktionen führen und nicht in einen hypochondrischen Körperkult ausarten. Die Folgen davon sind dann oft Überempfindlichkeit, Wehleidigkeit und sehr einseitige geistige Ausrichtung, deren Interesse sich manchmal nur noch auf die Güte des Essens richtet. Bei guter Leistungsfähigkeit suchen ältere Menschen dann zur Erhaltung ihrer Leistungsfähigkeit ihr Heil im Sport. Dieser sollte aber dann nicht auf Leistung abzielen, nicht zu ehrgeizig betrieben werden und letztlich nur als Mittel zur Verbesserung der allgemeinen Leistungsfähigkeit und Lebensqualität und nicht als Selbstzweck verstanden werden. Auch die immer wieder gerade von älteren Männern in den Wechseljahren geübte Überkompensation persönlicher Probleme durch Flucht in einen oft masochistischen Sport trägt nur selten zu deren Lösung bei. Solche Übertreibungen, wie sie nicht selten durch wesentlich jüngere Lebensgefährtinnen provoziert werden, lassen nur den Bewegungsapparat schneller altern, bereiten Schmerzen und können schwerwiegende cardiale Probleme provozieren. Gewissen Problemen kann man gerade im Alter nicht einfach davonlaufen, auch wenn man sie manchmal während des Laufens zu einer teilweisen Klärung zu bringen glaubt. Die bekannte Endorphinbildung bei längerem Laufen (Appenzeller et al. 1984; Farrell 1985; Arentz et al. 1986) mit ihrer euphorisierenden und leicht analgetischen Wirkung mag kurzfristig depressive Stimmungen verdrängen. Das gleiche gilt, allerdings mit anderen Konsequenzen, auch für das Verdrängen- und Vergessenwollen von persönlichen Problemen durch Alkohol, in den sich manche vereinsamte alte Menschen glauben flüchten zu müssen.

Die Vielschichtigkeit des Begriffes Kondition, der bei konsequenter Auslegung praktisch alle Bereiche des Lebens einschließt, zeigt aber gleichzeitig, daß einer Prophylaxe aus den verschiedensten Gründen Grenzen gesetzt sind. Diese liegen nicht nur in der Schwierigkeit der Festlegung allgemein gültiger optimaler Normen für die einzelnen psychosomatischen Funktionsbereiche, sondern auch in den sehr unterschiedlichen menschlichen Persönlichkeitsstrukturen. Von der durch endogene und exogene Einflüsse geprägten Persönlichkeit eines Menschen hängt aber seine Einstellung zum Leben und letztlich auch zum Altwerden ab. Damit bestimmt er unbewußt und bewußt sein Schicksal mehr oder weniger gut selbst. Das bedeutet, daß sowohl die Altersveränderungen und deren Bewältigung als auch die Chancen einer Prophylaxe, speziell vorzeitiger Alterserscheinungen, individuumgebunden sind. Es liegt nicht zuletzt auch am Arzt, den Menschen zu einer selbstkritischen Einsicht in seine individuellen Probleme zu bringen, die schicksalhaft mit dem Altern verbunden sind. Zeigt man ihm die Möglichkeiten, diese zu bewältigen, dann liegt es an ihm, seinen Alterungsprozeß physiologisch so optimal zu gestalten, daß sein Alter gesund, lebenswert und damit subjekiv noch sinnvoll bleibt. Dies setzt aber einen konsequenten, auf ihn ausgerichteten Erziehungsprozeß voraus, der im Prinzip schon in der Kindheit einsetzen muß, da das Selbstverständnis im Alter und der Wille, daraus die notwendigen Konsequenzen abzuleiten, oft nicht mehr vorhanden sind.

Gelingt es nicht, vorzeitige nicht programmierte Alterserscheinungen zu verhindern und damit das biologische Alter zumindestens dem chronologischen anzupassen, dann wird die säkulare Tendenz zur Erreichung höherer Lebensalter durch die damit eintretende zunehmende Vergreisung der Bevölkerung bei gleichbleibenden psychosomatischen Alterserscheinungen viele unlösbare soziale, allgemein menschliche und finanzielle Probleme aufwerfen. Wenn in 30 Jahren bei gleichbleibender Bevölkerungsentwicklung mehr als eine Milliarde Menschen 60 Jahre und älter sein wird (Abb. 55, Laslett 1989), geht die Welt einem nicht einzuschätzenden Schicksal entgegen. Dies umso mehr, als zwei Drittel dieser älteren Menschen in den Entwicklungsländern leben werden, die heute schon nicht mehr in der Lage sind, ihre Bevölkerung zu ernähren. Gleichzeitig nimmt aber in Relation dazu die Rate der Geburten und damit die Zahl der für die Erhaltung der Alten Zuständigen weiter ab. Durch den zu erwartenden weitgehenden Mangel an eigener Altersvorsorge, öffentlicher Pensionsversorgung und allgemeiner sozialer Sicherheit ist dann bestenfalls für ein Viertel dieser älteren Menschen eine einigermaßen zufriedenstellende Lebensqualität gesichert (Rosenmayr 1995).

Erschwert wird die Situation dadurch, daß ein immer größer werdender Teil der Alten unter psychischen Syndromen leidet. So gab es

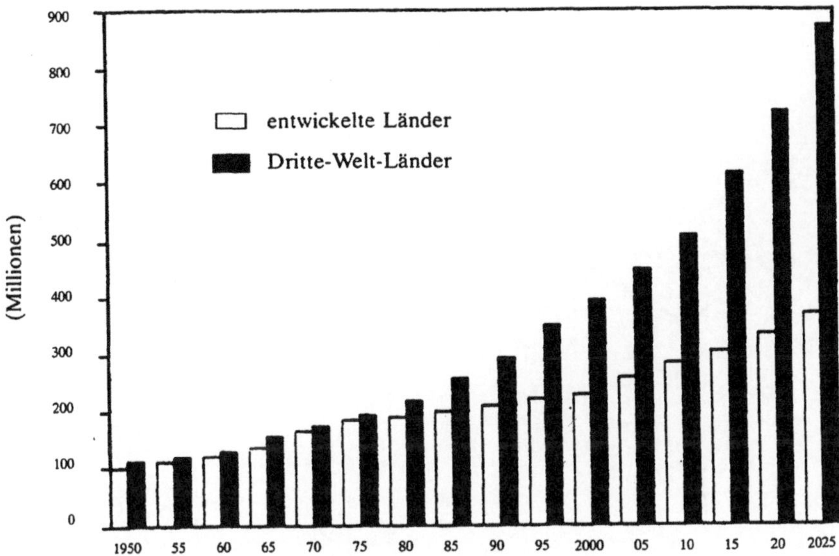

Abb. 55. Zunahme der über 60 Jahre Alten in den entwickelten Ländern und in der Dritten Welt (nach Laslett 1989)

in Deutschland 1987 schon eine Million dementer alter Menschen (Rosenmayr 1995), eine Zahl die bis 2030 auf 1,5 Millionen ansteigen soll. Der dann zu erwartende Bevölkerungsaufbau mit dem Überhang der Alten (Abb. 56) wird nicht zuletzt deswegen größte Probleme aufwerfen, weil auf einen Versicherungszahler bereits ein Pensionist kommt.

Daß in der Altersklasse der 80jährigen im Gegensatz zum Männerüberschuß bei den 50jährigen doppelt so viele Frauen wie Männer vertreten sein werden (Statistisches Bundesamt der BRD 1994), bestätigt einmal mehr die Vorstellung von der biologischen Höherwertigkeit der Frau. Damit wird in den nächsten Jahrzehnten umfangmäßig und nicht zuletzt im Kostenbereich, die Geriatrie der Pädiatrie immer mehr den Rang ablaufen. Für diese Zukunftsproblematik ein Lösungskonzept mit praxisrelevanten Strategien zu erarbeiten, welche die nicht zu verhindernde gerontopsychiatrische Tendenz prophylaktisch einzubremsen helfen, wäre allerhöchste Zeit.

Bei allen Überlegungen sollte aber, soweit dies überhaupt möglich ist, der Lebensqualität immer Vorrang vor der reinen Lebenserwartung gegeben werden. Daher sind auch alle zum Teil sehr aufwendigen chirurgischen und intensivmedizinischen Bemühungen, das Leben unbedingt noch irgendwie zu erhalten, nicht sinnvoll und letz-

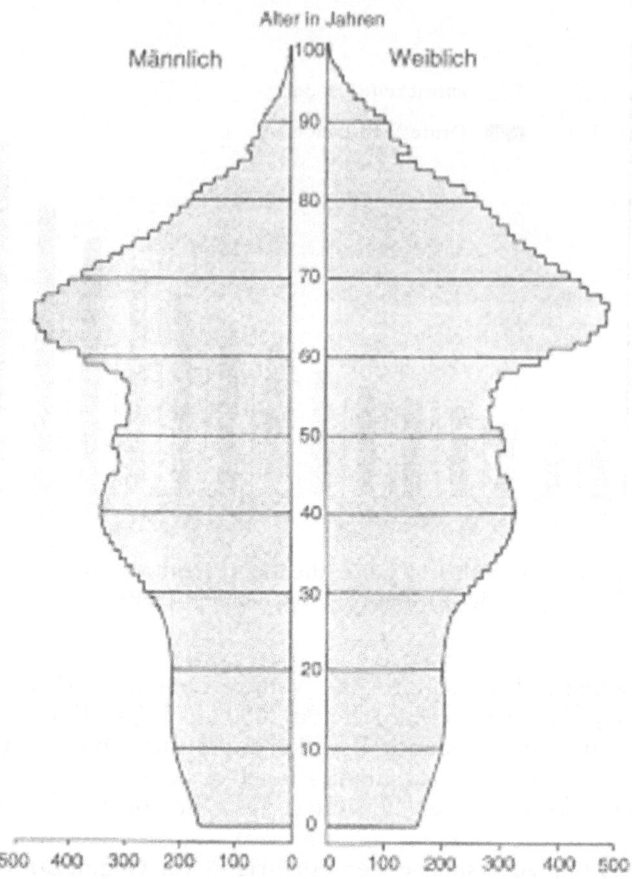

Abb. 56. Möglicher Aufbau der deutschen Bevölkerung im Jahre 2030 (Statistisches Bundesamt 1994)

ten Endes sogar inhuman. Sie sind, wie auch die Reanimation um jeden Preis, mit einer ärztlichen Ethik nur in wenigen Ausnahmefällen vereinbar.

Bessere Lebensqualität wird aber, organische Gesundheit vorausgesetzt, nur dadurch erreicht, daß den letzten Lebensjahren mehr erfülltes Leben gegeben wird, in dem der ältere Mensch noch einen Sinn sehen kann. Geeignete Aktivitäten in dieser Richtung, zu denen in zunehmendem Maß auch adäquater Sport gehört, werden andererseits auch dazu beitragen, daß der Begriff „alter Mensch", der noch vor hundert Jahren schon auf die 50jährigen angewendet wurde, im nächsten Jahrhundert im Verhältnis zu heute eine menschlich vertretbare Verschiebung um mindestens 10 bis 15 Jahre erfahren kann. Die Entwicklung, daß die Alten der Zukunft wahrscheinlich ein höheres Alter erreichen können, garantiert aber leider nicht, daß ihnen auch eine bessere biologische Zukunft beschert sein wird.

Wie weit an dieser Entwicklung des Menschen auch die Evolution, von der man auch wegen der Möglichkeit spielerischer Sequenzänderungen der Gene (Eigen und Winkler 1974) eigentlich nicht genau weiß, wohin sie führt, am Rande mitbeteiligt ist, wäre eine interessante Fragestellung im Hinblick auf ein Weltbild der Zukunft. Daß mit tiefgreifenden Veränderungen der Natur der Mensch mitbetroffen wird, entspricht der biologischen Logik. Dies nicht zuletzt auch deswegen, weil mit dem sprunghaften Anwachsen der menschlichen Population sich die Aussterbensrate der Vögel- und Säugetierformen in den letzten drei Jahrhunderten verfünffacht hat (Ziswiler 1965). Daß der heutige Mensch über seinen Lebensstil, die Gestaltung seiner engeren Umwelt und mit der Erhaltung oder Schädigung der Natur, von den Ölkatastrophen bis zur Vernichtung der tropischen Regenwälder, auf diese Entwicklung einen nicht unbedeutenden Einfluß nehmen kann, ist ihm sicher noch viel zuwenig bewußt. Es ist höchste Zeit, daß der heutige Mensch erkennt, daß im Alter und im Alterungsprozeß auch ein ökologisch bestimmtes Schicksal zu sehen ist (Singer 1981).

Es liegt daher nicht zuletzt an den verantwortlichen Vertretern der Wissenschaften, hier aufklärend und erziehend Wege einer Prophylaxe aufzuzeigen, die die angedeuteten Zukunftsprobleme im Zusammenhang mit dem Altwerden des Menschen einer zufriedenstellenden humanen Lösung zuzuführen hilft. Eine solche setzt aber voraus, daß gewisse Denkweisen der modernen Wegwerfgesellschaft, wie sie sich bewußt oder unbewußt auch auf ältere Menschen negativ auszuwirken drohen, einer gründlichen Revision unterzogen werden.

11. Zusammenfassung

Prophylaxe ist ein notwendiges, lebensgestaltendes und lebenserhaltendes Prinzip. Dieses sollte nicht nur auf zu erwartende Krankheiten im weitesten Sinn, Verletzungen und Gefährdungen der menschlichen Persönlichkeit gerichtet sein, sondern auch alle jene negativen Einflüsse berücksichtigen, die Lebensqualität und allgemeine Lebenserwartung reduzieren. Dazu gehören alle jene Faktoren, die den normalen Alterungsprozeß beschleunigen und damit nicht nur das Leben verkürzen, sondern auch verhindern, daß der Mensch seine ihm genetisch mitgegebenen biologischen Möglichkeiten voll ausschöpfen kann. Prophylaktische Maßnahmen müssen aber primär die sehr unterschiedlichen, das Lebensschicksal und damit die das Altern bestimmenden genetischen Vorgaben, so sie überhaupt erfaßbar sind, rechtzeitig berücksichtigen. Darüber hinaus kommt dem Einfluß zahlreicher exogener Faktoren eine ganz entscheidende Bedeutung zu. Viele davon liegen jedoch als schicksalhafte Noxen des Lebens außerhalb der menschlichen Beeinflussungssphäre und sind damit weder mit Sicherheit voraussehbar noch aktiv beeinflußbar. Dazu kommt, was als Ungerechtigkeit angesehen werden kann, daß der jeweilige Sozialstatus des Menschen nicht nur seine positive Einstellung zum Leben und seine Aktivität, sondern auch seine Gesundheit und damit meist auch sein biologisches Alter entscheidend mitbestimmt.

Ausgehend von den normalen Alterungsvorgängen in den einzelnen Organsystemen wurde versucht, Möglichkeiten aufzuzeigen, die deren volle Entwicklung und Funktionsfähigkeit fördern und erhalten sowie gefährdende Fehlbeanspruchungen verhindern können. Dies verlangt aber neben einer, auch auf die Familie gerichteten, eingehenden Anamnese eine kritische Diagnose des aktuellen Funktionszustandes und der individuellen Lebenssituation. Dabei spielt der Begriff des biologischen Alters, das dem chronologischen Alter voreilen oder nachhinken kann, eine große Rolle. Daß das biologische Alter dem chronologischen entsprechend erhalten bleiben kann, bedarf es aber konsequenter prophylaktischer Anstrengungen. Für diese ist letztlich der einzelne Mensch weitgehend selbst verantwortlich, was er sehr oft aber erst zu spät erkennt. Daher kann eine wirkungsvolle Erziehung zu gesunden Lebensgewohnheiten und selbstkritischer Erfassung von Risikosituationen nicht früh genug einsetzen, wofür Eltern, Schule und Gesellschaft verantwortlich wären.

Die Altersveränderungen des Gehirns durch den laufenden Verlust von Nervenzellen sind die Ursache für die typischen Persönlichkeitsveränderungen im Alter. Sie sollten aber nicht unbedingt nur negativ gesehen werden, sondern mehr als das Ergebnis einer mehr oder weniger deutlichen normalen biologischen Entwicklung. Diese anatomischen und funktionellen Veränderungen können in einem bestimmten Rahmen von drei Seiten her beeinflußt werden: über die Verbesserung der Stoffwechselsituation durch Verbesserung der Durchblutung, ein permanentes Funktionstraining im Sinne eines Brainjoggings und, wenn nötig, durch geeignete pharmakologische Stimulation. Bei der Durchblutungsverbesserung kommt der aktiven Bewegung eine wesentliche Bedeutung zu, umso mehr als sie auch eine wichtige Voraussetzung für soziale Kontakte darstellt.

Da vom cardiopulmonalen System die Funktion aller anderen Organsysteme wesentlich mitbestimmt wird, entscheidet es auch über Altern und Tod. Kaum ein anderes menschliches Organ ist neben den genetischen Vorgaben in seinem anatomischen, physiologischen und pathologischen Verhalten so von exogenen Einflüssen abhängig wie das Herz-Kreislauf-System. Damit kann ein vorzeitiges Altern auf Grund degenerativer Veränderungen durch ausreichende Bewegung mit den vom sportlichen Training her bekannten Minimalanforderungen bezüglich Herzfrequenz und Belastungsdauer, durch optimale Ernährung, Vermeidung von Nikotinabusus und Streßabbau in Beruf und Privatsphäre weitgehend verhindert werden. Auch mit relativ spät einsetzenden konsequenten prophylaktischen Aktivitäten können funktionelle Altersveränderungen im cardiopulmonalen System bis zu einem gewissen Grad sogar noch rückgängig gemacht werden. Dies wird auch durch die großen Therapieerfolge bei KHK- und Hypertoniepatienten, so sie mit einer Korrektur pathogener Lebensgewohnheiten verbunden sind, deutlich bestätigt.

Durch die große Bedeutung der Bewegung für alle Organsysteme und den Stoffwechsel hängt vom Funktionieren des Bewegungsapparates auch weitgehend der Zustand des Gesamtorganismus ab. Obwohl er in Entwicklung, Ausbildung und Alternssyndromen große genetisch bedingte anatomisch und funktionell bedingte Unterschiede zeigt, gelten für alle Variationen, wenn auch in unterschiedlichem Ausmaß, die gleichen biologischen Gesetze der funktionellen Anpassung. Dies betrifft sowohl Skelett als auch Muskulatur. Dabei führt Inaktivität zu Atrophie und Überbelastung zu degenerativen Veränderungen, die dem biologischem Alter um Jahrzehnte vorauseilen können, wie die belastungsspezifischen Arbeits- und Sportschäden, besonders an den bradytrophen Geweben beweisen. Ob und wie weit eine funktionserhaltende Prophylaxe möglich ist, hängt daher immer von Art, Intensität und Häufigkeit der Beanspruchung ab. Gerade für ein vorzeitiges Altern des Bewegungsapparates, besonders des Skeletts, spielt auch die Ermüdung als pathogener Faktor eine nicht unbedeutende Rolle.

Viele Alterungsvorgänge ergeben sich aus biologischen Involutionsvorgängen der inkretorischen Drüsen, speziell von Hypophyse, Keimdrüsen, Nebennierenrinde und Schilddrüse. Die Möglichkeiten einer Prophylaxe vorzeitiger Alterserscheinungen beschränken sich dabei, so anderwärtig verursachte pathologische Mangelsymptome ausgeschlossen werden können, weitgehend auf eine Hormonsubstitution. Schwerpunktmäßig geht es dabei meistens um die Zufuhr von Keimdrüsenhormonen, von Östrogenen bis Testosteronpräparaten, mit denen die, besonders bei vorzeitigem Klimakterium psychisch oft sehr belastenden Beschwerden und Leistungsminderungen bekämpft werden können. Dabei spielt auch eine richtig verstandene erfüllte Sexualität eine besondere, aber nicht zu überbewertende Rolle.

Da das Altern letztlich von der Stoffwechselaktivität der Zelle abhängt, kommt den Mitochondrien und Lysosomen, die wiederum von genetisch programmierten Enzymen gesteuert werden, eine entscheidende Funktion zu. Die Anregung der für den anabolen Stoffwechsel wesentlichen Proteinbiosynthese durch bewegungsmäßig induzierte bessere Durchblutung, gezielte Ernährung und weitgehende Vermeidung bzw. Ausschaltung toxischer Umwelteinflüsse kann entscheidend zu einer Verbesserung der Stoffwechsellage beitragen. Dies gilt auch für eine Prophylaxe der in ihren pathogenen Auswirkungen speziell für Herz und Gefäßsystem heute häufigen Cholesterinämie.

Der Haut, als der Barriere zur Umwelt und sichtbarem und verläßlichem Kriterium des biologischen Alters, wird aus kosmetischen Gründen relativ viel, aber nicht immer sinnvolle Sorge gewidmet. Eine allgemein prophylaktische Körperpflege sollte sich aber nicht nur auf die Haut beschränken.

Von den zahlreichen Umwelteinflüssen, die Alterungsvorgänge beeinflussen, könnten im selbstverantwortlichen Eigenbereich Ernährung und der Gebrauch von Pharmaka und Genußmitteln theoretisch relativ leicht so gestaltet werden, daß Schädigungen und vorzeitige Alterserscheinungen weitgehend vermieden werden. Im Rahmen der Ernährung geben zur Frage der Bedeutung von Vitaminen und Spurenelementen, nicht zuletzt auch im Hinblick auf ihre Funktion als sog. Radikalfänger, die zahlreich vorliegenden Untersuchungen verschiedene prophylaktische Hinweise.

Einen, in seinen allgemein prophylaktischen Auswirkungen aus verschiedenen Gründen noch zuwenig konsequent einbezogenen

Komplex, stellt der Bereich Lebensrhythmus, Regeneration, Erholung und Freizeit dar. Er hat nicht nur über seine Bedeutung für Lebensökonomie, Verbrauch und Erhaltung der Lebenssubstanz einen Einfluß auf viele Alterungsvorgänge und pathogene Entwicklungen, sondern auch auf Lebensqualität und Lebensfreude. Das gleiche gilt mit etwas anderem Vorzeichen auch für das soziale Milieu des Menschen, das er mehr oder weniger mitgestaltet und das gerade im Alter sein Leben noch lebenswert erhält.

Durch viele weitere Aspekte wird eine mögliche Prophylaxe gegen das Altern und vorzeitige Alterserscheinungen zu einer vielschichtigen Aufgabe, deren Verständnis und Bewältigung aber eine positive Einstellung zum Alter selbst voraussetzt. Eine solche zu finden, wird aber vielen Menschen durch das in der heutigen Gesellschaft vielfach übliche Negativmodell des Alten sehr erschwert. Es liegt an Wissenschaft und Forschung, viele hier noch offene Fragen zu klären und damit einen echten Beitrag zur optimalen Gestaltung des menschlichen Alters zu leisten. Dies ist auch die Absicht meiner Ausführungen.

Literaturverzeichnis

Adams, T. D., Janowitz, F. G., Fischer, A. G., Ridges, J. B., Nelson, A.G., Williams, R., Hunt, S. C.: Heredibility of cardiac sizes. Circulation 71/1: 39, 1985

Albeaux-Fernet, K.: Endocrinologie et senescence. Re. franc. Gerónt. 4: 155, 1958

Albert, R. E., Vanderlaan, M., Burns, F. J. et al.: Effects of carcinogens of chicken atherosclerosis. Chest 90: 34, 1977

Ammon, R.: Die Fermente. In: Ammon, R., Dirscherl, W. (Hrsg.) Fermente – Hormone – Vitamine, Bd. I. Fermente. G. Thieme, Stuttgart, 1959

Amon, F.: Kongreßbericht Int. Arbeitstagung über Fragen der Rehabilitation, Leipzig 1958. G. Thieme, Leipzig, 1959

Angersbach, H. D., Knauth, P., Loskant, H., Karvonen, M. J., Undeutsch, K., Rutenfranz, J.: A retrospective cohort study comparing complaints and, diseases in: Day and shift workers. Int Arch Occup Environ. Health 45: 127, 1980

Antliff, H. R., Young W. C.: Internatioal Secretory capacity of the abdominal test in guinea pig. Endocrinology 61: 121, 1957

Antogneti, L., Scopinaro, D.: Aspetti functionali della glandole endocrine in vecchiaia. Arch. E. Maraglioano Patellin. 9: 103, 1954

Appenzeller, O., Appenzeller, J., Standefer, J., Skipper, B., Atkinson, R.: Opioida and endurance training. Annuals Sports Med. 2: 22, 1984

Arentz, T., de Meirleir, K., Hollmann, W.: Die Rolle der endogenen opioiden Peptide während Fahrradergometriearbeit. Dtsch. Zschr. Sportmed. 7: 210, 1986

Arnold, B., Schnittker, G., Scholz, W. D.: Ich warte auf den Tag auf der Universität Oldenburg. Universitätsverlag, Oldenburg, 1988

Aron-Brunetiere, R.: Das Geschäft mit der Schönheit. Wien–Hamburg, 1975

Artner, J., Huber J. C., Leodolter, S.: Gynäkologische Probleme des Frauensports. In: Prokop, L. (Hrsg.) Frauensportmedizin. Brüder Hollinek, Wien, 1988

Aschoff, J.: Circadiane Systeme: Physiologie aktuell 2: 5, 1986

Aschoff, J.: Med. Klin. 8: 258, 1937

Aschoff, J.: Urlaub nach der biologischen Uhr – und ihr Konflikt mit ihm. In: Bürger-Prinz, H. (Hrsg.) Kranksein in seiner organischen und psychischen Dimension. Hoffmann-Laroche, Grenznach, 1968

Aslan, A.: Eine neue Methode der Prophylaxe und Behandlung des Alterns mit Novocain-Stoff H3 – eutrophische und verjüngende Wirkung. Therapiewoche 7: 22, 1956

Aslan, A.: Eine neue Methode zur Prophylaxe und Behandlung des Alterns mit Novocain Stoff H3 – eutrophische und verjüngende Wirkung. Therapiewoche 7: 22, 1956

Aslan, A.: Prophylaxe der Arteriosklerose. Arzneimittelforschung 10: 869, 1957

Asmussen, E., Heebold-Nielsen, M.: Isometric muscle strength in relation to age in men and women. Ergonomics 3: 267, 1962

Assmannn, G.: Polyensäurereiche Diät nur für Stoffwechselkranke. Ärztl. Praxis 28: 985, 1980

Astrand, P. O., Rodahl, K.: Textbook of work physiology, 2. Aufl. McGraw-Hill, New York, 1978

Attias-Donfut, C.: Freizeit, Lebensablauf und Generationenbildung. In: Rosenmayr, L. (Hrsg.) Die menschlichen Lebensalter – Kontinuität und Krisen. Piper, München Zürich, 1978

Auerswald, W.: Vergleichende Physiologie der Lebensalter. In: Rosenmayr, L. (Hrsg.) Die menschlichen Lebensalter – Kontinuität und Krisen. Piper, München Zürich, 1978

Bachl, N., Huber P., Fasching, I.: Leistungsfähigkeit und kardiale Belastbarkeit älterer Sporttreibender. Herz/Kreislauf 6: 262, 1983

Bachl, N.: Möglichkeiten zur Bestimmung individueller Ausdauerleistungsgrenzen anhand spiroergometrischer Parameter. Österr. Journal f. Sportmedizin [Suppl.] 7, 1981

Baehner, R. L., Boxer, L. A., Allen, J. M., Davis, J.: Autoxidation a basis for altered function by polymorphnuclear leucocytes. Blood 50: 327, 1977

Bakoula, Ch.: Lancet 346: 280, 1995 zit. nach Ärztewoche 1. 11. 1995

Barolin, G. S.: Altersrehabilitation/geriatrische Rehabilitation – die neue Herausforderung an Wissenschaft und Sozialmedizin. Arzt und Praxis 48: 734, 1995

Barolin, G. S., Jancik, W.: Psychopharmaka außerhalb der Psychiatrie, insbesondere im höheren Lebensalter. In: Chizzola, A. (Hrsg.) Der alternde Mensch in der Allgemeinpraxis. Verlag der praktische Arzt, Wien 1993

Bastei, P.: Zschr. Altersforschung 9: 211, 1955

Baumgartner, E.: Tagungsberichte der Österreichischen Gesellschaft für Arbeitsmedizin. Maudrich, Wien München Bern, 1982–1994

Baumgartner, E., Klingler, E.: Arbeits- und arbeitsbedingte externe und interne Belastungen. In: Baumgartner, E. (Hrsg.) Belastungen und Beanspruchungen. Maudrich, Wien München Bern, 1985

Bausenwein-Plank, I.: Frau und Leistungssport. In: Bausenwein-Plank, I. (Hrsg.) Jugendsport – Frauensport. Dr. E. Banaschewski, München Gräfeling, 1961

Baxter, J. D., Rosseau, G. G.: Glucocorticoid hormon action. Springer, Berlin New York, 1979

Becker, N., Güss, H.: Der Wein Lebensfreude und Gesundheit. Kehrer, Freiburg, 1985

Benecke, G., Schmitt, W.: Verh. Dtsch. Ges. Pathol. 51: 209, 1967

Benecke, G., Schmitt, W.: Altersveränderungen am Klappenapparat des menschlichen Herzens. Verh. Dtsch. Ges. Path. 51: 209, 1967

Berg, A., Lehmann, M., Keul, J.: Körperliche Aktivität bei Gesunden und Koronarkranken, 2. Aufl. G. Thieme, Stuttgart New York, 1986

Bernsmeier, A., Gottstein, U.: 24. Verh. Dtsch. Ges. Kreislaufforsch. Steinkopff, Stuttgart, 1958

Bernstein, N. A.: Bewegungsphysiologie. J. A. Barth, Leipzig, 1975

Bidder, G. P.: Senescence. Br. Med. J. II: 583, 1932

Biener, K.: Sport und Genußmittel. Habegger, Derendingen Solothurn, 1981

Blair, N.: Jama 1093: 237, 1995

Block, E., Magnusson, G., Odeblad, E.: A study of normal and atretic follicels with radiography. Acta Obstet. Gynecol. Scand. 32: 1, 1953

Block, E.: Quantitative morphological investigations of follicular system in women. Methods of quantitative determinations. Acta Anat. (Basel) 12: 267, 1951

Block, E.: Quantitative morphological investigations of the follicular system in women. Variations at different ages. Acta Anat. (Basel) 14: 108, 1952

Blumberg, J.: Die Wirkungen von Vitamin E auf die Immunfunktion während des Alterns. In: Schmidt-Wildemeister, (Hrsg.) Vitamin E in der modernen Medizin. MKM-Verlagsgesellschaft, Lenggries, 1993

Blüthgen: Inaug. Diss. Leipzig 1942, zit. nach Bürger, M. Altern und Krankheit, Edition Leipzig, 1965

Böder, J., Kanowski, S.: Gerontologie und Geriatrie. 2. Aufl. Thieme, Stuttgart New York, 1982

Böhlau, V.: Bedeutung der Leistungsfähigkeit für das Altern. In: Banzer, W., Hoffmann, G. (Hrsg.) Präventive Sportmedizin. Perimed, Erlangen, 1990

Bois Reymond, E., du: Über die Übung. van Veith, Leipzig, 1912

Bolt, H. M., Rutenfranz, H.: The impact of aspects of time and duration of exposure on toxicokinetics and Toxicodynamics of workplace chemicals. In: Notten et al. (eds.) Health surveillance of individual workers exposed to chemical agents. Springer, Berlin New York, 1988

Bondy, M.: Bewegung und körperliche Aktivität, Turnübungen und Alter (tschechisch). In: Teorie a Praxe Telesné Vychovy, Prag, 12/5: 216, 1964

Boothby, Berkso, Dunn: Am. J. Physiol. 116: 468, 1936

Borth, R., Lindner, A., Riondel, A.: Urinary excretion of 17-hydroxy-cetosteroids and 17-cetosteroids in healthy subjects, in relation to sex, age, body weight and height. Acta Endocrin. 25: 33, 1957

Bouchard, C., Malina, R.: Erblichkeit und Trainierbarkeit. Dtsch. Zschr. für Sportmedizin 10: 629, 1983

Bouchard, C.: Genetische Determinanten der Ausdauerleistungsfähigkeit. In: Shepard, R. J., Astrand, P. O. (Hrsg.) Ausdauer im Sport. Dtsch. Ärzte-Vlg., Köln, 1993

Bourne, G., Jayne, E. P.: The adrenal gland. In: Bourne, C. H. (ed.) Structural aspects of aging. Pinni. Med. Publ. Co Ltd., 1961

Brazeau, P., Vale, W., Burgus, R., Ling, M., Butcher, M., Rivier, J., Guillemin, R.: Hypothalamic peptide that inhibts the secretion of immunoactive pituitary growth hormone. Science 179: 77, 1973

Brajczewski, C., Rogucka, R.: Social class differences in rates of premature mortality among adults in the city of Wrozlaw, Poland. Am. J. Humanbiology 5: 461, 1993

Brehm, W., Abele, A.: Auswirkungen sportlicher Aktivität. In: Baumann, H. (Hrsg.) Altern und körperliches Training, Angewandte Alterskunde, Bd. 1. Huber, Bern, 1992

Brodal, P., Ingjer, F., Hermansen, L.: Capillary supply of sceletal muscle fibres in untrained and endurance trained men. Am. J. Physiol. 6: 705, 1977

Bromley, D. B.: The psychology of human aging. Baltimore, 1966

Bronte-Stewart, B., Keys, A., Brock, J. F.: Lancet 2: 1103, 1955

Bruns, zit. nach Bürger, M., Altern und Krankheit. 4. Aufl. Edition Leipzig, 1965

Brüschke, G., Burger, H., Häntzschel, K., Iske, H., Israel, S., Kipke, L.: Über einige medizinische Probleme des Sports. In: Ries, W. (Hrsg.) Sport und Körperkultur des älteren Menschen. J. A.Barth, Leipzig, 1966

Bugy 1964, zit. nach D.Platt, Biologie des Alterns. Quelle u. Meyer, Heidelberg, 1976. Bundesamt Wiesbaden: Sterbefälle an ischämischen Herzerkrankungen (ICD 410: 1979) 1991

Bünning, E.: The physiological clock – circadian rhythms in biological chronometry, Rev. 3rd. The English Univ. Press, London; Springer, New York Heidelberg Berlin, 1973

Bürger, M., Knobloch, H.: Die Hand des Kranken. Frankfurt , 1956

Bürger, M., Nöcker, J.: Untersuchungen zum Regenerationsstoffwechsel, 1. u. 2. Mitteilung. Dtsch. Zschr. für Verdauungskrankheiten 9: 4, 1949

Bürger, M., Plöttner: Zschr. Neurologie, Berlin 167: 273, 1939, zit. nach M. Bürger, 1965

Bürger, M.: Altern und Krankheit als Problem der Biomorphose, 4. Aufl. Edition Leipzig, 1965

Bürger, M.: Münch. Med. Wschr. 103: 1459, 1961

Bürger, S. B., Sträuer, B. E.: Akutwirkung von Zigarettenrauchen auf Ventrikelfunktion, koronare Hämodynamik und myokardialen Sauerstoffverbrauch, Verh. Dtsch. Ges. Kard., Bad Nauheim 1977

Burgess, E. W.: Aging in Western societis, 2. Aufl. Univ. of Chicago Press, 1961

Burke, R. E., Levine, N., Zajac, F. E., Tsairis, P., Engel, W. K.: Mammalia motor units; Physiological-histochemical correlation in 3 types in cat, gastrocnemius. Science 174: 709, 1971

Butenandt, A.: Altern und Tod als biochemisches Problem. Dtsch. Med. Wochenschr. 84, 297, 1959

Butler, R. N.: zit. nach Heer, H. Altersleiden aufschieben. In: Medical Tribune 40: 8, 1995

Buuk, R. J., Tharp, G. T.: J. Appl. Physiol. 31: 880, 1971

Buytendijk, F. J. J.: Allgemeine Theorie der menschlichen Haltung und Bewegung. Springer, Berlin Göttingen Heidelberg, 1956

Cannestrari, R. E.: J. Gerontol. 18: 165, 1963

Carrel, A.: Neue Untersuchungen über das selbständige Leben der Gewebe und Organe. Berlin. Klin. Wschr. Bd. 24, 1913

Carrol, K. K., Khor, H. T.: Dietary fat in relation to tumor genesis. Prog. Biochem. Pharmacol. 10: 308, 1975

Cebotarev, D. F. et al.: Handbuch der Gerontologie, Bd. 1, 153. Fischer, Jena, 1978

Cerami et al.: Glukose und Altern. Spektrum der Wissenschaft 7: 44, 1987, zit. nach Heine, H. 1993

Cervinka, M., Kundi, M., Haider, M.: Die Destabilisierungstheorie der Nacht- und Schichtarbeit – Möglichkeiten der praktischen Prävention. In: Baumgartner, E. (Hrsg.) Endogene Rhythmen und Schichtarbeit – Gesundheitsbeeinträchtigung und Arbeit. Maudrich, Wien München Bern, 1988

Chirico, G., Marconi, M., Colombo, A., Chiara, A., Rondino, G., Ugazio, A. G.: Deficiency of neutrophil phagocytosis in premature infants, effect of Vitamin E supplementation. Acta Paediatr. Scand. 72: 521, 1983

Christensen, H.: Arb. Physiol. 4: 128, 1931

Comfort, A.: The biology of senescencs. Elsevier 3: 109, 1976

Comfort, A.: The position of aging studies. Mech. Ag. Dev. 3: 1, 1974

Comfort, A.: The prevention of aging cells. Lancet 2: 1325, 1966

Costa, P. T., Forzard, J. L., McCrae, R. R., Bossé, R.: Relation of age and personality dimensions to cognitiv ability factors. J. Geront. 31: 663, 1976

Cotta, H.: Der Mensch ist so jung wie seine Gelenke. R. Piper, München Zürich, 1979

Cotta, H., Puhl, W., Koester, G.: Alterungsvorgänge am Bewegungsapparat. In: Krankengymnastik, Band 5: Orthopädie. Bearbeitet von Cotta, H. et al. G. Thieme, Stuttgart New York, 1985

Cottier, H., Hodler, J., Kraft, R.: Oxidative Stress: Pathogenetic Mechanisms. Forschende Complementärmedizin 2/5: 233, 1995

Cowgill, G. R.: Lifetime Living 2: 7, 1953

Crabbe, J., Riondel, A., Mach, E.: Acta Endocrin. 22: 119, 1956

Crampton, Lloyd: J. Nutr. 41: 487, 1950
Crepet, Z.: Z. Altersforschung 1: 27, 1938, zit. nach Bürger, M., Altern und Krankheit. G. Thieme, Leipzig, 1957
Cristofalo, V. J., Kabakjian, J.: Lysosomal enzymes and aging in vitro: Subcellar enzyme distribution and effect of hydrocortison pn cell life-span. Mech. Ag. Dev. 4: 19, 1975
Curcio, F.: Giorn. Gerontol. 2: 256, 1954
Cureton, Th. K.: The relative value of varius exercise programms to protect adult human subjects from degenerative heart disease. In: Raab, W. (ed.) Prevention of Ischemic Heart Disease, Principles and Practice. Thomas Springfield, 1966
Curtius, F., Krüger, K. H.: Das vegetativ-endokrine Syndrom der Frau. Urban-Schwarzenberg, München, 1957
Czok, G.: In: Kaffee Colloqium Nestlé, am 6. Mai 1980 in München, zit. nach Harrer, G.: Kaffee und Psyche, in Kaffee Symposium, Salzburg, 1983
Czok, G.: Untersuchungen über die Wirkung von Kaffee. Dietrich Steinkopff, Darmstadt, 1966
Dale, E., Gerlach, D. H., Withite, A. L.: Menstrual disfunction in distance runners. Gynaecol. 54: 47, 1979
Davies, J. W., Shelton, L., Eigenberg, D. A. et al.: Effects of tobacco and non tobacco cigarette smoking on endothelium and platelets. Clin. Pharmacol. Ther. 37: 529, 1985
De Beauvoir, S.: Das Alter. Rowohlt, Reinbeck bei Hamburg, 1983
De la Rosée: Zschr. Laryng. 32: 414, 1953
De Laurentus, G., Forleo, R.: 1960, zit. nach Platt, D., Biologie des Alterns. Quelle u. Meyer, Heidelberg, 1976
Derntl, F.: Morbidität bei berufsbedingten Mehrfachbelastungen durch Schall und Vibration. In: Baumgartner, E. (Hrsg.) Auswirkungen kombinierter Belastungen. Maudrich, Wien München Bern, 1986
Deusinger, I. M.: Zur Steigerung zerebraler Leistungen durch spezifisches Gedächtnistraining. In: Fischer, B., Lehrl, S. (Hrsg.) Vierte Klausenbacher Gesprächsrunde. Gunter Narr, Tübingen, 1983
Dietrich, A., Siegmund, H.: Die Nebenniere und das chroaffine System. In: Handbuch der spez. Pathololologie und Histologie, VIII. Springer, Berlin, 1926
Dill, Graybill, Hustado, Taquini: Z. f. Altersforschung 2: 20, 1940, zit. nach Bürger, M., Altern und Krankheit, 3. Aufl. G. Thieme, Leipzig, 1957
Dietzel, M.: Die zeitliche Relativität der Biologie, Chronobiologie und Chronopharmakologie in der Medizin, in Kongreßband 40. Van Swietentagung. Österr. Ärztekammer 1986
Dirscherl, W.: Die Follikelhormone. In: Ammon, R., Dirscherl, W. (Hrsg.) Bd. II Hormone. G. Thieme, Stuttgart, 1960
Dogliotti, Taglioni: Boll. Soc. ital. Biol. Sper. 9: 859, 1934, zit. nach Bürger, Altern und Krankheit. G. Thieme, Leipzig 1957
Dostal, P.: Einfluß des Rauchens auf die sportliche Aktivität bei älteren Leuten. In: Sport und Körperkultur des älteren Menschen, Bericht der Jahrestagung der Deutschen Gesellschaft für Sportmedizin. J. A. Barth, Leipzig, 1966
Drahota, Z., Gutman, E.: The influence of age on compensatory and postfunctional hypertrophy in cross-triated muscle. Gerontologia 6: 81, 1962
Drahota, Z., Gutman, E.: The influence of age in compensatory and postfunctional hypertrophy in cross-striated muscle. Gerontologia 6: 81, 1962
Driesch, H.: Zur Problematik des Alterns. Zschr. Altersforschung 3: 26, 1941

Dufaux, B., Liesen, H., Rost, R., Heck, H., Hollmann, W.: Über den Einfluß eines Ausdauertrainings auf die Serumlipoproteine unter besonderer Berücksichtigung der Alpha-Lipoproteine (HDL) bei jungen und älteren Personen. Dtsch. Zschr. f. Sportmedizin 30: 123, 1079

Dukes, G. N. M., Kimbel, K. H.: Arzneirisken in der Praxis. Urban und Schwarzenberg, München Berlin Baltimore, 1985

Durckheim, E.: Le suicid, Paris 1897, dtsch: Der Selbstmord. Suhrkamp, Neuwied Berlin, 1983

Edelmann et al.: Surg. Gynec. Obstet. 15: 1, 1952, zit. nach Bürger, 1965

Edwards, J. N., Klemmack, D. L.: Correlates of Lifesatisfaction. J. Geront. 28: 437, 1973

Eggers, R., Haug, H., Fischer, D.: Preliminary report in macroscopic age changes in the human prosencephalon, a stereologic investigation. Hirnforsch. 25: 129, 1984

Eggers, R., Knebel, G., Haug, H.: Morphometrische Untersuchungen zur biologischen Alterung der Synapsen im menschlichen Nucleus caudatus. Z. Geront. 24: 302, 1991

Eigen, M., Winkler, R.: Ludus vitalis. In: Mannheimer Forum 73/74. Boehringer Mannheim, 1974

Eisenhauer, W.: Zerebrales Jogging: Notwendigkeit oder Hobby? In : Fischer, B., Lehrl, S. (Hrsg.) Vierte Klausenbacher Gesprächsrunde. Günter Narr, Tübingen, 1983

Eitner, S.: Altern und soziale Umwelt. In: Doberauer, W. (Hrsg.) Scriptum geriatricum 1963. Österr. Ges. f. Geriatrie, Wien, 1964

Elstner, E. F.: Der Sauerstoff. Wissenschaftsverlag, Mannheim, 1990

Enger, S. C., Herbjörnsen, K., Erikksen, J., Fretland, A.: High density lipoproteins (HDL) and physical activity. Scand. J. Clin. Lab. Invest. 37: 158A, 1978

Enos, Holme, Beyer: J. Americ Med. Ass. 152: 1090, 1953, zit. nach Bürger, M., Altern und Krankheit. Edition Leipzig, 1965

Epstein, J., Williams, J. R., Litte, J. B.: Deficient DNA-Repair in Human Progerid cells. Proc. Nat. Acad. Sci. 70: 977, 1973

Erez (Eres), V. P.: Problem Endokrin. Germonota, 9. H. 3: 68, 1963

Erkelens, D. W., Albers, J. J., Hazzard, W. R., Frederik, R. C., Biermann, E. L.: Clin. Res. 26: 158, 1978

Euler, H.: Z. Alterssport 2: 88, 1940

Fancon, G.: Pränatale Pathologie. Schweiz. Med. Wochenschr. 91: 285, 1961

Farrell, P. A.: Exercise and Endorphins, male responses. Med. Sci. Sports Exerc. 17: 89, 1985

Filjavic, A. E., Kunicym, A. V.: Komplexe Anwendung verschiedener Sportarten im Übungsbetrieb mit älteren Personen (russisch). Teor. Prakt. fiz. Kult. Moskau 28/7: 65, 1995

Fischer, B., Fischer, U.: Zerebrales Jogging: Neue Möglichkeiten zur Aktivierung der Patienten. In: Fischer, B., Lehrl, S. (Hrsg.) Vierte Klausenbacher Gesprächsrunde. Gunter Narr, Tübingen, 1977

Fischer, B., Fischer, U.: Zerebrales Jogging: Neue Möglichkeiten zur Aktivierung der Patienten. In: Fischer, B., Lehrl, S. (Hrsg.) Vierte Klausenbacher Gesprächsrunde. Gunter Narr, Tübingen, 1983

Fischl, F.: Beitrag zur Lebensqualität, Hormonsubstitution in den unterschiedlichen Phasen der Wechseljahre. Promed 7/8: 10, 1995

Fitzpatrik, T. B.: The trend of future of photobiolog medical aspects. In: Trends in Photobiology. Plenum Press, New York, 1982

Florin, J. R.: Control of ribonucleic acid and protein synthesis in muscle. 8th. Int. Congr. Geront. Washington 1: 343, 1969
Fowler, W. M., Chowhury, S. R., Pearson, C. M., Gardner, G., Bratton, R.: Changes in serum enzyme levels after exercise in trained and untrained subjects. J. Appl. Physiol. 17: 943, 1962
Fragner, J.: Vitamine, Chemie und Biochemie. G. Fischer, Jena, 1964
Framingham-Studie: Kannel, W. B., Gordon, T.: The Framing Study, US. Dept. of Health, Education and Welfare, Public Service, National Institut of Health. BHHS Publication No (Nih) 74: 599, 1974
Frank, C. W., Weinblatt, E., Shapiro, S., Sager, R. V.: Circulation 34: 6, 1966
Frank, C. W., Weinblatt, E., Shapiro, S.: Prognostic Implication of Serum Cholesterol in Coronary Heart Disease. Rep. Internat. Symposium on Atherosclerosis, Chicago, 1969
Frank, H.: Möglichkeiten des Hirnleistungstrainings. In: Fischer, B., Lehrl, S. (Hrsg.) Vierte Klausenbacher Gesprächsrunde. Gunter Narr, Tübingen, 1983
Franke, H., Bracharz, H., Gall, L.: Herz und Kreislauf bei 148 über hundertjährigen Personen in der Bundesrepublik Deutschland. Münch. Med. Wschr. 115: 85, 1973
Franke, K.: Belastung der seelischen Harmonie und ihr Ausgleich. In: Heiß, F., Franke, K. (Hrsg.) Der vorzeitig verbrauchte Mensch. F. Enke, Stuttgart, 1964
Franke, K.: Traumatologie des Sports. Volk und Gesundheit, Berlin, 1977
Franke, K.: Ernährung und Leistungssteigerung. In: Heiß, F., Franke, K. (Hrsg.) Der vorzeitig verbrauchte Mensch. F. Enke, Stuttgart, 1964
Franke, K.: Mensch und Umwelt. In: Heiß, F., Franke, K. (Hrsg.) Der vorzeitig verbrauchte Mensch. Enke, Stuttgart, 1964
Frankel, E. N.: In: Lancet, zit. nach Wiener Zeitung 3. 9. 1983
Freadricksen, Levy: In: Stanbury et al. (Hrsg.) The metabolic basis of inherited disease. McGraw-Hill, New York, 1972
Freudenberger, H. J.: Burnout: How to beat the high costs of success. Bantam books, New York, 1980
Freudenberger, H. J.: Staff burnout. J. Social Issues 30: 159, 1974
Fiedel, R. O.: Pharmakokinetics in the gerontopsychiatric patient. In: Lipton, M.A. et al. (eds.) Psychopharmakology. A Generation of Progress. New York, 1978
Frieden, E.: Zur biochemischen Evolution „essentieller“ Elemente. In: Mannheimer Forum 1974/75, Boehringer Mannheim, 1975
Friedmann, H. et al.: Univ. of California: zit. nach Medical Tribune, 24: 3, 1995
Friedmann, J., Hughes, H.: Nature, 6/505, 425, 1994 zit. nach Wiener Zeitung 7. 12. 1994
Friza, H., Neuberger, M.: Ergebnisse von Gesundenuntersuchungen im Betrieb. In: Baumgartner, E. (Hrsg.) Biological Monotoring – Lärm, Gehörermüdung und Erholung. W. Maudrich, Wien München Bern, 1990
Fröhlich, J., Kullmer, T., Urhausen, A., Bergmann, R.: Einfluß von Anabolika auf Fettstoffwechselparameter bei Bodybuildern. In: Böning-Braumann-Busse-Maassen-Schmid (Hrsg.) Sport, Rettung oder Risiko für die Gesundheit. Dtsch. Ärzteverlag, Köln, 1989
Fuchs, H.: Zschr. f. Biologie 98: 187, 1937, zit. nach Bürger, M., Alter und Krankheit. Edition Leipzig 1965
Gallwas, J.: Kaffee in der Medizin. Stern-Verlag, Schärping Hamburg, 1971
Garrod: Inborn errors of metabolism, 2nd. edn. Oxford University Press London, 1923
Gaziano, M.: Studie der Harvard Univ. Boston, zit. nach San Juan Star 7. 1. 1994

Gedda, L.: Genetique constitution et sports. Med. Sport (Torino) 20: 154, 1967

Geigy: Wissenschaftliche Tabellen, 2.Aufl. Geigy, Basel, 1985

Geisler, H. J.: Zu einigen Untersuchungsergebnissen auf dem Gebiet der Ausgleichsgymnastik während der Arbeitszeit. In: Wissenschaftl. Zeitschr. der DHfK., 3 (1/2): 229, 1960/61

Gellerstedt, N.: Zur Kenntnis der Hirnveränderungen bei der normalen Altersinvolution. Inaug. Diss. Uppsala 1933, Läk. för Forsh. N.F. 38: 5-6, 1933

Gershon, H., Gershon, D.: Inactive enzyme molecules in aging mice: Liver aldolase. Proc. Nat. Acad. Sci. USA 70: 909, 1973

Gilligan, C.: In a different voice, Harvard University Press, Cambridge, 1982

Gilmour, J. R., Martin, W. J.: The weight of parathyroid glands. J. Path. Bact. 44: 431, 1937

Ginsburg, J.: 1.Österr. Tibolon-Symposium, Wien 1995, zit. nach Medical Tribune 47: 25, 1995

Glantz, S. A., Parmley, W.: Passive smoking and heart disease, epidemiology, physiology and biochemistry. Circulation 83: 1, 1991

Gober, J.: Neue Makrobiotik. VEB Fischer, Jena, 1958

Gossner, E.: Krankheit und Sport. G. Thieme, Stuttgart New York, 1983

Gould, B. S.: Vitamines and Hormones 18: 89, 1960

Grebe, H.: Erbe und Umwelt im Sport, in Leibesübungen und Leibeserziehung. Kongreßber. Edenkoben, R. Tries, Freiburg i.B., 1955

Greenwood, M. Jr.: A first study of the weight variability and correlation of the human viscera with special reference to healthy and diseased heart. Biometrika 3: 63, 1904

Greger, J.: nach : Die Psyche des Alten. Medical Tribune 47: 18, 1995

Greiter, F., Prokop, L.: Fitness für moderne Menschen. G. Fischer, Stuttgart New York, 1983

Greiter, F.: Moderne Kosmetik. A. Hüthig, Heidelberg, 1985

Greiter, F., Guttmann, G.: Correlation of human behavior to sunirritation and the incidence of malignant melanoma, 9th Annuel Meeting Americ. Society of Photobiology. Williamsburg, 1981

Greiter, F., Bachl, N., Müller, H., Kreuzer, W., Prokop, L.: Sonnenbedingte Veränderungen von β-Endorphin am Menschen. Österr. Journal f. Sportmedizin 13/4: 6, 1983

Greiter, F., Bachl, N., Prokop, L: Die Wirkung künstlichen Sonnenlichts auf die Leistungsfähigkeit des menschlichen Organismus. Österr. Journal f. Sportmedizin, 6/4: 3, 1976

Greiter, F.: Sonne und Gesundheit. G. Fischer, Stuttgart New York, 1984

Greulich, W. N., Pyle, S. I.: Radiographic atlas of skeletal development of the hand and wrist. Stanford, London, 1959

Griefahn, B.: Lärmbedingte Schlafstörungen und Leistungsverhalten. In: Baumgartner, E. et al. (Hrsg.) Industrieller Wandel – Arbeitsmedizin vor neuen Fragestellungen. Gentner, Stuttgart, 1988

Griffith, P. G.: Serum levels of ATP: Creatine kinase. The normal range and effect of muscular activity. Clin. Chim. Acta 13: 413, 1966

Grisold, W., Kaltenbäk, E.: Medikamente, die eine zerebrale Insuffizienz verursachen, auslösen oder unterhalten können. In: Fischer, F., Lehrl, S. (Hrsg.) Vierte Klausenbacher Gespächsrunde. G. Narr, Tübingen, 1983

Grober, J.: Neue Makrobiotik. VEB Gustav Fischer, Jena, 1958

Grunt, J. A., Young, W. C.: Differential reactivity of individual and response of male guinea pig to testosteron propionate. Endocrinology 51: 237, 1952

Gusic, V. I., Ciusta, C., Gurban, V.: Influence of the eutrophic treatment with Aslavital on the lipid metabolism in rats after experimental orchioectomy. Scand. J. Clin. Labor Invest. [Suppl.] 141, 1974/75

Gutenbrunner, Chr., Theil, P.: Tagesrhythmische Schwankungen der Überlastungsempfindlichkeit der Skelettmuskulatur bei dynamischer Muskelarbeit. In: Baumgartner, E. et al. (Hrsg.) Industrieller Wandel – Arbeitsmedizin vor neuen Fragestellungen. Gentner, Stuttgart, 1988

Gutman, E., Hanzlikova, V.: The motor unit in old age. Nature, London 209: 921, 1966

Gutman, E., Hanzlikova, V.: Age changes in the Neuromuscular system, Scientechnica, Bristol 1, 1972

Guttmann, G., Greiter, F.: Man and sun, an analysis of attitudes, 6th Annuel Meeting for Photobiology. Burlington, 1978

Habacher, W., Kunai, M., Neuberger, M.: Gesund im Alter – erste Ergebnisse einer Betriebsvorsorgeuntersuchung. In: Baumgartner, E. (Hrsg.) Kombinationsbelastung am Arbeitsplatz, Arbeitsmedizin im EG-Raum. W. Maudrich, Wien München Bern, 1991

Häntzschel, K., Strauzenberg, E. St.: Erhaltung und Förderung der Leistungsfähigkeit der alternden Menschen durch Körperübungen, Theorie und Praxis der Körperkultur. Beiheft Kongreß Leipzig 1967, III: 98, 1968

Hager, E. D.: Die Bedeutung von freien Radikalen, Spurenelementen und Vitaminen bei der Krebsentstehung und Therapie. Arzt und Praxis 724, 1995

Haggag, A. et al.: Acta Psychiatr. Scand. 81/2: 141, 1990

Haider, M., Knauth, P., Rutenfranz, J.: Arbeitsmedizinische Aspekte bei unregelmäßigen und flexiblen Arbeitszeiten. In: Baumgartner, E. et al. (Hrsg.) Industrieller Wandel – Arbeitsmedizin vor neuen Fragestellungen. Genter, Stuttgart, 1980

Haider, M., Koller, M., Kundi, M., Cervinka, R.: Die Destabilisierungstheorie der Nacht und Schichtarbeiter-Ergebnisse einer Längsschnittuntersuchung. In: Baumgartner, E. (Hrsg.) Endogene Rhythmen und Schichtarbeit – Gesundheitsbeeinträchtigung und Arbeit. W. Maudrich, Wien München Bern, 1988

Haider, M., Kundi, M., Groll-Knapp, E., Cervinka, R.: Theoretische Grundlagen und praktische Probleme bei Kombinationsbelastungen am Arbeitsplatz. In: Baumgartner, E. (Hrsg.) Belastungen und Beanspruchungen. W. Maudrich, Wien München Bern, 1985

Haidl, G., Schill, W. B.: Hautarzt, Jhg. 45, H. 9: 599, 1994, zit. nach Medical Tribune 4: 8, 1994

Hajek, I., Gutmann, E., Syrovy, I.: Proteolytic activity in muscles of old animals. Physiol. Bohemoslov 14: 481, 1965

Halberg, F.: Temporal coordination of physiological function, Cold Spring Harbor Sympos. Quart. Biol. 25: 289, 1960

Halden, W., Prokop, L.: Cholesterin – Ernährung – Gesundheit. Urban Schwarzenberg, München Berlin Wien, 1957

Halden, W.: Gesunde Ernährung, 6.Aufl. L. Stocker, Graz Stuttgart, 1969

Hale, H. B., Kratochvil, Ch., Pellis: J. Clin. Endocrinol. 18: 1440, 1958

Halhuber, M. J., Milz, H. P.: Praktische Präventivkardiologie. Urban-Schwarzenberg, Wien München Berlin, 1972

Halliwell, B., Aruoma, O. I.: DNA and free Radicals. Harwood, 1993

Halliwell, B., Gutteridge, J. M. C.: Free Radicals in Biology and Medicine. Oxford Press, 1989

Hamburger, C., Halvorsen, K., Pedersen, J.: Assay of androgenic substances in the urine of normal man and women. Acta Pharmacol. Kbh., I: 129, 1945
Hanhart, E.: Veröff. Nerlin Akad. Ärztl. Fortb. 5: 60, 1939
Hanse, A.: Dtsch. Med. Wochenschr. 51: 98, 1925
Harley, C. B.: zit. nach Der praktische Arzt 48: 718, 1994
Harmann, D.: The free radical theory of aging: The effect of age and serum mercapten levels. J. Gerontol. 15: 38, 1960
Harmann, D.: Prolongation of life span and inhibition of spontaneous cancer by antioxydants. J. Gerontol. 16: 247, 1961
Harre, D.: Trainingslehre, Einführung in die Theorie und Methodik des sportlichen Trainings. Sportverlag Berlin 1982 und 10. Auflage 1986
Harrer, G.: Kaffee und Psyche. In: Kaffeesymposium, Salzburg, 1989
Harries, R.: In: Clair, Dall, Kennedy (eds.) Cardiology in old age. Plenum Press, New York, 1976
Hart, R. W., Setlow, R. R.: Proc. Natl. Acad. Sci., USA 71: 2169, 1974, zit. nach: Hirsch-Kauffmann et al. In: Beyreuther, K., Schettler, G. (Hrsg.) Molecular mechanism of aging. Springer, Bern Heidelberg New York, 1990
Hartl, Burkhardt: Virch. Arch. path. Anat. 322: 503, 1952, zit. nach Bürger, M. Altern u. Krankheit, Edition Leipzig, 1965
Hartmann, A.: DNA-Schäden in Leukozyten nach körperlicher Belastung, Bericht 15. Jahrestagung Ges. Umwelt- u. Mutationsforschung, Gmunden, 1995
Hartmann, M.: Archiv für Protistenkunde Bd. 43, 1921
Hartung, G. et al.: JAMA 249: 747, 1983
Haug, H., Eggers, R.: Morphometry of the human cortex cerebri and corpus striatum during aging. Neurobiol. Aging 12: 317, 1991
Haug, H., Kuhl, S., Mecke, E., Sass, N. L., Wasner, K.: The significance of morphometric procedures in the investigation of age danges in cytoarchitectonic structures of human brain. J. Hirnforsch. 25 (4): 353, 1984
Haug, H.: Der Einfluß der säkulären Acceleration auf das Hirngewicht des Menschen und dessen Änderung während der Alterung. Gegenbaurs Morpholog. Jahrbuch 130: 481, 1984
Haug, H.: Wann beginnt der Alterungsprozeß im Gehirn. In: Platt, D. (Hrsg.) Altern. Schattauer, Stuttgart New York, 1974
Hauser, G. A. et al.: Gynecologica 152: 279, 1961
Havighurst, R. J.: Validity of the Chicago attitude inventory as a measure of personal adjustment in old age. Journal Abn. Soc. Psychol. 46: 24, 1951
Havighurst, R. J.: Personality and patterns of aging. Gerontologist 8: 20, 1951
Hedebrand, J.: Medizinische Klinik, 90: 403, 1995, zit. nach Speth, A., Ärztewoche 9, 42: 29, 1995
Heikkinen, E., Suominen, H., Poljolainen, P., Parkatti, T., Kiiskinen, A.: Assessment of biological aging. In: V. European Symposium on Basic Research in Gerontology. By Schmidt, U. J. et al. (eds.) Dr. D. Straube, Erlangen, 1977
Heim, F., Ammon, H. P. T.: Coffein und andere Methylxantine. Schattauer, Stuttgart New York, 1969
Heine., H.: Biologie des Alterns. In: Der alternde Mensch in der Praxis. Verlag der praktische Arzt, Wien, 1993
Heinrich, H.: Altersvorgänge im Röntgenbild. G. Thieme, Leipzig, 1942
Heiß, F., Franke, K.: Der vorzeitig verbrauchte Mensch. F. Enke, Stuttgart, 1964
Held, I., Warncke, W., Nowotny, M.: Zytogenetische Untersuchungsparameter als Indikator im Biologischen Monotoring in der Arbeitsmedizin. In: Baumgartner, E. (Hrsg.) Gentoxische Substanzen in der Arbeitswelt – Gefährdung

durch Hautresorption von Arbeitsstoffen. W. Maudrich, Wien München Bern, 1995

Hengauer: zit. nach Grimm, F.: Grundriß der Konstitutionstypologie und Anthropomerie. Volk und Gesundheit, Berlin, 1966

Hensler, P.: Huttington Centre of Aging, Houston, zit. nach Österr. Ärztezeitung 10: 19, 1995

Herdmann: Zschr. Altersforschung 6: 197, 1952, zit. nach Bürger, M., Altern und Krankheit. G. Thieme, Leipzig, 1967

Herre, P.: Schöpferisches Alter. Hase u. Kochler, Leipzig, 1939

Herzog, Meurer: Klin. Wschr. 18: 1150, 1939, zit. nach Bürger, M., Altern und Krankheit. G. Thieme, Leipzig, 1957

Hettinger, Th.: Isometrisches Muskeltraining, 5. Aufl. G. Thieme, Stuttgart, 1983

Hevelke, G.: Dtsch. Arch. Klin. Med. 203: 528, 1956

Hevelke, G.: Z. Altersforschung 6: 197, 1955

Heymann, P.: Tierexperimentelle Untersuchungen über den Einfluß der Immobilisation und der Wiederbelastung auf das physikalische Knochenalter, Inaug. Dissert. Düsseldorf 1967

Hildebrandt, G. et al.: Circadian system response to nightwork in relation to the individual Circadian Phase Position. Int. Arch. Occup. Environ. Health 43: 73, 1979

Hildebrandt, G.: Arch. phys. Therapie, 14: 39, 1962, zit. nach Hildebrandt, G. Störungen der biologischen Rhythmik. In: Heiß-Franke, der vorzeitig verbrauchte Mensch. F. Enke, Stuttgart, 1964

Hildebrandt, G.: Biologische Rhythmen und Arbeit. Springer, Stuttgart, 1964

Hildebrandt, G.: Störungen der biologischen Rhythmik. In: Heiß, F., Franke, K. (Hrsg.) Der vorzeitig verbrauchte Mensch. F. Enke, Stuttgart, 1964

Hildebrandt. G.: Functional significance of ultradian rhythms and reactive perodicity. J. Interdisc. Cycle Res. 17: 3o7, 1986

Hill, S. M. et al.: Arch. Int. Med. 97: 264, 1956

Hincliffe, H.: The tresholf of hearing a function of age. A constoca 9: 303 ,1959

Hingst, W.: Zeitbombe Kosmetik. Orac Verlag, Wien, 1985

Hirsch-Kauffmann, M., Schwaiger, H., Auer, B., Schneider, R., Herzog, K., Klocher, H., Schweiger, M.: Aging and DNA-Repair. In: Molecular Mechanisms of Aging. Springer, Berlin Heidelberg New York, 1990

Hirsch-Kaufmann, M.: Wie tickt die Lebensuhr. Aus Forschung und Medizin 1: 21, 1994

Hirszfeld, J.: Konstitutionsserologie und Blutgruppenforschung. Springer, Berlin, 1928

Hittmair, A.: Urlaub und Freizeit für den alternden Menschen. In: Doberauer, W., (Hrsg.) Diagnostik und Therapie im Alter. Selbstverlag des Hrsg., Wien, 1962

Hochrein, M., Schleicher, I.: Ärztliche Probleme der Leistungssteigerung. G. Thieme, Stuttgart, 1943

Hochrein, M.: Praeventive Cardiologie. Medicus Verlag, Berlin, 1961

Hochschild, R.: Lyosomes, membranes and aging. Exp. Geront. 6: 153, 1971

Hochstädt, B., Reichenbach, B.: The process aging and adrenocortical activity. Geront. Clin. (Basel) 3: 55, 1961

Hoff, F.: Behandlung innerer Krankheiten. G. Thieme, Stuttgart, 1953

Hoff, H.: Verjüngung. In: Diagnostik und Therapie im Alter. Hrsg. und Vlg. W. Doberauer, Wien, 1962

Hoff, H., Berner, P.: Der alte Mensch in der modernen Welt. In: Doberauer, W. (Hrsg.) Scriptum Geriatricum 1963, Österr. Ges. für Geriatrie, Wien, 1964

Hoff, H., Seitelberger, F.: Die Altersveränderungen des menschlichen Gehirns. Zschr. Alternsforschung 10: 307 ,1957

Hoffmann, D., Haley, N. J., Brunnemann, K. D.: Cigarette sidestream smoke Formation and model studies on the uptake by non Smokers, Presented at the US-Japan meeting on new etiology of lung cancer, Honolulu March 21–23,1983, zit. nach Prch, Ch., Kriz, H., Sinzinger, H.: Risikofaktor Passivrauchen, Forum Dr. Med 9: 6, 1995

Hoffmeister, H., Thefeld, W., Stolzenberg, H., Schön, D.: Nationaler Gesundheits-Survey 1984–1986. Untersuchungsbefunde und Laborwerte, München Medizin Verlag NGA-Schriften, Bd. 92/1, 1992

Holliday, R., Tarrant, G. M.: Altered enzymes in aging human fibroplasts. Nature 238: 26, 1972

Hollmann, W.: Höchst- und Dauerleistungsfähigkeit des Sportlers. J. Barth, Berlin, 1963

Hollmann, W.: Bewegungsarmut als Krankheitsursache. In: Das kranke Herz. Piper, München, 1965

Hollmann, W.: Der Einfluß von Ausdauertraining auf kardiopulmonale und metabolische Parameter im Alter. In: Grupe, O. (Hrsg.) Sport in unserer Welt – Chancen und Probleme. Springer, Berlin Heidelberg New York, 1973

Hollmann, W.: Die biologische Bedeutung von Training und Sport für den älteren Menschen. Praxis d. Leibesüb., Frankfurt 16: 9, 1975

Hollmann, W., Bouchard, C.: Über das Verhalten der Leistungsentwicklung in Relation zum Verhalten des biologischen und chronologischen Alters bei Mädchen und Jungen. Dtsch. Sportärztekongreß Würzburg, 1971

Hollmann, W., Bouchard, C.: Untersuchungen über die Beziehungen zwischen chronologischem und biologischem Alter zu spiroergometrischen Meßgrößen, Herzvolumina und anthropometrischen Daten und Skelettmuskelkraft bei 8–18jährigen Jugendlichen. Z. Kreislaufforschung 59: 160, 1970

Hollmann, W., Hettinger, Th.: Sportmedizin – Arbeits- und Trainingsgrundlagen. F. K. Schattauer, Stuttgart New York, 1980

Hollmann, W., Liesen, H.: Über den Trainingseinfluß auf kardiopulmonale und metabolische Parameter des älteren Menschen. Sportarzt, Köln, 24/7, 145, 1973 und 8: 186, 1973

Hollmann, W., Liesen, H.: Altern und körperliches Training. In: Medizinische Klinik, München, 80/4: 82, 1985

Holm, A. C.: Vitamin E bei Störungen des zentralen und peripheren Nervensystems. In: Schmidt, K. – Wildemeister, W. (Hrsg.) Vitamin E in der modernen Medizin, MKM-Verlagsges., Lenggries, 1993

Holman, R. T.: Arch. Biochem. Biophys. 57: 520, 1955

Holst, E. v.: Verh. 5. Konf. Internat. Ges. f. Biol. Rhythmusforsch. Stockholm 1955, zit. nach Hildebrandt 1964

Holtmeier, H. J.: Cholesterin, Glauben und Wissen. Der praktische Arzt 47/684A: 159, 1993

Holtmeier, H. J.: Diät bei Übergewicht und gesunde Ernährung. 4. Aufl. G. Thieme, Stuttgart, 1969

Hombach, H. V.: Beurteilung tachycarder und bradycarder Herzrhythmusstörungen im höheren Lebensalter. In: Lang, E. (Hrsg.) Aktuelle Themen der Sportmedizin. Springer, Berlin Heidelberg New York, 1982

Hoske, H.: Wiederherstellung der Lebenstüchtigkeit geschädigter Menschen. G. Thieme, Stuttgart, 1955

Hsia, D. Yi Yung: Errors of metabolism. Year Book, Public. Inc., Chicago, 1959

Hueck, H., Emmerich, B.: Konstitutionstypen und chirurgische Krankheiten. Mitteil. d. Grenzgebiete der Med. Chir. 40, 1926

Hufeland, C. W.: Makrobiotik oder die Kunst das Leben zu verlängern. Jena 1796, 6. Aufl. Berlin, 1942

Hulicka, I. M., Grossmann, J. L.: J. Geront. 26: 40, 1971

Hulicka, I. M.: Age differences in Wechsler memory scale scores. J. Genet. Psychol. 109: 135, 1966

Hulicka, I. M., Grossmann, J. L.: J. Geront. 22: 46, 1967

Hulley, S. B., Cohen, R., Widdowson, G.: Plasma high density lipoprotein cholesterol levels. Influence of risk factor intervention. JAMA 238: 2269, 1977

Hunter, J. B., Critz, J. B.: Effect of training on plasma enzyme levels in man. J. Appl. Physiol. 150: 1051, 1965

Huttmann, A.: Cardiologica 12: 281, 1947

Imhof, A.: zit. nach Scherer, K.: Und die Zahlen werden weiter steigen. FU:N 12: 23, 1994

Ingold, K.: Bioverfügbarkeit verschiedener Formen von Vitamin E. In: Schmidt-Wildemeister, W. (Hrsg.) Vitamin E in der modernen Medizin, MKM-Verlagsges., Lenggries, 1993

Ippen, H., Kölmel, K.: Lichtschutz gegen Ultraviolett. Ärztliche Kosmetologie 10: 219, 1983

Ivanov, L. A.: Die Wirkung des sportlichen Trainings auf die Sauerstoffversorgung des Zellgewebes und die Intensität der Zellgewebsatmung im fortgeschrittenen Alter. Theor. Prakt. fiz. Kult., Moskau 39/1: 38 ,1976

Jakubczak, L. F.: Effects of Testosteron Propionat on age differences in mating behavior. J. Geront. 19: 458, 1964

Janistyn, H.: Handbuch der Kosmetika und Riechstoffe. Hüthlig, Heidelberg, 1978

Jarvik, L. F. (Hrsg.): Clinical pharmacology and the aged patient. New York, 1981

Javalisto: Ann. med. int. Fenniae, 40: 263, 1951, zit. nach Bürger, M., Alter und Krankheit, 4. Aufl. Edition Leipzig 1965

Jeske, H., Ehmke, U.: Das Paderborner Testsystem: Zerebrales Jogging oder Hirnleistungsanforderungen. In: Fischer, B. Lehrl, S. (Hrsg) Vierte Klausenbacher Gesprächsrunde. Günter Narr, Tübingen, 1983

Johnson, R., Strehler, B. L.: Loss of genes coding for ribosomal RNA in aging brain cells. Nature 240: 412, 1972

Jores, A.: Macht Wohlstand krank? Gesundes Leben 8: 36, 1959

Jüchter, H. Th.: Gedächtnistraining leicht gemacht. München, 1973

Judget, T. G., Cowan, A. J.: Dietary potassium intake and grip strenght in older people. Geront. Clin. 13: 221, 1971

Kaltenbach, M.: Kardiologie – Information, 2. Aufl. Steinkopff, Darmstadt, 1989

Karlson: Erg. Enzymforschung 13: 85, 1954, zit. nach Ammon, R. 1959

Karvonen, H. J., Rutenfranz, J.: In: Singer, Alterssport. K. Hofmann, Schorndorf, 1981

Kehrer, F. A.: Der Wandel der Generationen. F. Enke, Stuttgart, 1959

Kellermann, J. J., Denolin, H.: Cortical evaluation of cardial rehabilitation. S. Karger, Basel München Paris London New York Sydney, 1977

Kern, I., Luhr, R.: Konzentrations- und Gedächtnistraining mit frühgeriatrischen Patienten. In: Fischer, B., Lehrl, S. (Hrsg.) Vierte Klausenbacher Gesprächsrunde. Gunter Narr, Tübingen, 1983

Keul, J., Simon, G., Berg, A., Dickhuth, H. H., Gertler J., Kübel, R.: Bestimmung der individuellen anaeroben Schwelle zur Leistungsbewertung und Trainingsgestaltung. Dtsch. Zschr. Sportmed. 7: 212, 1979

Kinsey, A. C.: Sexual behavior in the Human Male. W. B. Saunders, New York, 1948
Kinsey Inst., Indiana.: Sexual behavior in the Human Female. W. B. Saunders, New York, 1953
Kiphard, E.: Veränderungen der Psychomotorik im Alter. In: Motorik, Zschr. für Motopädagogik und Mototherapie. Schorndorf 6/3: 95, 1983
Kittlick, F. P.: Glycosaminglycans. Exp. Path. [Suppl.] 10/1: 174, 1985
Klaus, E. J., Noak, H.: Frau im Sport. G. Thieme, Stuttgart, 1961
Klein, K. E. et al.: Air operations and circadian performance rhythms. Aviat. Space Env. Med. 47: 221, 1976
Klein, K.: Antriebsstörungen im Alter. Arzt und Praxis, 49/724: 235, 1995
Kley, H. K., Nieschlag, E., Krüskemper, H. L.: Sexualhormone beim alternden Mann. Acta Geront. 6: 61, 1976
Kliewe, H.: Wein und Gesundheit. Verlag D. Meiningen, Neustadt/Weinstraße, 1969
Kligman, L. H., Akin, F. J., Kligman, A. M.: Suncream prevent ultraviolett photocarcinogenese. J. Am. Acad. Dermat. 30–35, 1980
Klissouras, V.: Genetic limit of functional adaptibility. Int. Zschr. Ang. Physiol. 30: 85, 1972
Klissouras, V.: Heredibility of adaptive variation. J. Appl. Physiol. 31: 338, 1971
Klissouras, V.: Prediction of potential performance with special reference to heredibility. J. Sports Med. Phys. Fil. 13: 150, 1973
Klotzbücher, Dalicho: Klin. Wschr. 26: 684, 1948, zit. nach Bürger, M. Altern und Krankheit. Edition Leipzig 1965
Knoll, D. L.: Lyosomes in the aging process of rat livers. In: 5th European Symposium in Basic Researches in Gerontology. Straube, Erlangen, 1977
Köberle, D. A.: Glaube und Lebensfrische. In: Heiß, F., Franke, K. (Hrsg.) Der vorzeitig verbrauchte Mensch. F. Enke, Stuttgart, 1964
Kohn, R. R.: Aging as consequence of growth cessation. In: M. Loke (ed.) Reproductial: Molecular and cellular. Academic Press, New York London, 1966
Köhnlechner, M.: Heilkräfte des Weins. Droemer-Knauer, München Zürich, 1978
Kollath, W.: Beziehungen zwischen Hormonen, Vitaminen und Fermenten. In: Adam, C. (Hrsg.) Normale und krankhafte Steuerung im menschlichen Organismus. G. Fischer, Jena, 1937
Kondo et al.: Lancet 344, 1994, zit. nach forum DR. MED, 15: 64, 1995
Koni, P. V., Klissouras, V., Karvinin, E.: Genetic variation in neuromuscular performance. Int. Z. Angew. Physiol. 31: 289, 1973
Kornfeld, A.: Die DNS-Synthese – ein Angelpunkt der biologischen Revolution. In: Mannheimer Forum. Verlag Bohringer Mannheim 1977
Korsten-Reck, U., Reinhold, W. D., Breckwoldt, M., Keul, J.: Metabolische und hormonelle Veränderungen bei Leistungssportlerinnen im Radsport. In: Medau, H. J., Nowacki, P. E. (Hrsg.) Frauensport III. Promed., Erlangen, 1988
Köstler, W.: Vitamine und Spurenelemente als Altersprävention. In: Chizzola, A. (Hrsg.) Der alternde Mensch in der Allgemeinpraxis. Der praktische Arzt, Wien, 1993
Kountz, W. B., William, Hofstätter, Ackermann: Geriatrics, Minneapolis 2: 173, 1947
Kountz, W. B., William, Hofstätter, Ackermann: J. Gerontol. 620: 121, 1951
Krahl, H.: Möglichkeiten und Grenzen beim Sport im höheren Lebensalter. Zschr. präklin. Geriatrie, Erlangen 3/5: 95, 1973
Krammer, H.: Lebenshilfe mit Kneipp. Österr. Kneippbund, Leoben, 1991
Kraus, H., Raab, W.: Krankheiten durch Bewegungsmangel. J. A. Barth, München, 1964

Krauss, H.: Die Sauna. VEB Verlag Volk und Gesundheit, Berlin, 1976

Kraut, H., Lehmann, G.: Biochem. Zschr. 319: 228, 1948, zit. nach Nöcker, J. 1961

Kretschmer, E.: Körperbau und Charakter, 26. Aufl. Springer, Berlin Heidelberg New York, 1977

Kripke, M., Fisher, M. S.: The role of UV-induced suppressor cells in the development of primary skin cancer in UV-irradiated mice. 9th Annual meeting Americ. Soc. for Photobiology, Rome, 1976

Krueger, H.: Die Beurteilung einfacher und kombinierter psychophysischer Belastungen. In: Baumgartner, E. (Hrsg.) Belastungen und Beanspruchungen. W. Maudrich, Wien München Bern, 1985

Kruse, W.: Geriatr. Praxis 11: 35, 1990

Krüskemper, G., Degner, F.: Psychische und soziale Aspekte im Älterwerden. In: Fischer, B., Lehrl, S. (Hrsg.) Vierte Klausenbacher Gesprächsrunde. Gunter Narr, Tübingen, 1983

Kuhlmann, F.: Älterer Mensch und Sport. Ärztliche Praxis, München Gräfeling, 60: 3225, 1969

Krulick, L., Dharmwal, A. P. S., McCann, J. M.: Stimulatory and inhibiting effects of purified hypothalamic extracts for growth hormon release from rat pituitary in vitro. Endocrinolgy 83: 783, 1968

Kugelberg, E., Edström, L.: Differential histochemical effects of muscle contraction on phosphorilase and glycogen in various types of fibres; Relation to fatique. J. Neurol. Neurosurg. Psychiatry 31: 415, 1968

Kunze, M., Schoberberger, R., Haidinger, G.: Gesundheitsförderung am Arbeitsplatz. In: Baumgartner, E. (Hrsg.) Kombinationsbelastungen am Arbeitsplatz, Arbeitsmedizin im EG-Raum. W. Maudrich, Wien München Bern, 1991

Kunze, M.: Beitrag zur Podiumsdiskussion. In: Baumgartner, E. (Hrsg.) Kombinationsbelastungen am Arbeitsplatz – Arbeitsmedizin im EG-Raum. W. Maudrich Wien München Bern, 1991

Kunze, M.: Rauchertherapie. Hrsg. BMGU. Styria, Graz, 1985

Kuruth, P.: Schichtplangestaltung mit Hilfe physiologischer, psychologischer und sozialer Kriterien. In: Baumgartner, E. (Hrsg.) Endogene Rhythmen und Schichtarbeit – Gesundheitsbeeinträchtigung und Arbeit. W. Maudrich, Wien München Bern, 1988

Kuschinsky, G., Lüllmann, H.: Kurzes Lehrbuch der Pharmakologie. G. Thieme, Stuttgart, 1967

Labouvie-Vief, G. J., Gonda, J. N.: Cognitive strategy training and intellectual performance in elderly. J. Geront. 31: 327, 1976

Lamettrie, J. O.: Le homme machine, 1748, zit. nach Bürger, M. Altern und Krankheit, Ed. Leipzig 1965

Lang, E.: Welches körperliche Training ist im Alter angebracht und vertretbar. Zschr. Angew. Bäder- und Klimaheilkunde, Stuttgart, 21: 230, 1974

Lang, K.: Biochemie der Ernährung, 4. Aufl. Steinkopff, Darmstadt, 1979

Lang, W.: Lebenselixier Ausdauertraining. Österreichischer Bundesverlag, Wien, 1992

Langer, H., Fiedler, H., Bahn, A., Göhlen, K. D., Schäker, W.: Zur Erfassung und Einordnung psychophysischer Belastungskomponenten im Trainings- und Leistungsprozeß In: Häcker, R. u. De Marees, F. H. (Hrsg.) Hormonelle Regulation und psychophysische Belastung im Sport. Dtsch. Ärzte Verlag, Köln, 1991

Larsson, K.: Age differences in the diurnal periodicity of male sexual behavior. Gerontologia 2: 64, 1958

Laslett, P.: A fresh map of life. Weidenfeld & Nicholson, London, 1989
Lebzelter, M.: Trainingsgrundlagen. rororo-Sportbuch. Rowohlt, Hamburg, 1979
Legel, Cochrana, Moore: Lancet 2: 1017, 1979
Lehmann, G., Michaelis, H.: Biochem. Zschr. 319: 297, 1945, zit. nach Nöcker, J. 1961
Lehmann, G.: Arbeitsphysiologie. G. Thieme, Stuttgart, 1953
Lehr, E., Scherzer, E.: Acta Gerontol. 4: 261, 1974
Lehr, S., Jarmark, E.: Informationsverarbeitung im höheren Lebensalter. In: Fischer, B., Lehrl, S. (Hrsg.) Vierte Klausenbacher Gesprächsrunde. Gunter Narr , Tübingen, 1983
Lehr, U.: In: Blohmke, M. Sozialpathologie. Epidemiologie, Stuttgart, 1976
Lehr, U.: Psychologie des Alterns, 3. Aufl. Quelle & Meyer, Heidelberg, 1977
Lehr, U.: Kontinuität und Diskontinuität im Lebenslauf. In: Rosenmayr, L. (Hrsg.) Die menschlichen Lebensalter – Kontinuität und Krisen. R. Piper, München Zürich, 1978
Lehr, U., Niederfranke, A.: Altersbilder und Altersstereotypie. In: Oswald,W. D. et al. (Hrsg.) Gerontologie: medizinische, psychologische und sozialwissenschaftliche Grundbegriffe, 2. Aufl. Kohlhammer, Stuttgart, 1991
Lehrl, S.: Informationspsychologie, Enzyklopädie Naturwissenschaften und Technik. Jahresband 1982, Landsberg Lech, 1982
Leipert, Th.: Wien. Med. Wschr. 108: 433, 1958
Leppelmann, H. J.: Der Mucopolysaccharidgehalt des Knorpels in Abhängigkeit vom Lebensalter. Z. f. Rheumaforschung 18: 348, 1959
Lewis, C. M., Tarrant, G. M.: Error theory and aging in human fibroplasts. Nature 239: 316, 1972
Liesen, H.: Metabolische Adaptionen an akute und chronische Ausdauerbelastungen, insbesondere beim älteren Menschen. Habil.-Schrift Deutsche Sporthochschule Köln, 1977
Liesen, H., Heikkinen, E. , Suominen, H., Michel, D.: Der Effekt eines 12wöchigen Ausdauertrainings auf die Leistungsfähigkeit und den Muskelstoffwechsel von untrainierten Männern des 6. und 7. Lebensjahrzehnts. Sportarzt und Sportmedizin 2: 26, 1975
Li Li Ji: Antioxydant enzyme response to exercise and aging. Med. Sci. Sports Exerc. 25: 225, 1993
Li Li Ji: Exercise and Antioxidant System. In: Third IOC World Congres on Sport Sciences. Atlanta 1995, The document Company XEROX, Atlanta 1995
Lindner, J., Freytag, G.: New morphological radiochemical and biochemical results of hormons and antireumatic effects on different connecting tissues. Congr. of Rheumatol., Lisboa, 1967, Congr. Bd.
Lindner, J.: Altern des Bindegewebes. In: Holle, G. (Hrsg.) Handbuch der allgemeinen Pathologie VI/4 Altern. Springer, Berlin Heidelberg New York, 1972
Linger, zit. nach Matzdorff, Grundlagen zur Erforschung des Alters, Frankfurt, 1948
Linzbach, A. J., Akumo-Boateng, E.: Die Altersveränderungen des menschlichen Herzens. Klin. Wschr. 51: 164, 1973
Linzbach, A. J.: Die Struktur und Funktion des gesunden und kranken Herzens. In: Die Funktionsdiagnostik des Herzens, 5. Freiburger Symposium. Springer, Berlin Göttingen Heidelberg, 1958
Linzbach, A. J.: Herzhypertrophie und kritisches Herzgewicht. Klin. Wschr. 459, 1948

Linzbach, A. J.: Klin. Wschr. 311: 432, 1948

Lobe, R.: Psychisch und physisch bedroht und verlassen. Promed 6: 10, 1995

Loewi, G.: Changes in the ground substance of aging cartilage. L. Pathol. Bact. 65: 381 ,1953

Longeville, L., Melon, J. M., Wintrebet, H.: Tennis nach 40 (franz.). Educ. phys. Sport, Paris, 22, 110, 57, 1971

Lorand, A.: Das Altern, seine Ursachen und Behandlung, 7. Aufl. J. A. Barth, Leipzig, 1932

Lubich, T., Venerando, A.: Sports cardiology. Aulo Gaggi Publisher, Bologna, 1980

Ludwig, L.: Fett und Ernährung. Verlag Internat. Margarine Information. Wien, 1968

Luft, F., Ganten, D.: Einsalzen und Pökeln – das ist hier die Frage. Aktuelle Ernährungsmedizin 10: 1, 1985

Luini, A., Lewis, D., Guild, S., Schofield, G., Weight, F.: Somatostatin, an inhibitor of ACTH secretion, decreases cytosolic free calcium and voltagedependent calcium current in a pituitary cell line. J. Neurosci. 6: 3118, 1986

Lüth, P.: Altersforschung und Altersbehandlung, Wissensch. Berichte, Merck Darmstadt, 1961

Lutoslanska, G., Obminski, Z., Krogulski, A., Sendecki, W.: Journal Sportmed. and Physical-Fitness, 31/4: 538, 1991

Lütticke, R.: Ein Beitrag zur Frage der Entstehung der vorzeitigen Arthrosis deformans nach langzeitiger Immobilisation. Inaug. Dissert. Düsseldorf, 1968

MacDonald, R. K., Solomon, D. H., Shok, N. N. W.: Aging at a factor in the renal hämodynamic induced by a standardiced pyrogen. J. Clin. Invest. 30: 457 ,1951

MacFarlane, W.: Possible rational for procain (Gerovital) therapie in geriatrics: inhibition of monamino oxidase. J. Am. Geriatr. Soc. 21: 414, 1973

MacGrath, M.W., Thomson, M. L.: The effect of age, bodysize and lung volume change on alveolar-capillary permeability and diffusing capacity in man. J. Physiol., London 146, 572, 1959

Macieira-Coelho, Diatloff, C., Malaise, M.: Defficient Repair in Alterstheorien. Platt, D. (Hrsg.) Schattauer, Stuttgart New York, 1970

Maddox, G., Eisdorfer, C.: Zusammenhänge zwischen Aktivität und Stimmung bei älteren Menschen. In: Thomae, H., Lehr, U. (Hrsg.) Altern, Probleme und Tatsachen. Frankfurt, 1968

Man, P., Zamel, N.: Genetic influence on normal variability maximal exspiratory flow-curves. J. Appl. Physiol. 41/6: 874, 1976

Marchionini u. Weiss: Dermat. Zschr. 106: 661, 1938, zit. nach Bürger, M. Alter und Krankheit, Edition Leipzig, 1965

Margaria, R.: Energy production of muscular work in aged. J. Geront. 14: 1135, 1966

Mark, R. F.: Lärm und Lebensnerven. Ärztl. Praxis XIII/18: 1085, 1961

Märker, K.: Frau und Sport. J. Ambrosius Barth, Leipzig, 1983

Markiewicz, K., Cholewa, H.: Der Einfluß von Äthylalkoholeinnahme und Zigarettenrauchen auf dem Säurebasen-Status während Arbeitsbelastung und Erholungsphase. Med. und Sport 11: 368, 1976

Marktl, W.: Grundlagen physiologischer Rhythmen. In: Baumgartner, E. (Hrsg.) Endogene Rhythmen – Nacht- und Schichtarbeit, Gesundheitsbeeinträchtigung und Arbeit. W. Maudrich, Wien München Bern, 1988

Marquardt: Naturw. 40: 69, 1953, zit. nach Ammon 1959

Martin, G. M.: Genetical aspects of aging. In: Beyreuther, K., Schetler, G. (eds.)

Molecular Mechanisms of Aging. Springer, Berlin Heidelberg New York, 1990
Masshoff, W.: Die physiologische Regeneration. In: Büchner, F., Letterer, E., Roulet, F. (Hrsg.) Handbuch der allgem. Pathologie. Springer, Berlin Heidelberg, VI, 441, 1955
Mateeff, D.: Bekämpfung der Alterserscheinungen. Wege und Perspektiven. In: Ries, W. (Hrsg.) Sport und Körperkultur des älteren Menschen. J. A. Barth, Leipzig, 1966
Matejew, D., Wylnarow, L., Bojadzijew, E. et al.: Veränderungen anthropometrischer und hämodynamischer Faktoren bei älteren Personen unter dem Einfluß von Körperübungen (polnisch). Kult. fiz.,Warschau 18/12: 738, 1965
Matsuki, H., Takeda, Y., Tonomura, Y.: Changes in biochemical properties of isolated human sceletal myofibrils with age and in myasthenia gravis. J. Biochem. 59: 122, 1966
Matthews, M. B., Aglagov, S.: Acid mucopolysaccharide patterns in aging human cartilage. J. Clin. Invest. 4: 1103, 1966
McGavalk, T. H., Seegers, W.: Thyreoidfunction and disease in old age. J. Am. Geriatr. Soc. 4: 535, 1956
McKay, Hart, D.: zit. nach Medical Tribune 47: 25, 1995
Medewar, P. B.: The uniqueness of the individual. Methuan, London, 1957
Medvedev, Zh.: Caucasus and Altay Longevity: A Biological or Social Problem? The Gerontologist 14: 381, 1974
Meichelbeck, H.: Haarveränderungen durch Sonne und Wetter. Ärztliche Kosmetologie 12/5: 380, 1982
Meier-Ruge, W.: Zur Beeinflussung des Gehirnstoffwechsels im Alter. In: Chizzola, A. (Hrsg.) Der alternde Mensch in der Allgemeinpraxis. Verlag Der praktische Arzt, Wien, 1993
Memeo, N.: Aspetti fisiologici et fisiopathologici della corteccia surrenale net sogetto anziano. Arch. Sci. med. 114: 401, 1962
Menzel, W.: Therapie unter dem Gesichtspunkt biologischer Rhythmen. Erg. physk.-diätet. Therapie 5: 1, 1955
Meriman, J. E.: Cardiac function. In: Encyclopedia of sport sciences and medicine. McMillan, New York, 1971
Metschnikoff, E.: Beiträge zur optimistischen Weltauffassung. Dtsch. von H. Michalski, München, 1908
Meusel, H.: Bewegung, Sport und Gesundheit im Alter. Quelle & Meyer Verlag, Wiesbaden, 1996
Meydani, S. N., Burklund, M. P., Liv, S., Meydani, M., Miller, R. P., Cannon, J. G., Morrow, F. D., Ruklin, P., Blumberg, J. B.: Vitamin E supplementation enhands call-mediated immunity in elderly subjects. Am. Clin. Nutr. 52: 557, 1990
Meyer-Bornsen, Ch.: Das Burn-Out-Syndrom. Promed 4: 10, 1995
Michels, B.: Tbl. Gynäk. 174, 1955, zit. nach Grimm, F. Grundriß der Konstitutionstypologie und Anthropometrie, Verlag Volk und Gesundheit, Berlin, 1966
Mieskes, H.: Geragogik, Pädagogik des Alters und des alternden Menschen. Z. f. Pädagogische Rundschau 24/2: 90, 1970
Mieskes, H.: Geragogik – ihr Begriff und ihre Aufgaben innerhalb der Gerontologie. Z. f. aktuelle Gerontologie 5: 279, 1971
Mikulaj, L., Komadel, L., Vicas, M., Kvetnamsky, R., Starka, L., Venzel, P.: Some hormonal changes after different kinds of motostress in trained and

untrained young man. In: Howald, H., Portmans, J. R., (eds.) Metabolic adaptation to prolonges physical exercise. Birkhäuser, Basel, 1975
Milesauskas, V., Rose, N. R.: Immunochemical quantitation of enzymes in human diploid cell line WI 38. Exp. Cell. Res. 81: 279, 1973
Miller, D. S., Payne, P. R.: Longevity and protein intake. Exp. Gerontol. 3: 231, 1968
Minnemann, E.: Soziale Beziehungen älterer Menschen. In: Niederfranke, A., Lehr, U., Oswald, F., Maier, G. (Hrsg.) Altern in unserer Zeit. Quelle & Meyer, Heidelberg Wiesbaden, 1992
Mitolo, M.: L'allenamento del muscolo ale'esercisio fosico in vecchiaia. Lav. umano 10: 456, 1964
Mitterbauer, G., Hammer, E.: Bewegungspausen am Arbeitsplatz. In: Baumgartner, E. (Hrsg.) Kombinationsbelastungen am Arbeitsplatz im EG-Raum. W. Maudrich, Wien München Bern, 1991
Mitterbauer, G.: Gesundheit durch Betriebssport. Leibesübungen und Leibeserziehung, Wien, 48/2: 6, 1994
Mitterbauer, G.: Gesundheitsorientierte Bewegungsangebote. Modell Bewegungspause am Arbeitsplatz, Innsbruck Wien, 1992
Mohrhaufer, H., Holman, R. T.: Journal of Lipid Research 4: 151, 1963
Montagna, W., Kligman, A. M.: Aging chances in human skin. VII Internat. Congres of Photobiology, Rome, 1976
Mordasini, R. et al.: Schweiz. Med. Wschr. 112: 1828, 1982
Morris, G. E.: Americ. Pract., 5: 658, 1954
Morrow, J. B. et al.: New England Journal of Medicine 1995, zit. nach Medizin und Pharmaka, Wiener Zeitung 114, 17. 5. 1995
Müller, R., Feldmann, L., Hollmann, W.: Präventivmedizinische Aspekte des Bodybuildings unter Berücksichtigung der Anabolikawirkung auf den Lipoproteinstatus. In: Böning-Braumann-Busse-Maasen-Schmidt (Hrsg.) Sport, Rettung oder Risiko für die Gesundheit. Dtsch. Ärzte-Verlag, Köln, 1989
Müller-Limmroth, W.: Arbeit und Streß. Gentner Verlag, Stuttgart, 1988
Netter, A.: Aging and Estrogens, a French Approach, in Aging and Estrogens, front. Hormone Res. 2: 143, 1973
Neuberger, M.: Gesund im Alter durch Betriebsfürsorge. In: Baumgartner, E. (Hrsg.) Kombinationsbelastungen am Arbeitsplatz – Arbeitsmedizin im EG-Raum. W. Maudrich, Wien München Bern, 1991
Neumann, O.: Art, Maß und Methode von Bewegung und Sport bei älteren Menschen, Bericht über Untersuchungen am Inst. f. Sportwissenschaften Univ. Heidelberg. Kohlhammer, Stuttgart Berlin Köln Mainz, 1978
Newman, G., Nichols, R.: zit. nach Beauvoir, S., Das Alter. Rowohlt, Reinbeck bei Hamburg, 1977
Nöcker, J., Böhlau, V.: Leistungsfähigkeit und Alter. Theorie und Praxis der Körperkultur, Berlin, 5: 71, 1956
Nöcker, J., Schulz, F. H.: Ernährung im Alter. Merck, Darmstadt, 1961
Nöcker, J., Kolhardt, M.: In: Nöcker, J., Schulz, F. H. (Hrsg.) Ernährung im Alter. E. Merck AG, Darmstadt, 1961
Nowakowski, H., Schmidt, H.: Das Altern der männlichen Keimdrüsen. Endocrin. 34: 346, 1957
Nowakowski, H., Schmidt, H.: Die Hodenveränderungen beim alternden Mann und deren klinische Bedeutung. Schweiz. Med. Wschr. 89: 1204, 1959
Odens, M.: Prolongation of the life span in rats. J. Am. Geriatr. Soc. 21: 450, 1973

Österreich, K.: Langzeitverläufe von Depression und Demenzen im Alter. Schweizer Archiv für Neurologie und Psychiatrie 1: 75, 1989

Opel, von H.: Gesundheit und Wein. Verlag Moschen, Mainz, 1992

Orgel, L. E.: The maintenance of the accuracy of protein synthesis and its relevance to aging. Proc. Natl. Acad. Sci., USA 49: 517, 1963

Orgel, L. E.: The maintenance of the accuracy of protein synthesis and its relevance to aging. Proc. Natl. Acad. Sci., USA 67: 1476, 1970

Ornish, D., Brown, S., Billings, L., Armstrong, W., Ports, Th., McLanahan, S., Kirkeeide, R., Brand, R., Gould, L.: Can lifestyle changes reverse coronary heart desease? The Lancet 336: 129, 1990

Osolin, N. G.: Probleme der wissenschaftlichen Forschung auf dem Gebiete der Körperkultur für Personen fortgeschrittenen Alters. Theorie und Praxis der Körperkultur, Berlin 10/3: 252, 1961

Otto, P., Schmidt, E., Schmidt, F. W.: Enzymspiegel im Serum bei körperlicher Arbeit und ambulanten Patienten. Klin. Wschr. 42: 75, 1964

Owens, W. A.: J. Educ. Psychol. 37: 311, 1968

Packer, L. v.: Oxygen radicals in biological systems. Methods Enzymol. 105: 600, 1984

Pansold, B., Roth, W., Zinner, J., Hasart, E., Gabriel, B.: Die Laktatleistungskurve, Ein Grundprinzip sportmedizinischer Leistungsdiagnostik. Medizin und Sport 22: 107, 1982

Parish, S. et al.: Brit. Med. Journal 311: 471, 1995

Pathar, M. A., Fitzpatrick, T. B., Parrish, J. A., Moser, D. B., Greiter, F.: Sunscreens: Basic and clinical aspects of photoprotection in health and diseases; 38th Annual Meeting Americ. Acad. of Dermatology, Chicago, 1979

Pearce, M. L., Dayton, S.: Incidence of cancer in men on a diet high in Polyunsaturated fat. The Lancet 464, 1971

Pearl, R., Pearl, R. D.: The ancestry of the long lived. Knopf, Baltimore, 1934

Pearl, R.: The rate of living. Knopf, New York, 1928

Perlmutter, M., Riggs, D. S.: Thyreoid collection of radioactive iodide and serum proteinbound iodine concentration in senescence, in hypothyreodism and hypopituitarism. J. Clin. Endocrin. 9: 439, 1949

Peters, G.: Spezielle Physiologie des Alterns des zentralen und peripheren Nervensystems. 1951

Petrofsky, J. S., Lind, A. R.: Aging isometric strength and endurance and Cardiovascular Responses to Static Effort. J. Appl. Physiol, Bethesda 38/1: 91, 1975

Petrofsky, J. S., Burse, R.L., Lind, A. R.: Comparison of physiological responses of woman and man to isometric exercise. J. Appl. Physiol. 38: 863, 1975

Petzold, H.: Belastung, Überforderung, Burneout – Gewaltprobleme in Heimen. Beitrag zur Tagung Pro Senectute Österreich, 3./4. 6. 1989

Pflugfelder, O.: Dtsch. Med. Wochenschr. 83: 9, 1958

Pichotka, J.: Stoffwechsel der Organismen. In: Keidel, W. D. (Hrsg.) Kurzgefaßtes Lehrbuch der Physiologie. G. Thieme, Stuttgart New York, 1985

Pieper, K. S.: zit. nach Findeisen, D. G. R., Linke, P., Pickenhain, G., Grundlagen der Sportmedizin. VEB J. A. Barth Verlag, Leipzig, 1980

Pieroth K.: Wein Genuß ohne Risiko. Verlag Meiningen, Neustadt/Weinstraße, 1982

Pincus, G.: Aging and urinary steroid excretion. In: Engle, T., Pincus, G. (eds.) Hormons and the aging process. Academic Press, New York, 1956

Pirich, Ch., Kriz, H., Sinzinger, H.: Risikofaktor Passivrauchen. Forum DR. MED. 9, 6. 1995

Platt, D.: Biologie des Alterns, Uni-Taschenbücher. Verlag Quelle und Meyer, Heidelberg, 1976

Platt, D., Dorn, M.: Glykosaminohydrolasen im menschlichen Rippen- und Gelenksknorpel. Z. ges. exper. Med. 147: 253, 1968

Platt, D., Pauli, H.: Age dependent determination of lysosomal enzymes in the liver of Spironolactone and Aldosterone Pretreated Rats. Exp. Gerontol. 7: 1, 1972

Platt, D.: Weniger ist meistens mehr. Promed (Wien–New York) 3: 34, 1995

Plattig, K. H.: Allgemeine Sinnesphysiologie und zentralnervöse Informationsverarbeitung im dritten Lebensalter. Acta Geront. 5: 181, 1974

Polednak, A. P.: Longevity and cause of death among Harvard college athlets and their classmats. Geriatrics 27/10: 53, 1972

Prokop, L.: Das Übertraining. Leibesübungen und Leibeserziehung, Wien, 2/2: 7, 1948

Prokop, L.: Untersuchungen über den Toten Punkt. Leibesübungen und Leibeserziehung, 3/2: 1, 1948

Prokop, L.: Über den Einfluß der Massage auf die Hauttemperatur. Leibesübungen und Leibeserziehung, Wien, 2/9: 1, 1948

Prokop, L.: Über den Einfluß der Massagedauer auf die Hautdurchblutung. Leibesübungen und Leibeserziehung, Wien, 4. Jhg. 7/8, 1950

Prokop, L.: Die Kreislaufbelastung in der Sauna. Leibesübungen und Leibeserziehung, Wien, 5. Jhg. 6, 1 ,1951

Prokop, L.: Das Übertraining. Die Medizinische 31/32, 1952

Prokop, L.: Leistungssteigerung durch Placebos. XI. Congres International des Medicine Sportive, Luxembourg 1956

Prokop, L.: Die Wirkung von natürlichem Vitamin C auf O_2-Utilisation und Kreislaufökonomie. Zschr. f. Ärztl. Fortbildung, Berlin 49. Jhg. 5, 1960

Prokop, L.: Natürliches Vitamin C und Fusionsbreite. Zschr. f. Ärztl. Fortbildung, Berlin, 51. Jhg., 6, 1962

Prokop, L.: Nebenniere und Sportleistung. Zschr. f. Ärztl. Fortbildung, Berlin, 51. Jhg. 9: 704, 1962

Prokop, L.: The adrenal gland and sports performance. In: XIV. Congresso International de Medicine des Deporte, Santiago de Chile, 1962

Prokop, L.: Adrenal and sport. J. Sports Med. Phys. Fitness, Torino, 3/2: 115, 1963

Prokop, L.: Die Beeinflussung der Adrenalinwirkung durch Koffein. Med. Klinik 59: 70, 1964

Prokop, L.: Ausgleichssport und Produktivität. Leibesübungen und Leibeserziehung, Wien 26/4: 74, 1972

Prokop, L.: Fitneß und Hautdurchblutung. Schweiz. Rundsch. Med. 22: 685, 1974

Prokop, L.: Kondition. In: Prokop, L. (Hrsg.) Einführung in die Sportmedizin. G. Fischer, Stuttgart, 1976

Prokop, L.: Einführung in die Sportmedizin, 3. Aufl. G. Fischer, Stuttgart, 1983

Prokop, L.: Die Bedeutung der Kondition für den Jugendsportler. In: Prokop, L., (Hrsg.) Kindersportmedizin. G. Fischer, Stuttgart New York, 1986

Prokop, L.: Der ältere Mensch und der Sport. In: Kornexl, E. (Hrsg.) Spektrum der Sportwissenschaften. Österr. Bundesverlag, Wien, 1987

Prokop, L.: Doping – ein gefährlicher Betrug. In: Prokop, L., Prokop, O., Prokop, H.: (Hrsg.) Grenzen der Toleranz in der Medizin. Verlag Gesundheit, Berlin, 1989

Prokop, L.: Sauna heute, 2.Aufl. Verlag Perlenreihe, Wien, 1992

Prokop, L.: Corticosteroide und Leistungsfähigkeit. Österr. Journal für Sportmedizin 4: 118, 1992

Prokop, L.: Zur physiopathologischen Grenze im Sport, Dissertation an der Grund- und Integrativwissenschaftlichen Fakultät der Univ. Wien 1993
Prokop, L.: Lebenselixier Wein. L. Stocker Verlag, Graz, 1995
Prokop, G., Prokop, L.: Hauthyperaemie und Muskeltonus. Wien Med. Wschr. 118/11: 242, 1968
Prokop, L., Bachl, N.: Altersportmedizin. Springer, Wien New York, 1984
Prokop, L., Greiter, F.: Verbesserung der Fitness durch hyperämisierende Hilfen. Österr. Journal f. Sportmedizin 5/1: 3, 1975
Prokop, L., Machata, G.: Alkoholabbau und Acetaldehyd. Blutalkohol 8: 281, 1971
Prokop, L., Machata, G.: Höhere Alkohole und Methanolwirkung beim Menschen. Blutalkohol 11: 80, 1974
Prokop, L., Machata, G.: Über Begleitsubstanzen alkoholischer Getränke. Blutalkohol 8: 349, 1971
Prokop, L., Aichmair, H.: Der Einfluß von phosphor- und lecithinhaltiger Maltose auf die körperliche Leistung. Sportmedizin, 5, 3, 1, 1954
Prokop, L., Slapak, L.: Sport und Kreislauf. W. Maudrich, Wien, 1995
Prokop, L., Jelinek, R., Suckert, R.: Sportschäden. G. Fischer, Stuttgart New York, 1980
Prokop, O., Prokop, L.: Homöopathie und Wissenschaft. Eine Kritik des Systems. F. Enke, Stuttgart, 1957
Prokop, O., Uhlenbruck, G.: Lehrbuch der menschlichen Blut- und Serumgruppen. VEB G. Thieme, Leipzig, 1963
Raspe, H. H.: Die Medikamentencompliance bei Patienten mit einer chronischen Polyarthritis. Aktuelle Rheumatologie 6: 11, 1981
Raspe, H. H.: Compliance und Befindlichkeit. In: Fischer, B., Lehrl, S. (Hrsg.) Patientencompliance. Verlag Boehringer-Mannheim 1982
Raab, W.: Fortschritte auf dem Gebiet der Koronarerkrankungen. Die Medizinische 1: 1, 1957
Raphael, P.: Nichts vergessen! Der erfolgreiche Weg zum guten Gedächtnis. Düsseldorf 1973
Raven, P. B., Mitchell, J.: The effect of aging on the cardiovascular response to dynamic and static exercise. In: Weisfeldt, M. (ed.) The aging heart. Raven Press, New York, 1980
Reichardt: zit. nach Matzdorff, P. Grundlagen der Erforschung des Alterns, 1948
Rein, H., Schneider, M.: Einführung in die Physiologie des Menschen. Springer, Berlin Heidelberg New York, 1971
Reinberg, A.: Clinical chronopharmacology. Hemisphere publ. corporation, New York Philadelphia London, 1990
Reinberg, A., Lemmer, B., Labreque, B., Smolensky, M., Levy, F.: Clinical chronopharmacology. In: Kuemmerle-Spitzy (Hrsg.) Klinische Pharmakologie, 4. Aufl., 10. Erg. Lfg. 1987
Reindell, H., Klepzig, H., Steim, H., Musshoff, K., Roskam, K., Schildge, E.: Herz, Kreislaufkrankheiten und Sport. Verlag J. A. Barth, München, 1960
Reindell, H., Klepzig, H., Steim, H.: Die sportärztliche Herz-Kreislauf-Beratung. Verlag Wander-AG., Bern, 1958
Reindell, H., Klepzig, H., Musshoff, K.: Das Sportherz. In: Bergmann, G. von, Frey, G. W., Schwiegk, H. (Hrsg.) Handbuch der inneren Medizin, Bd. 9, I. Teil. Springer, Berlin Göttingen Heidelberg, 1960
Reinisch, J. M., Beasle, R.: Der neue Kinsey Institut Report Sexualität heute. Wilhelm Heyne, München, 1991
Reisecker, F.: Therapie der Hirnleistungsstörung. forum Dr. Med, 17: 36, 1995

Richter, P. C.: Biological clocks in medicine and psychiatry. Springfield, Illinois, P. C. Thomas 1965
Richter, P. C.: A behavior study of the activity of the rate. Comp. Psych. Monographs 1: 1, 1922
Richter, M.: Dissertation Univ. Leipzig 1954, zit. nach Nöcker, J., Schulz, F. 1961
Riedel, H.: Psychostruktur, Quickborn 1967, zit. nach Frank, H., Möglichkeiten des Hirnleistungstrainings 1983
Rieder, H.: First Announcement, 4. Internat. Congres Physical Activity, Aging and Sports, Heidelberg 1995
Ries, W.: Habilitationsschrift, Univ. Leipzig, 1956, zit nach Bürger, M. 1965
Ries, W.: Die Bedeutung des Sports für den alternden Menschen. Medizin und Sport, Berlin, 9, 10/11: 302, 1969
Ries, W.: Physiologie des Alterns. In: Holle, G. (Hrsg.) Handbuch der allg. Pathologie VI/4. Springer, Berlin Heidelberg New York, 1972
Ries, W.: Unveröffentlichte Untersuchungen, Leipzig 1950–1954, zit. nach Bürger, M. Altern und Krankheit als Problem der Biomorphose, Edition Leipzig 1965
Riley, G. M.: Endocrinology of climacteric. Clin. Obstet. Gynecol. 7: 432, 1964
Ringe, J. D.: Wenn die Knochen in die Jahre kommen. Promed 9: 26, 1995
Robertson, T. B.: On influence of nucleic acids of various origin upon the growth and longevity of white mouse. Australian J. Exp. Biol. Med. Sci. 8: 47, 1958
Robinson, S.: Experimental studies of physical fitness in relation to age. Arbeitsphysiol. 10: 251, 1938
Rohrmoser, G., Lindenlaub, E.: Fortschritt und Sicherheit, Symposium Schloß Fuschl 1979. F. K. Schattauer, Stuttgart New York, 1980
Rosano, G. M. C.: Vortrag 12. Weltkongreß für Kardiologie, Berlin, zit. nach Huber, K., Ärztewoche vom 1. 2. 1995
Rosenbauer, K. A.: Entwicklung, Wachstum, Mißbildungen und Altern bei Mensch und Tier. Naturwissensch. Rundschau, Wissenschaftl. Verlagsges. mbH, Stuttgart 1969
Rosenmayr, L.: Die menschlichen Lebensalter, Kontinuität und Krisen. Piper, München Zürich, 1978
Rosenmayr, L.: Die späte Freiheit, Das Alter – ein Stück bewußt gelebtes Leben. Severin und Siedler, Berlin, 1983
Rosenmayr, L.: Die Kräfte des Alters. Edition Atelier, Wien, 1995
Rosenmayr, L.: Künftige Aufwertung des höheren Alters. In: Güntert-Dubach, M. B., Meyer-Schweizer, R. A. (Hrsg.) Alternativen. Brüche im Lebenslauf. P. Haupt, Bern Stuttgart Wien, 1995
Roṣkam, H., Reindell, H.: Körperliches Training für das gesunde und kranke Herz. Mediz. Mschr., Stuttgart 19/1: 2, 1965
Ross, M. H.: Length of life and caloric intake. Am. J. Clin. Nutr. 25: 834 ,1972
Ross, M. H.: Protein, calories and life expectancy. Fed. Prod. 18: 1190,1959
Rössle, R., Roulet, F.: Maß und Zahl in der Pathologie. Springer, Berlin 1932 u. 1935
Rost, R., Hollmann, W., Schüller, H.: Der Einfluß von körperlicher Aktivität auf das Blutdruckverhalten. Acta Cardiol. 12/13: 121, 1976
Roth, E.: Hirnleistungsstörungen und Informationsverarbeitung, In: Bente, D., Kanowski, H. (Hrsg.) Hirnorganische Psychosyndrome im Alter. Berlin Heidelberg New York, 1982
Roth, K., Winter, R.: Entwicklung koordinativer Fähigkeiten. In: Bauer, Bös, Singer (Hrsg.) 191, 1994, zit. nach Meusel, H., Bewegung, Sport und Gesundheit im Alter. Quelle & Meyer, Wiesbaden, 1996

Rotter, W.: Die Entwicklung der fetalen und kindlichen Nebennierenrinde. Virch. Arch. path. Anat. 316: 590, 1949
Rowe, E. J., Schnore, M. H.: J. Gerontol. 26: 40, 1971
Rüdiger, H. W.: Gentoxische Substanzen in der Arbeitswelt. In: Baumgartner, E. (Hrsg.) Gentoxische Substanzen in der Arbeitswelt – Gefährdung durch Hautresorption von Arbeitsstoffen. W. Maudrich, Wien München Bern, 1995
Rutenfranz, J., Knauthz, P.: Schichtarbeit und Nachtarbeit, Probleme, Formen, Empfehlungen, 2. Aufl. Bayrisches Staatsministerium für Arbeit und Sozialordnung, München, 1987
Ruzicka, V.: Studies in general biology, Vol. IV, curr. No. 181, 1927
Saltin, B., Hartley, L. H., Kilbom, A. et al.: Physical Training in Sedentary Middle-Aged and Older Men. II: Oxygen Uptake, Heart Rate, and Blood Lactate Concentration at Submaximal and Maximal Exercise, Scand. Clin. Lab. Invest., Oslo 24: 323, 1969
Sandvik, L., Erikssen, J., Thaulon, E., Erikssen, G., Mundal, R., Rodahl, K.: Physical fitness, as a predictor of mortality among healthy, Middleaged Norwegian Men. The Lancet 328/8: 333, 1993
Sarre, H. J.: Dtsch. Med. Wochenschr. 79, 1652 u. 173, 1954
Schartz, P., Kuruc, J.: Amyloid deposits in the heart of aged persons. J. Amer. Ger. Soc. 13: 718, 1965
Schedlowski, M.: ZFA 71. 17: 1274, 1995, zit. nach Arzt und Praxis, 49. Jhg., 736, 1995
Scheibe, J., Seidel, E., Stanek, D., Wick, C.: Prävention von Schädigungen des Stütz- und Bewegungsapparates bei Ausdauerläufern. Dtsch. Zschr. f. Sportmedizin 42/6: 280, 1991
Schenda, V.: Das Elend der alten Leute, Informationen zur Sozialgerontologie. Patmos Verlag, Düsseldorf, 1972
Scherer, K.: Zwischen Angst und Abschied – Altersselbstmorde in Deutschland FU:N., Berlin 7. 12. 1994
Schettini, G., Florio, T., Postiglioni, A.: Somatostain and Brain Aging. In: Molecular Mechanisms of Aging. Springer, Berlin Heidelberg New York, 1990
Schettler, G.: Das Arterioskleroseproblem. Dtsch. Ärzteblatt 74: 735, 1977
Schettler, G.: Fettstoffwechselstörungen, ihre Erkennung und Behandlung. G. Thieme, Stuttgart, 1971
Scheuch, K.: Streß am Arbeitsplatz – Konzepte und Konsequenzen. In : Streß am Arbeitsplatz – Epidemiologische Erhebungen und ihre Konsequenzen. (Hrsg.) AUVA, Verlag Allgemeine Unfallversicherung, Wien, 1994
Schicha, H., Becker, V., Kliem, J., Feindegen, L. E.: Isotopenuntersuchungen des Einflusses von Zigarettenrauchen auf die ventrikuläre Ejektionsfraktion beim Menschen: Herz/Kreislauf 9/4a: 262, 1977
Schlettwein-Gsell, D.: Erhebungen über die Ernährung von alten Menschen. In: Brupacher, G., Ritzel, G. (Hrsg.) Zur Ernährungssituation der schweizerischen Bevölkerung. H. Huber, Bern, 1975
Schlösser, E.: Gedächtnistraining im Rahmen der Rehabilitation von Gehirngeschädigten. In: Fischer, B., Lehrl, S., (Hrsg.) Vierte Klausenbacher Gesprächsrunde. Gunter Narr, Tübingen, 1983
Schmähl, D.: Fitnessletter 10: 159, 1980
Schmid, L., Hornof, Z., Kral, J.: Sportunfälle mit tödlichem Ausgang und Maßnahmen zu ihrer Verhütung. VEB Verlag Volk und Gesundheit, Berlin, 1962
Schmidt, E., Schmidt, F. W.: Enzyme modifications during activity. In: Poortmans,

J. R. (ed.) Biochemistry of exercise, Medicine and Sport. Karger, Basel New York, 1969

Schmidt, J.: Höheres Alter und Sport. In: Hollmann, W. (Hrsg.) Zentrale Themen der Sportmedizin. Springer, Berlin Heidelberg New York, 1977

Schmidt, K. H.: Durch freie Radikale verursachte Krankheiten-Ätiologie und Prävention. In: Schmidt-Wildemeister (Hrsg.) Vitamin E in der modernen Praxis, MKM-Verlagsges. Lenggries 1993

Schmidt, R.: Das Altern endokriner Drüsen. In: Holle, G. (Hrsg.) Handbuch der allgemeinen Pathologie, VI/6, 582. G. Fischer, Berlin Heidelberg New York, 1972

Schomburg, E.: In: Heiß, F., Franke, K. (Hrsg.) Der vorzeitig verbrauchte Mensch. F. Enke, Stuttgart, 1964

Schrauzer, zit. nach Köstler, W. Vitamine und Spurenelemente als Altersprophylaxe. In: Chizzola, A. (Hrsg.) Der alternde Mensch in der Allgemeinpraxis. Verlag Der praktische Arzt, Wien, 1993

Schröder, R.: Weibliche Genitalorgane. In: Möllendorf, W. v. (Hrsg.) Handbuch der mikroskop. Anatomie des Menschen. Springer, Berlin, 1930

Schubert, R.: Vererbung und Konstitutionslehre 36: 157, 1962

Schultz, J. H.: Autogenes Training als Hilfe für den vorzeitig Verbrauchten. In: Heiß, F., Franke, K. (Hrsg.) Der vorzeitig verbrauchte Mensch. F. Enke, Stuttgart, 1964

Schulz, M.: Spiel und Spielmittel für Menschen im Alter. In: Anpassung oder Integration, Red. M. Hildenbrand, Hrsg. Konrad Adenauerstiftung, Eichholz 1973

Schulze, W.: Über den Eiweißumsatz im Alter. Marhold Verlag, Halle, 1954

Schuster, M., Barkowski, D.: Die Messung des Veränderungswissens. Z. Geront. 15: 5, 1982

Schuster, M., Barkowski, D.: Intelligenz oder relevantes Wissen als Voraussetzung für Strategien der Umweltbewältigung im hohen Lebensalter. Z. Geront. 13: 385, 1980

Schwab, M.W., Dissmann, Th., Schubert, W.: Der Einfluß des Alters auf die Flüssigkeitsräume des Körpers. Klin. Wschr. 41: 1174, 1963

Schwabe, U., Paffrath, H.: Arzneiverordnungsreport. G. Fischer, Stuttgart, 1991, 1992

Schwaiger, H., Brunner, Hg., Rass, C., Hirsch-Kauffmann, M., Groner, Y., Schwaiger, M.: Sensitivity of Down's Syndrom fibroblasts might be due to overexpressed Cu/Zn-superoxyde dismutase. Eur. J. Cell. Biol. 48: 79, 1989

Schwand, P.: Cholesterinsenkung und Herzinfarkt. Münch. Med. Wschr. 127/4. 61, 1985

Schwandt, P.: Fettstoffwechselstörungen. MMW Medizin Verlag, München, 1980

Schwandt, E.: Fortschr. Med. 95/21: 1415, 1977

Schwarz, Th.: Altern aus immunbiologischer Sicht. topmedizin, 5/7+8: 18, 1995

Schweitzer, H.: Medical Tribune 2: 39, 1967

Seidler, H.: Warum leben Frauen länger? Soziale Sicherheit, 11. Jhg., 11, 1985

Seiler, W. O.: Medical Tribune 10: 35, 1994

Seitelberger, F.: Aging and cognition. Neurobiological and neuropsychological aspects. Evol. Cogn. 2/2: 135–150, 1992

Seitelberger, F.: Das Altern als Entwicklunsgeschehen. In: Aspekte des menschlichen Alterns. Verlag d. Österr. Akademie der Wissenschaften, Wien, 1982

Seitelberger, F.: Lebensstadien des Gehirns – Strukturelle und funktionelle Aspekte. In: Rosenmayr, L. (Hrsg.) Die menschlichen Lebensalter. Piper, München Zürich, 1978

Selberg, W.: Beiträge path. anat. 111: 165, 1951
Selye, H.: Einführung in die Lehre vom Adaptationssyndrom. G. Thieme, Stuttgart, 1953
Selye, H.: Montreal Acta Int. Med. Publ. 1950
Selye, H.: Streß – Bewältigung und Lebensgewinn. R. Piper, München Zürich, 1974
Seyffert, H. M.: Physiologische und psychologische Wirkungen von Kaffee und Koffein. Arzneimittel Forschung (Drug Res.) 4: 207, 1954
Sevcik, M.: Der Einfluß des Rauchens auf die chronische professionelle Bronchitis und auf das Emphysema Pulmonum. Brno 1962, zit. nach Dostal, P. 1966
Shanklin, W. M.: Age changes in the histology of human pituitary. Acta spinat., Basel, 19: 290, 1953
Sheppard, H. L.: Phasen des Arbeitslebens. In: Rosenmayr, L. (Hrsg.) Die menschlichen Lebensalter, Kontinuität und Krisen. Piper, München Zürich, 1978
Sheppard, H. L.: Factors associated with early withdrawal from labor force, Paper presented at Department of Labor Conference, Washington C.D. 1976
Shepard, R. J.: Physical activity and aging, 2. Aufl. Verlag Rockville, Aspen, 1987
Shok, N. W.: The physiology of aging. In: Powers, J. H. (ed.) Surgery of the aged and debiliates Patients. J. H. Powers, London, 1968
Shok, N. W. et al.: In: Strehler, B. L., The biology of aging, Washington D.C. 1960
Siede: Zschr. Altersforschung 2: 113, 1994, zit. nach Bürger, M., Altern und Krankheit. G. Thieme, Leipzig, 1967
Sieghart, S.: Kalzium und Vitamin D – Stellenwert in der Prophylaxe und Therapie der Osteoporose. Journal für Mineralölstoffwechsel, 2/2: 19, 1995
Sies, H.: Oxydativ Streß. Academic Press, New York, 1991
Silberberg, R., Lesker, P. A.: Enzyme activity in aging articular cartilage. Experientia, Basel, 25: 133, 1971
Silbernagel, S., Desopoulos, A.: Taschenatlas der Physiologie. Thieme, Stuttgart, 1983
Silver, A. F., Montagna, F., Karacan:, W. The effect of age on human eccrine sweating. In: Advances in Biology of skin. Vol. IV, Pergamon Press, Oxford London Edinburgh, 129–150, 1965
Simon, K. H.: Magnesium. Wissensch. Verlag, Stuttgart, 1967
Singer, R.: Theoretische Ansätze zum Problem „erfolgreiches" Altern. In: Singer, R. (Hrsg.) Alterssport. K. Hofmann, Schorndorf, 1980
Singer, R.: Allgemeine Charakteristik des Alterns aus psychologischer Sicht. In: Singer, R. et al. (Hrsg.) Alterssport, Versuch einer Bestandsaufnahme. K. Hofmann, Schorndorf, 1981
Savik, K.: Vitamine in biochemischen Systemen. In: Fragner, J. (Hrsg.) Vitamine, Chemie und Biochemie. VEB G. Fischer, Jena, 1964
Smekal, G., Bachl, N., Prokop, L.: Magnesium und Sport. Österr. Journal für Sportmedizin, 21/3: 72, 1991
Snively, W. D., Seeney, M. J.: Elektrolyt- und Wasserhaushalt. Urban Schwarzenberg, München Berlin, 1958
Spiegel, R.: Die Behandlung von Schlafstörungen mit Schlafmitteln. Neurol. und Psychiatr. f. d. Prakt., Sonderausgabe 6: 34, 1980
Spreitzer, E., Snyder, E. E.: Correlates of life satisfaction among the aged. J. Geront. 29: 454, 1974
Srivasava u. Chaudhary 1969, zit. nach Prokop, L., Bachl, N., Alterssportmedizin. Springer, Wien, 1984
Stacher, A.: Chronobiologie als Basis für zeitgerechte Therapie. In: Der alternde

Mensch in der Allgemeinpraxis. Der praktische Arzt, Verlag Der praktische Arzt, Wien, 1993

Statistisches Bundesamt, Statistisches Jahrbuch 1994. Verlag Metzler-Poeschel, Stuttgart, 1994

Stauder, K.: Über Pensionierungsbankrott. Psyche IX, 91: 481, 1955

Stefan, P.: Handbuch der Blutgruppenkunde. Lehmanns Verlag, München, 1932

Steinbach, M.: Alter und Sport. Zschr. f. allg. Medizin/Landarzt, Stuttgart, 13: 638, 1972

Steinbeck, H., Neumann, F.: Androgene und Altern. Hrsg. D. Platt, Schattauer, Stuttgart New York, 1974

Steinmann, B.: Grundsätzliche Betrachtung zur Therapie im Alter. In: Doberauer, W. (Hrsg.) Scriptum Geriatricum. Verlag Österr. Ges. für Geriatrie, Wien, 1964

Steyer, A.: Z. Altersforschung 10, 1957, zit. nach Bürger, M., Altern und Krankheit. G. Thieme, Leipzig, 1957

Stippig, J., Berg, A., Keul, J.: Bewegungstherapie bei koronarer Herzkrankeit. G. Thieme, Stuttgart New York, 1984

Stitt, F. W., Crawford, M. D., Clayton, P. G., Morris, J. N.: Clinical and biochemical indicators of cardiovascular disease among men living in hard and soft water areas. Lancet 1: 1177, 1980

Stoffer, R. P., Hellwig, C. A., Welch, J. W., Cusker, E. N.: The thyreoid gland after 50. Geriatrics 16: 435, 1961

Stransky, M., Schär, M.: Gemeinschaftsverpflegung von Betagten und Jugendlichen in Zürich. In: Brupacher, G., Ritzel, G. (Hrsg.) Zur Ernährungssituation der schweizerischen Bevölkerung. H. Huber, Bern, 1975

Strauzenberg, E.: Grundbedingungen für die Belastungsgestaltung der Herz-Kreislauf- und Stoffwechselfunktion bei Erwachsenen durch Freizeit- und Erholungssport. Medizin und Sport 19: 86, 1973

Strehler, B. I.: Cells and aging. Academic Press, New York London, 1977

Strotzka, H.: Psychologie und Psychotherapie des Alterns. In: Collegium Publicum III, Hrsg. u. Vlg. Boehringer Mannheim, Wien, 1975

Strotzka, H.: Psychotherapie der Lebensalter. In: Rosenmayr, L. (Hrsg.) Die menschlichen Lebensalter, Kontinuität und Krisen. R. Piper, Zürich Wien, 1978

Suntzeff, V., Carruthers, C.: The mineral composition of human epidermis. J. Biol. Chem. 160: 67, 1945

Suominen, H., Heikkinen, E.: J. Appl. Physiol. 43: 249, 1977

Svechnikova, N. N., Becker, V. I.: Functional condition of adrenal cortex in the progress of aging. Problemdok. 16/3: 1970

Swaab, D. F.: How to prevent the retiring brain degenerating. Clin. Neurol. Neurosurg. 94 [Suppl.]: 150, 1992

Szepesi, T.: Einführung in den Fettstoffwechsel. Hrsg. u. Vlg. Sonnenblumenölinstitut, Wien, 1968

Szilard, L., Smith, J. M.: A theory of aging. Nature, London, 184: 956, 1959

Szilard, L.: Proc. Natl. Acad. Sci., USA 45: 35, 1959

Tauchi, H., Sato, T.: Age changes in size and number of mitochondria of human hepatic cells. J. Geront. 23: 454 ,1968

Terman, K., Oden, M. H.: The gift of group of midlife. Standorf 1959

Thaler, H.: Therapiewoche 27: 5080, 1977

Thomas, J., Thomas, C. B., Senmeyer, K., Tomas, D. J., Neser, N. B., Pearson, T., Gillum, R. F.: Precursors of hypertension in black compared to white medical students. J. Chron. Diseases 40/7: 721, 1987

Thompson, E. W., Williams, R.: Effect of age on liverfunction with particular refence to BSP excretition. Gut 6: 266, 1965

Tolonen, M.: VitaMinSpur, Heft 4, 1987

Tomanek, R. J.: Coronary vaculature of the aging heart. In: Weisfeldt, M. (ed.) The aging heart. Raven Press, New York, 1980

Tschiene, P.: Zu einigen aktuellen und methodischen Fragen zu Hochleistungstraining. Leistungssport 1: 12, 1976

Überlaa, K. K.: Zur wissenschaftlichen Bestimmung von Sicherheit und Risiko. In: Rohrmoser, G., Lindenlaub, E. (Hrsg.) Fortschritt und Sicherheit. F. K. Schattauer, Stuttgart New York, 1980

Ufland, J. A.: Einfluß der Lebensalter, des Gechlechts, der Konstitution und des Berufs auf die Kraft verschiedener Muskelgruppen. Arbeitsphysiologie 6: 653, 1933

Ufland, J. A.: Über den Einfluß des Lebensalters auf die Muskelkraft. Arbeitsphysiologie 6: 633, 1933

Ulrich, R.: Kaffee und das Koffein. G. Tieme, Stuttgart, 1953

Ulrich, R.: Medizinische Aspekte des Kaffeekonsums. Medizin und Ernährung 6: 184, 1965

Valentin, H. G., Lehnert, G., Mücke, W., Rieder, H.: Sportmed. Forschung. Springer, Berlin, 1991

Van Aaken, E.: Programmiert für 100 Jahre. Pohl-Verlag, Celle, 1975

Veelken, L.: Aktuelle Geragogik, Soziologische und sozialpädagogische Hilfen zur Altersvorbereitung und zur Daseinsbewältigung im Alter. Haag & Herchen, Frankfurt, 1981

Venning, E. H., Kazmin, V.: Endocrinology 39: 131, 1946

Vermeulen, A., Rubens, R., Verdonk, L.: Testosteron secretion and metabolism in male senscens. J. Clin. Endocrin. 34: 730, 1972

Veruhratsky, N. S.: Acetylcholin metabolism peculiarities in aging. Exp. Gerontol. 4: 19, 1969

Verzar, F., Ermini, M.: Decrease of creatinphosphate restitution of muscle in old age and the influence of glucose. Gerontologia 16: 223, 1970

Verzar, F., Ermini, M.: Die Rolle von Glukose im Erholungsprozeß des Muskels. Exper. 26: 630, 1970

Verzar, F.: Das Altern des Zentralnervensystems und die dadurch bedingten Veränderungen der Wirkung von Pharmaka im Alter. In: Doberauer, W. (Hrsg.) Diagnostik und Therapie im Alter. Eigenverlag, Wien, 1962

Vestal, R. E.: Aging and pharmakokinetics: Impact of altered physiology in the elderly. In: Cherkin, A. (ed.) Physiology and biology of aging. New York, 1979

Vetter, K.: Serumfermente und ihr Verhalten unter physiologischen Bedingungen. Zschr. ges. inn. Med. 16: 359, 1961

Vogel, F.: Lehrbuch der Humangenetik. Springer, Berlin Göttingen Heidelberg, 1961

Vogt, C., Vogt, O.: Morphologische Gestaltungen unter normalen und pathologischen Bedingungen. J. Psychol. 30: 162, 1942

Vogt, C.: Klin. Med. Augenheilk. 100: 497, 1938

Wagner, G.: Altersveränderungen der Haut, Altersdermatosen. In: Gottron, A., Schönfeld, W. (Hrsg.) Dermatologie und Veneralogie. IV, 756. Thieme, Stuttgart, 1960

Wagner, K,: Tierexperimentelle Untersuchungen über die Regenerationsfähigkeit des durch Inaktivität in seinen physikalischen Eigenschaften veränderten Knochens. Inaug. Dissert. Düsseldorf, 1967

Walford, R. L.: The immunology theory of aging. Munkgaard, Kopenhagen, 1969
Wallace, W.: Ph. D. Thesis, Univ. of Belfast 1966, zit. nach Platt 1976
Walther, J.: Die Kneippsche Hydrotherapie. In: Hentschel, H. D. (Hrsg.) Naturheilverfahren in der ärztlichen Praxis. Deutscher Ärzteverlag, Köln, 1991
Walton, K.W. et al.: J. Pathol. 101: 205, 1970
Wandruska, A.: Der alternde Mensch als schöpferisches Wesen. In: Aspekte des menschlichen Alters. Verlag d. Österr. Akademie der Wissenschaften, Wien, 1982
Wang, K. M., Rose, N. R., Bartholomew, E. A., Balzer, M., Berde, K., Foldway, M.: Changes of enzymic activities in human diploid cells line W.38 at various passages. Exp. Cell. Res. 61: 357, 1970
Washüttl, J., Guttmann, G., Bachl, N., Prokop, L., Greiter, F.: The effect of solar radiation on performance – physiological, psychological, neurobiological and biochemical parameters of the human organism. In: Bachl, N., Prokop, L., Suckert, R. (eds.) Current topics in sports medicine. Urban Schwarzenberg, Wien München Baltimore, 1984
Weber, A.: Offene Altenhilfe, Dissertation Giessen, o. J. zit. nach Philippi-Eisenburger, M. Bewegungsarbeit mit älteren und alten Menschen. Hofmann Schorndorf, 1990
Weineck, J.: Optimales Training. Perimed Fachbuch Verlag, Erlangen, 1987
Weinert, F.: In: Schuber, Aktuelle Probleme der Geriatrie. Geropsychologie und Altersfürsorge, S. 249, Darmstadt, 1970
Weisfeldt, M. L.: The aging heart, Ist Function and Response to Streß. Raven Press, New York, 1980
Weiss, A.: Verh. Dtsch. Ges. Kreislaufforschung 15: 272, 1949
Weitzel, G., Schön, W., Gey, F.: Klin. Wschr. 33: 772, 1955
Welford, A. T.: In: Birren, Handbook of aging and individual, S. 562, Chicago, 1959
Wels, A. J.: Passive smoking as a cause of heart disease. J. Americ. Coll. Cardiol. 24: 546, 1994
Wendt, L.: Arch. inn. Med. 1, 1, 1949
Wendt, L.: Ergeb. physik. diät. Therap. 4: 60, 1951
Werner, O.: Über Katarakt in Verbindung mit Sklerodermie. Diss. med. Fak. Kiel 1904
Weseloh, G. et al.: Aktuelle Rheumatologie 15/6: 225, 1990
Wever, R. A.: The circadian system of man. Result of experiments under temporal isolation. In: Schaefer, K., E. (ed.) Enviromental physiology and medicine. Springer, Stuttgart New York, 1979
Wick, G.: Das Problem des Alterns aus naturwissenschaftlicher Sicht. BHM 134/7: 197, 1989
Wiedermann, E.: Med. Dissertation, Univ. München, 1942
Wiedermann, H. R.: Über Greisenhaftigkeit im Kindesalter, insbesonders die Gilforsche Progerie. Z. Kinderheilkunde 65: 670, 1948
William, E.: zit. nach Schomburg, E., Frohes Altern durch seelische Gesundheit. In: Heiß, F., Franke, K. (Hrsg.) Der vorzeitig verbrauchte Mensch. F. Enke, Stuttgart, 1964
Winfield, I. W.: Nurs. Home Administr., 5/6, 5 ,1952, zit. nach Das Vitamin C im Alter, Informationsbericht II, Eckes, K. G., Nieder-Olm/Mainz, 1955
Winget, Ch., M.: A view of human physiological and performance changed associated with desynchronosis of biological rhythms. Aviat. Space Env. Med. 55: 1085, 1984

Winkelmann, R. K.: Nerv changes in aging skin. In: Advances in Biology, Vol. IV. Pergamon Press, Oxford London Edinburgh, 1965

Winter, R.: Das späte Erwachsenenalter – Die Jahre der verstärkten motorischen Leistungsminderung. In: Meinel, K., Schnabel, G. (Hrsg.) Bewegungslehre. Verlag Volk und Wissen, Berlin, 1977

Winterfeld, H. J., Siewert, H., Strangfeld, D.: Möglichkeiten der Objektivierung des blutdrucksenkenden Effektes der Intensivsaunatherapie bei der essentiellen Hypertonie. In: Matej, M., Palat, M. (Hrsg.) Sauna. Rehabilitácia XVI, [Suppl.] 26–27, 1983

Wirz-Justice, A.: Biologische Rhythmen und Depression. Therap. Umschau 40: 763, 1983

Witkowski, R., Prokop, O.: Genetik erblicher Syndrome und Mißbildungen, Teil I, 3. Aufl. Akademie Verlag, Berlin, 1983

Witkowski, R., Prokop, O., Ullrich, E.: Wörterbuch für die genetische Familienberatung, Bd. 1–3. Akademie Verlag, Berlin, 1994

Witkowski, R., Prokop, O., Ullrich, E.: Lexikon der Syndrome und Fehlbildungen. Springer, Berlin Heidelberg New York, 1995

Wischmann, B.: Sport und Alter – Grundsätzliche Überlegungen. Praxis der Leibesübungen, Bad Homburg, 17/4: 62, 1976

Wodniansky, P.: Die Haut des alten Menschen. In: Collegium publicum III, Hrsg. Boehringer Mannheim, Wien, 1975

Woodruff: Americ. Naturalist 42, 1908, zit. nach Bürger, M. Altern und Krankheit als Problem der Biomorphose. 4. Aufl. Edition Leipzig 1965

Wünscher, W.: Die Anatomie des alten Gehirns. Zschr. Alternsforsch. 11: 60, 1957

Wurster, K., Koros, L.: Wechselbeziehungen zwischen Menstruationszyklus und körperlicher Belastung sowie Leistungsfähigkeit bei Leichtathletinnen des A- bis D-Kaders. In: Jeschke D. (Hrsg.) Stellenwert der Sportmedizin und Sportwissenschaft. Springer, Heidelberg, 1984

Wurster, K.: Hormonsystem und Leistung. In: Prokop, L. (Hrsg.) Frauensportmedizin. Brüder Hollinek, Wien, 1988

Wurster, K.: Einfluß von Leistungssport auf das endokrine System der Frau. Springer, Heidelberg, 1986

Würtele, A.: Zur Abhängigkeit der Harnausscheidung in Stoffwechselprodukten androgener Hormone bei der Frau. Zschr. Altersforschung 10: 238, 1954

Zander, J., Holzmann, K.: Der menschliche Zyklus. In: Käser, O., Friedberg, V., Ober, K. G., Thomsen, K., Zander, J. (Hrsg.) Gynäkologie und Geburtshilfe. Thieme, Stuttgart, 1969

Zanon, S.: Zur Beziehung zwischen maximaler relativer statischer und relativ elastischer Kraft im Training des Weitspringens. Leistungssport 5: 524, 1976

Zechner, R.: In: Gene steuern die Arteriosklerose. Medizin und Pharmaka, Wr. Zeitung, 11. 10. 1995

Zielke, W.: Nicht mehr so vergeßlich sein. München 1969

Zielke, W.: Techniken für ein besseres Lernen. Landsberg/Lech 1982

Ziemlanski, S., Wartanowicz, M., Klos, A., Razka, A., Klos, M.: The effect of ascorbic acid and alpha-tocopherol supplementation on serum proteins and immunoglobin concentrations in elderly. Nutr. Int. 2, 1, 1986

Ziswiler, V.: Bedrohte und ausgestorbene Tiere. Springer, Stuttgart, 1965

Zwereng, I., Plutschnik, R., Hotz, M., Kling, R., Rubin, L., Grossmann, J., Siegel, B.: Effects of procain preparation in hospitalised geriatric patients. J. Am. Geriatr. Soc. 23: 355, 1975

Sachverzeichnis

Curriculum vitae

Geboren am 6. August 1920 in St. Pölten, Niederösterreich, 1938 Matura, 1938–1945 Militärdienst in der Luftwaffe, 1944 Promotion Dr. med. in Breslau, 1945 Unfallchirugie, ab 1946 Inst. f. Leibeserziehung (Sportwissenschaft) Univ. Wien, 1953 Habilitation in Physiologie, 1959 a. o. Prof, 1974 o. Prof. und Vorstand d. Inst. Sportwissenschaften, 1969–1993 Direktor Österr. Institut für Sportmedizin, 1979–1981 Dekan, 1990 emeritiert, 1993 Dr. phil., 1996 Dr. rer. nat. Über 7oo Publikationen (25 Bücher) in 13 Sprachen auf den Gebieten Sportmedizin, Rehabilitation, Altersprobleme, Hautprobleme, Ernährung, Doping, Sauna, Blutalkohol u. a.

Vortragender in 32 Ländern; Ehrenmitglied mehrerer internationaler wissenschaftlicher Gesellschaften. Tätig im Europarat, in der Unesco, in der WHO; ehemaliger Präsident der Internat. Gesellschaft für Sportmedizin (FIMS), Inhaber wissenschaftlicher Preise und zahlreicher höchster Orden; mehrere deutsche und österreichische Meisterschaften in Schwimmen, Fechten, Modernem Fünfkampf; Teilnehmer an 24 olympischen Spielen als Teamarzt und Mitglied der M. C. des Internationalen Olympischen Committés.

Verheiratet, 3 Kinder

Anschrift: A-1090 Wien, Kolingasse 6/34